Stationäre analytische Psychotherapie

**Zur Gestaltung polyvalenter Therapieräume
bei der Behandlung von Anorexie und Bulimie**

Herausgeber
Günter Schmitt
Theodor Seifert
Horst Kächele

Mit 26 Abbildungen
davon 8 mehrfarbig

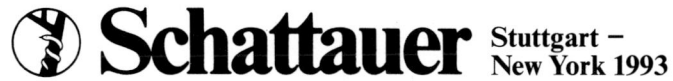
Schattauer Stuttgart –
New York 1993

Schmitt, Günter, Dr. med.,
Arzt für Psychiatrie, Psychotherapie, Psychoanalyse,
Ärztlicher Direktor der Psychotherapeutischen Klinik,
Christian-Belser-Straße 79,
W-7000 Stuttgart 70

Seifert, Theodor, Dr. rer. biol. hum. Dipl.-Psych.,
Psychotherapeutische Klinik,
Christian-Belser-Straße 79,
W-7000 Stuttgart 70

Kächele, Horst, Prof. Dr. med.,
Abt. Psychotherapie der Universität Ulm,
Leiter der Forschungsstelle für Psychotherapie Stuttgart,
Am Hochsträß 8,
7900 Ulm

Die Deutsche Bibliothek – CIP-Einheitsaufnahme

Stationäre analytische Psychotherapie : zur Gestaltung
polyvalenter Therapieräume bei der Behandlung von Anorexie
und Bulimie / Hrsg. Günter Schmitt ... – Stuttgart ; New York
: Schattauer, 1993
   ISBN 3–7945–1537–4
NE: Schmitt, Günter [Hrsg.]

Druck und Einband: Allgäuer Zeitungsverlag, Kotterner Straße 64, W-8960 Kempten, Germany

ISBN 3–7945–1537–4

Inhaltsverzeichnis

[*] Erstveröffentlichung in der Zeitschrift Prax Psychother Psychosom, Springer Verlag

Inhaltsverzeichnis

Eßstörungen, ein wichtiges Arbeitsgebiet stationärer Psychotherapie

Ergebnisse begleitender empirischer Forschung

Mitarbeiterverzeichnis

Adam, Klaus-Uwe, Dr. med.,
Arzt für Psychiatrie, Psychotherapie, Psychoanalyse,
Psychotherapeutische Klinik,
Christian-Belser-Str. 79,
7000 Stuttgart 70

Allhäuser Sonja,
Kunststudentin,
Herbertstr. 77,
4000 Düsseldorf 1

Beese, Fritz, Prof. Dr. med.,
Arzt für Neurologie u. Psychiatrie, Psychotherapie, Psychoanalyse,
Leinsteige 11,
7240 Horb 8 (Mühringen)

Gärtner-Amrhein, Elgin,
Rechtsanwältin,
1. Vorsitzende des Vereins "Psychotherapeutisches Zentrum e. V. ",
Christian-Belser-Str. 79,
7000 Stuttgart 70

Gitzinger, Incz, Dipl. -Psych.,
Forschungsstelle für Psychotherapie,
Christian-Belser-Str.79,
7000 Stuttgart 70

Hettinger, Rita, Dr. rer. biol. hum. Dipl. -Psych. Dipl. -Math.,
Forschungsstelle für Psychotherapie,
Christian-Belser-Str. 79,
7000 Stuttgart 70

Kächele, Horst, Prof. Dr. med.,
Abt. Psychotherapie der Universität Ulm,
Leiter der Forschungsstelle für Psychotherapie Stuttgart
Am Hochsträß 8,
7900 Ulm

Kordy, Hans, Dr. phil. Dipl. Math.,
Forschungsstellle für Psychotherapie Stuttgart,
Christian-Belser-Str. 79,
7000 Stuttgart 70

Krizan, Hubert,
Atem- und Leibtherapie, Psychotherapeutische Klinik,
Christian-Belser-Str. 79,
7000 Stuttgart 70

Loos, Gertrud Katja,
Musiktherapeutin,
Weetenkamp 9,
2000 Hamburg 52

Roller, Friedrich, Dr. med.,
Arzt für innere Medizin, Psychotherapie, Psychoanalyse,
Christian-Belser-Str. 79,
7000 Stuttgart 70

Schattmayer-Bolle, Klara,
Gestaltungstherapeutin, Psychotherapeutische Klinik
Christian-Belser-Str. 79,
7000 Stuttgart 70

Schmitt, Günter, Dr. med.,
Arzt für Psychiatrie, Psychotherapie, Psychoanalyse,
Ärztlicher Direktor der Psychotherapeutischen Klinik,
Christian-Belser-Str. 79,
7000 Stuttgart 70

Seifert, Theodor, Dr. rer. biol. hum. Dipl. -Psych.,
Psychotherapeutische Klinik,
Christian-Belser-Str. 79,
7000 Stuttgart 70

Voigtländer, Jörg-Michael, Dr. med.,
Arzt, Psychotherapie, Psychoanalyse,
Schwefelbaumstr. 16A, 7000 Stuttgart 80 (Rohr)

Geleitwort

25 Jahre Psychotherapeutische Klinik Stuttgart - Sonnenberg, ein Jubiläum, das Anlaß gibt zur Rückschau, Bestandsaufnahme und Zukunftsorientierung.

Am Anfang stand eine Idee, die Idee der Stuttgarter Psychoanalytiker Dr. Johanna Läpple und Prof. Dr. Dr. Wilhelm Bitter, durch den Bau eines Krankenhauses seelisch kranken Menschen, die aus unterschiedlichen Gründen nicht ambulant behandelt werden können, die Möglichkeit zu der für sie notwendigen stationären Psychotherapie zu geben.

Frau Dr. Läpple gewann Frauen und ihre Verbände für ihre Idee und diese gründeten 1958 den gemeinnützigen "Verein Haus für Neurosekranke e. V. ".

Diese Frauen ließen sich weder von Schwierigkeiten noch von Vorurteilen entmutigen. In neun Jahren intensiver Arbeit überzeugten sie Kollegen, Krankenkassen, Politiker und Öffentlichkeit von der Notwendigkeit der geplanten Klinik, erreichten deren Anerkennung als Modellinstitution sowie die Finanzierung. Mit der Eröffnung der Psychotherapeutischen Klinik am ersten Oktober 1967 war die Vision der Gründerinnen Realität geworden.

Wie notwendig die Errichtung dieses Spezialkrankenhauses für analytische Psychotherapie war, zeigt sich daran, daß die 102 Betten der Klinik seit ihrer Eröffnung voll belegt sind und längere Wartezeiten bestehen.

Das bis heute im Grundsätzlichen bewahrte Behandlungskonzept der Initiatoren, seine Weiterentwicklung und durch Erfahrung bedingte Wandlung wird in dem Beitrag des ersten Ärztlichen Direktors, Prof. Dr. Friedrich Beese und seines Nachfolgers Dr. Günter Schmitt beschrieben.

Zur wissenschaftlichen Auswertung von klinischer und ambulanter Psychotherapie wurde 1968 die "Forschungsstelle für Psychotherapie des Vereins für Neurosekranke e V." in Verbindung mit den medizinischen Fakultäten der Landesuniversitäten Baden Württembergs gegründet, in den nächsten Jahren folgten die "Fortbildungsstelle für Psychotherapie" und die "Familienberatungs- und Behandlungsstelle". Der Trägerverein dieser vier selbständigen Institutionen änderte danach seinen Namen in "Psychotherapeutisches Zentrum e. V."

In den 25 Jahren ihres Bestehens haben sich nicht nur die inneren, sondern in weitaus stärkerem Maße die äußeren Bedingungen der Psychotherapeutischen

Klinik verändert. Als ich nach dem Tod meiner Vorgängerin, Frau Dr. Läpple, 1976 zur ersten Vorsitzenden des Trägervereins berufen wurde, hatte bereits das Krankenhausfinanzierungsgesetz von 1972 gravierende Veränderungen z. B. durch die Einführung der dualen Finanzierung gebracht. Der Druck unter dem Stichwort erhöhter Wirtschaftlichkeit verschärfte sich in den folgenden Jahren durch das Gesundheitsreformgesetz, Änderungen der Bundespflegesatzverordnung und des Sozialgesetzbuches. Das neue Gesundheitsstrukturgesetz, das 1993 in Kraft treten soll, wird weitere existentiell bedrohliche Veränderungen der Rahmenbedingungen mit sich bringen, die mich mit großer Sorge erfüllen, beispielsweise die Abschaffung des Selbstkostendeckungsprinzips zugunsten der Vorgabe eines Budgets, das an die Grundlohnsteigerung gebunden ist. Demgegenüber stehen ein durch Arbeitszeitverkürzung und zunehmend schwerere Krankheitsbilder erhöhter Personal- und Raumbedarf sowie wachsende Ansprüche unserer Patienten. Wie können wir den Konflikt zwischen medizinischer Leistungsfähigkeit und Versorgungsqualität und dem sich permanent verstärkenden Zwang zur Sparsamkeit lösen?

Unsere Antwort auf die Fragen von morgen kann nur in der Gestaltung eines modernen, den Anforderungen des Jahres 2000 gerechtwerdenden Krankenhauses liegen. Dies bedeutet erhebliche Investitionen für die Schaffung weiterer Personalstellen und Funktionsräume sowie größerer Patientenzimmer - und dies vor dem Hintergrund, daß die Psychotherapeutische Klinik nicht wie andere Krankenhäuser, Gewinne aus Wahlleistungen Raum erzielen kann, da das Ein- und Zweibettzimmer die Regelleistung ist. Wir leben in dem belastenden Spannungsfeld zwischen Forderungen der Mitarbeiter und Patienten einerseits und den durch uns dominierende Gesetze bedingten objektiven Gegebenheiten andererseits - zwischen Vision und Realisierbarkeit. Dennoch hoffe ich, daß sich auch in einer seit den Gründungsjahren strukturell grundlegend veränderten Welt die Intention der Gründer, in der der Mensch im Mittelpunkt steht, für Patienten und Mitarbeiter weiterführen läßt.

An dieser Stelle möchte ich von Herzen all den Menschen danken, die durch ihr Engagement und ihre Arbeit den Bau der Psychotherapeutischen Klinik ermöglicht und sie getragen haben, allen Mitarbeiterinnen und Mitarbeitern, den Mitgliedern des Verwaltungsrates, die uns in selbstloser Weise durch ihr fachliches Wissen unterstützen, den Krankenkassen für ihr Vertrauen in unsere Arbeit und ihr Verständnis für unsere Belange, den Mitgliedern und Vorstandskolleginnen des "Psychotherapeutischen Zentrums e . V . "

Mein besonderer Dank gilt den beiden Ärztlichen Direktoren, die die Entwicklung des Organismus Klinik in entscheidender Weise beeinflußt haben. Beiden danke ich für unsere stets von Vertrauen getragene Zusammenarbeit, Herrn Dr. Beese für die in 14 Jahren geleistete Aufbauarbeit, Herrn Dr. Schmitt ganz besonders für sein Verständnis und seine fundierte Hilfe bei der Bewältigung der durch die Reformgesetze bedingten Aufgaben und Herausforderungen. Gleicher Dank gilt den Verwaltungsleitern Walter Lambacher und Edgar Fisel.

Allen Autorinnen und Autoren danke ich für ihre Mitwirkung, die das Erscheinen dieser Festschrift ermöglicht haben, ihre Erfahrungsberichte und kritischen Gedanken sowie Herrn Dr. Theodor Seifert für die redaktionelle Arbeit. Die Beitrage zu diesem Band befassen sich mit verschiedenen Aspekten der psychotherapeutischen Behandlung und Forschung und werden, so hoffe ich, für die Leserinnen und Leser eine interessante Lektüre sein.

Stuttgart 1992

Elgin Gärtner-Amrhein

25 Jahre Psychotherapeutische Klinik Stuttgart-Sonnenberg

F. Beese und G. Schmitt

Die 25jährige Wiederkehr des Eröffnungsjahres gibt Anlaß, auf die Entstehung und Entwicklung der Psychotherapeutischen Klinik Stuttgart-Sonnenberg zurückzublicken. Dies wird in diesem Beitrag bis zum Ablauf des Jahres 1981 durch den oben erstgenannten Autor (Beese) und für den Zeitraum 1982-1992 durch den zweitgenannten (Schmitt) geschehen.

Entwicklungen von 1967-1981

Vorgeschichte

Idee und Motivation

Zwei Stuttgarter Psychotherapeuten, Frau Dr. phil. Johanna Läpple und Prof. Dr. med. Dr. phil. Wilhelm Bitter, hatten Mitte der 50er Jahre die Idee, in ihrer Stadt eine Klinik für Neurosekranke zu bauen. Ihre Motivation hierzu kam einmal aus ihrer in der praktischen, ambulanten psychotherapeutischen Tätigkeit gewonnenen Erfahrung, daß nicht alle mit Psychotherapie grundsätzlich behandelbaren Patienten auch ambulant behandelt werden können, sondern daß sich für einige von ihnen die Durchführung der Psychotherapie in einer stationären Einrichtung indiziert ist. Des weiteren hat bei der Motivation für die Klinikgründung insbesondere bei Frau Läpple die Idee eine Rolle gespielt, daß Patienten in einer solchen Klinik ungestört von äußeren Einflüssen und Verpflichtungen Gelegenheit zur Innenschau erhalten würden, um auf diesem Wege ihre Selbstwerdung (Individuation) zu erreichen. Der hohe Anteil von 84 Einzelzimmern gegenüber nur 10 Doppelzimmern der (anfänglich) 104 Betten-Klinik sollte möglichst vielen in der Klinik aufgenommenen Neurosenkranken einen optimalen äußeren Raum hierfür zur Verfügung stellen.

Planung, Vereinsgründung, Finanzierung

Zweifellos haben sich die besonderen Fähigkeiten der beiden Gründerpersönlichkeiten bei der Umsetzung der Idee in die Tat, also bei der Vorbereitung, der Organisation und bei der Planung gut ergänzt. Herr Bitter hatte insofern bereits einschlägige Gründungserfahrungen, indem er 1949 das Institut für Psychotherapie in Stuttgart (mit-) gegründet hatte und überregional im selben Jahr die Deutsche Gesellschaft für Psychotherapie und Tiefenpsychologie (DGPT) sowie später die Gemeinschaft Arzt und Seelsorger (Heute: Internationale Gesellschaft für Tiefenpsychologie). Frau Läpple bewies besonderes Geschick darin, die Fach- und noch mehr die Laienöffentlichkeit für die Idee der Klinikplanung zu interessieren und die für die Realisierung des Projekts notwendigen organisatorischen Maßnahmen zu ergreifen. Nach der Meinung vieler kam ihr hierbei das Zusammentreffen von Zielstrebigkeit, Zähigkeit, Überzeugungskraft und Charme in ihrem Charakter zugute.

In dem 1. Prospekt des "Verein Haus für Neurosekranke e. V." heißt es bezüglich der Zielsetzung dieses Vereins:

"Nach einem Aufruf an alle Frauenverbände im Raume Groß-Stuttgart wurde der Verein >Haus für Neurosekranke e. V.< im Dezember 1958 gegründet. Er hat sich die Aufgabe gestellt, ein Spezial-Krankenhaus für seelisch leidende Menschen zu errichten. Dieses ist für Kranke bestimmt, die weder in einer psychiatrischen, noch in einer internistischen Klinik, auch nicht in ambulatorisch psychotherapeutischer Behandlung gesunden können. Sie sollen in diesem Haus Heilung finden von ihren neurotischen Störungen, die im psychischen und im organischen Bereich auftreten (Angstzustände, Zwänge, Depressionen, Schlafstörungen, Kreislaufstörungen, Magen- und Darmstörungen, asthmatische Beschwerden)".

Auf der Rückseite des Prospekts heißt es dann, fett gedruckt,

"Der Verein bittet auch Sie um eine Spende, damit dieses Haus gebaut werden kann".

Natürlich reichte der durch Spenden zusammengetragene Betrag nicht aus. Es gelang aber dem Trägerverein schrittweise die Bausteine zur Finanzierung und damit zur Realisierung des Projektes wie folgt zusammenzutragen:

I. Die Stadt Stuttgart stellte im Ortsteil Sonnenberg in einer schönen, ruhigen Waldlandschaft einen geeigneten Bauplatz mit erniedrigtem Pachtzins zur Verfügung.

II. Die Stadt Stuttgart, das Land Baden - Württemberg und der Bund durch das Bundesministerium für Gesundheit stellten jeweils bedeutende Finanzmittel zur Verfügung, so daß - zusammen mit den privaten Spenden - die Baufinanzierung sichergestellt werden konnte. Während Stadt und Land bei der Mittel-bereitstellung als Gegenleistung der Klinik die Behandlung Stuttgarter und Baden-Württemberger Bürger in der Klinik erwarteten, beteiligte sich das Bundesministerium deswegen an der Mitfinanzierung, weil es der Klinik *Modell-Charakter* zuerkannte. Die Begründung der Modelleigenschaft wurde in der Ein- bzw. Erstmaligkeit des Zusammenkommens folgender Charakteristika gesehen:

a.) Ermöglichung einer stationären, analytisch orientierten Langzeittherapie bei entsprechender Indikationsstellung.
b.) Besetzung der Therapeutenstellen mit fertig ausgebildeten analytischen Psychotherapeuten.
c.) Schulübergreifende Besetzung der Therapeutenstellen.

Eröffnung der Klinik und Verlaufsgeschichte bis Ende 1981

Eröffnung

Am *2. Oktober 1967,* einem Montag, wurde die Klinik in Gegenwart des damaligen Ministerpräsidenten von Baden-Württemberg, Herrn Filbinger, im Rahmen einer feierlichen Veranstaltung eröffnet. Dank der regen vorangegangenen Werbe-aktivitäten des Trägervereins fand die Eröffnung der Klinik in der Presse ein lebhaftes und vielfältiges Echo. Die Meldungen reichten von sachlich zutreffenden, zum Teil differenzierten Informationen und Kommentaren [1] über journalistische Übertreibungen [2] bis hin zu massiven Entstellungen.

---

[1]
- "Stationäre Behandlung neurotischer Leiden" - (Mannheimer Morgen 03.10.67) "Stuttgarts modernstes Krankenhaus eingeweiht - (Amtsblatt der Stadt Stuttgart 22.02.68)
- "Komfort für Kassenpatienten - Malen ist die beste Therapie - Keine Distanz zwischen Arzt und Patient" - (Kölner Stadtanzeiger 01. 02. 68)
- "Freud und Jung unter einem Dach" - (FAZ 21. 11. 67)
- "Gehört der Neurotiker in ein Krankenhaus? - Internierung oder Erholungsaufenthalt für den Neurotiker ?" In: "Hilfe, ich bin Neurotiker" - (Die Tat, Zürich 08. 11. 67)

[2]
- "Erste Klinik nur für Neurotiker" (Frankfurter Rundschau 12. 2. 68)
- "Geschwür dank Schwiegermutter, in Stuttgart entsteht die erste Neuroseklinik in der Bundesrepublik" (Reutlinger Generalanzeiger).

In mehreren Kommentaren wurden die besonderen Verdienste von Frau Läpple [3] und der weiteren Frauen hervorgehoben, die aktiv am Zustandekommen des Klinikprojekts mitgewirkt haben [4].

Beginn des Klinikbetriebs

Der am Hang eines ehemaligen Steinbruchs errichtete *Klinikbau* enthält ein um einen größeren Innenhof errichtetes Geviert, mit nach Osten, Süden und Westen gerichteten Patientenzimmern und Funktionsräumen, Verwaltungs- und Wirtschaftsräumen zum Norden sowie einen von diesem Komplex nach Westen abzweigenden Gebäudeteil, ebenfalls mit Patientenzimmern zum Süden und Funktionsräumen zum Norden hin. 1971 wurde ein *2. Bauabschnitt* vollendet und in Betrieb genommen, der ein Schwimmbad, eine Turnhalle und weitere Funktionsräume, insbesondere für die Gestaltungstherapie, enthält.

Die Indikation zur Klinik-Aufnahme

Die Klinik mit ihren anfänglich 104 Patientenplätzen war bereits nach 6 Wochen voll belegt. Die im folgenden aufgeführten Aufnahmeindikationen waren anläßlich eines vor der Klinikeröffnung abgehaltenen Treffens der bereits vertraglich verpflichteten späteren Kliniktherapeuten und Vertreter des Trägervereins konzipiert und festgelegt worden. (1)

Es spricht aufgrund unserer Erfahrungen in den Jahren des Berichtszeitraums (Oktober 67 - Dezember 81) für die Richtigkeit unserer anfangs zugrundegelegten Aufnahmekriterien, daß letztere, abgesehen von kleinen Gewichtsverlagerungen einzelner Kriterien, in den wesentlichen Inhalten nicht geändert zu werden brauchten. Das Therapeutenteam der Klinik konnte zwar auf gewisse Vorerfahrungen mit stationärer analytischer Psychotherapie zurückgreifen, die andernorts gemacht wor-

---

- "Gesundbrunnen im Sonnenberger Wald" - (Stuttgarter Nachrichten 18. 8. 67)
- "Erste Klinik der Welt für seelisch Kranke" - Remscheider Generalanzeiger)

3
- "Die Klinik der frigiden Frauen" - (Neue Illustrierte/Revue 3. 12. 67)

4
   "Frauen schufen eine Modell-Klinik" - (Rheinpfalz 18. 10. 67)
- "Ein Werk resoluter Frauen" - (Christ und Welt Oktober 1967)
- "Ein Beispiel fraulichen Spürsinns" - (Cannstatter Zeitung 4. 10. 67)
- "So etwas bringen nur Frauen fertig" - (Stuttgarter Zeitung 3. 10. 67)

den waren, wie einmal in der ersten psychoanalytischen Klinik von Simmel in den 20er Jahren in Berlin-Tegel, auch der bald nach dem 2. Weltkrieg in Berlin eröffneten Privatklinik für psychogene Störungen von Herrn Wiegmann, vor allem aber dem Niedersächsischen Landeskrankenhaus in Tiefenbrunn bei Göttingen. (Kühnel, Schwidder und Hau). Im Gegensatz zu den beiden letztgenannten Einrichtungen bot sich jedoch in der Psychotherapeutischen Klinik die Möglichkeit, auch - bei entsprechender Indikation - stationäre *Langzeittherapien* durchzuführen. Dies war wohl das wirklich Neue und Andersartige gegenüber den bis dahin vorhandenen anderen stationären psychotherapeutischen Einrichtungen, und es wirkte sich dann auch sowohl auf die speziellen Indikationen für eine stationäre Aufnahme in der Psychotherapeutischen Klinik, als auch auf die im Laufe des Klinikbetriebs in der Folgezeit stattfindenden Entwicklungen aus.

Als übergeordnetes Kriterium für die Einweisung eines Patienten in die Psychotherapeutische Klinik konnte, was für den gesamten Berichtszeitraum Gültigkeit behalten hat, dessen Unfähigkeit festgestellt werden, "unter Beibehaltung seiner natürlichen Lebensumstände, die zur Einleitung und Durchführung einer Analyse notwendige therapeutische Beziehung aufzunehmen. Ein solcher Patient bedarf eines besonderen, nämlich geschützten Raumes, in welchem ihm ein ausreichendes Maß an Geborgenheit, Sicherheit, Ordnung und Entlastung geboten wird, um ein therapeutisches Arbeitsbündnis aufnehmen und durchhalten zu können.

Die in diesen Indikationsbereich gehörenden Patienten bzw. Erkrankungen oder besonderen Umständen können in diesem Bericht nicht im einzelnen aufgeführt werden. An dieser Stelle soll zusammenfassend nur erwähnt werden, daß das Schwergewicht bei den Aufnahmekriterien sich im Laufe des Berichtszeitraums zunehmend auf Patienten mit *schweren Ich-Störungen* verlagert hat, deren eigenen Kräfte und deren Motivation nicht ausgereicht hatten, in ihrer häuslichen Situation ein therapeutisches Bündnis mit einem analytischen Psychotherapeuten einzugehen und durchzuhalten. Hierzu gehörten natürlich auch diejenigen Fälle, bei denen äußere belastende Umstände aus dem persönlichen oder sozialen Umfeld die vielleicht noch ausreichend vorhandenen Ich-Kräfte dieser Patienten nicht hatten zur Wirkung kommen lassen.

Diese unter den klinischen Diagnosen "narzißtische Neurose", "schwere Zwangsneurose", "depressive Charakterneurose", bis hin zur "Borderline-Erkrankung" laufenden psychogenen Krankheiten beherrschten somit zunehmend das Diagnosenspektrum bei den aufgenommenen Patienten. Von den *psychosomatischen Krankheiten* und den psychogenen Körperfunktionsstörungen konnten lediglich diejenigen aufgenommen werden, bei denen keine internistische Diagnostik nötig war. Denn die Klinik verfügt nicht über die für diese Fälle erforderlichen diagnostischen, therapeutischen und apparativen Einrichtungen. Eine Ausnahme bildeten jedoch bald die in zunehmender Häufigkeit eingewiesenen *psychogenen*

Eßstörungen, von denen auch solche mit schwereren Körpersymptomen aufgenommen wurden. Die Zahl der Patienten, welche an *schweren phobischen Ängsten* litten, insbesondere an Agoraphobien oder auch an psychogenen Gangstörungen oder Lähmungen, die wir uns als stationär behandlungsbedürftig vorgestellt hatten, war von vornherein geringer als wir erwartet hatten und ging dann noch weiter zurück. Es ist zu vermuten, daß diese Patienten, abgesehen von den oben erwähnten allmählich sich verbessernden ambulanten Behandlungsangeboten, unter der Decke ihrer schweren neurotischen Behinderungen offenbar doch noch soviele ambulante Psychotherapie organisieren können, einschließlich der Verpflichtung von Begleitpersonen u. ä.

Personelle und räumliche Ausstattung der Klinik

Um die später darzustellende Entwicklung besser nachvollziehen zu können, seien die personelle und die räumlich-funktionelle Ausstattung der Klinik vorangestellt:

Personelle Ausstattung.
Von den anfänglich 13 analytischen Psychotherapeuten waren 8 Ärzte, 5 Diplom-Psychologen und einer im Grundberuf Theologe. Von diesen 13 Therapeutinnen und Therapeuten hatten 7 ihre analytisch-psychotherapeutische Weiterbildung in der psychoanalytischen Richtung (Freud und Schultz-Henke) und 5 in der Richtung der analytischen Psychologie (C. G. Jung) absolviert. Zusammen mit 16 Krankenschwestern, einigen Spezialtherapeuten (für Psychodrama, Gestaltungs- und Musiktherapie), einer Sozialarbeiterin und 3 ärztlichen Sekretärinnen umfaßte der ärztlich-pflegerische Bereich anfangs 35 Personen und erhöhte sich bis 1977 auf 42 Personen. Der Verwaltungs- und Wirtschaftsbereich umfaßte 1977 31 Mitglieder. Zu erwähnen ist noch, daß die Psychotherapeuten - außer bei der Durchführung körperlicher Untersuchungen (in der Aufnahmeabteilung oder bei zwischenzeitlichen körperlichen Krankheiten) - keine Arztkittel trugen und die Schwestern zwar eine zivilähnliche einheitliche Kleidung mit Rock und Bluse, aber in wechselnden Farben und keine Schwesternhaube.

Räumliche Ausstattung:
Zu den *Patientenräumen* heißt es in dem 1970 gedruckten Klinik-Prospekt:

"Ausstattung der Patientenzimmer: Die Einzelzimmer der normalen Pflegeklasse sind modern und trotzdem gemütlich eingerichtet. Das bequeme Bett kann am Tage in eine Liege verwandelt werden. In jedem Zimmer sind Dusche und Waschbecken - durch einen geräumigen Wandschrank getrennt. Schreibtisch, Sessel und Bücherregal vervollständigen die Einrichtung. Die Doppelzimmer sind entsprechend ausgestattet."

Der *Patientenbereich* ist in *Abteilungen* bzw. Stationen mit Zimmern für jeweils 8-12 Patienten pro Abteilung aufgeteilt, wobei für die Kontaktmöglichkeiten der Patienten untereinander in der Klinik von Bedeutung ist, daß die Abteilungsbereiche infolge der Architektur der Klinik so ineinander übergehen, daß sie nicht streng voneinander getrennt sind.

An *Funktionsräumen* ist die Klinik mit den erforderlichen Arbeits- und Dienstzimmern für die Angehörigen des therapeutischen Bereichs und der Verwaltungs- und Wirtschaftsbereichs ausgestattet. Hinzu kommen die Räume für die Spezialtherapien, Konferenzen und größeren Zusammenkünfte, und nach Fertigstellung des 2. Bauabschnitts 1971 noch ein Schwimmbad mit angeschlossener Sauna und eine Turnhalle. Infolge des steigenden Bedarfs an Gruppentherapie- und Sitzungsräumen für Konferenzen in kleinem Kreise wurde es bald etwas eng und mußten dann bestimmte Räume umschichtig für verschiedene Zwecke genutzt werden. Dies gilt auch für kleinere Dienst- und Arbeitsräume, weil im Laufe des Klinikbetriebs Aufgaben hinzukamen, wie z. B. die diagnostische Vorschaltambulanz, die bei der Bauplanung noch nicht vorgesehen waren.

Der Einbestellungs-, Aufnahme- und Therapieablauf

Während anfänglich die *Aufnahmeindikation* noch häufig von dem Inhalt der Berichte der einweisenden Ärzte abhängig gemacht wurde, mußte dieser für die therapeutische Effektivität der Klinik wichtige Vorgang schon nach kurzer Zeit verbessert werden. Und zwar wurde eine *diagnostische Ambulanz* eingerichtet, in welcher möglichst viele der angemeldeten Patienten ausführlich von Kliniktherapeuten voruntersucht wurden, auf jeden Fall alle aufgrund der schriftlichen Arztberichte noch unklaren Fälle. Bald wurde auch die Indikationsstellung zur *Art* der bei dem in der Klinik aufgenommenen Patienten *durchzuführenden Psychotherapie* in der Weise organisiert, daß eine spezielle *Aufnahmeabteilung* geschaffen wurde. Hier wurden die diagnostischen Erstinterviews, die tiefenpsychologischen Anamnesen und anderweitigen psychologischen Untersuchungen und Tests sowie auch die körperliche Untersuchung durchgeführt. Auch wird in der Aufnahmeabteilung die "Gruppenfähigkeit" des Patienten erkundet, indem er an den Patientengruppen - Sitzungen teilnimmt, welche von den in der Aufnahmeabteilung befindlichen Patienten gebildet werden. Anschließend wird der Patient dann einem Therapeuten, der gerade einen Behandlungsplatz frei hat, zur Behandlung in analytischer Einzel- oder Gruppentherapie oder in Ausnahmefällen auch einer Kombination von beiden Therapieformen zugeführt. In bestimmten Fällen wird er erst im Therapeuten- und Schwesternteam vorgestellt, damit die Indikationsstellung und Prognose noch besser erarbeitet werden kann, und er sich eine Therapeutin / einen Therapeuten zur Behandlung auswählen kann, manchmal auch umgekehrt.

Neben der analytischen Einzeltherapie (3 Stunden wöchentlich) oder analytischen Gruppentherapie (5-mal 1 1/2-stündige Sitzungen wöchentlich) nehmen einige Patienten zusätzlich an "spezialtherapeutischen" Veranstaltungen teil wie v. a. dem Psychodrama, aber auch der Gestaltungs- und der Musiktherapie. Die Indikation hierzu wird vom Therapeuten gestellt, wobei auch die Interessen des Patienten berücksichtigt werden. Auch die Teilnahme von Patienten an sportlichen Betätigungen wie insbesondere dem Schwimmen sowie an Bewegungstherapie und Krankengymnastik, diente der Selbsterfahrung und wurde damit Bestandteil der Therapie. Um die in den Spezialtherapien gewonnenen Informationen, Eindrücke und Einsichten über den Patienten auch in der analytischen Therapie nutzen zu können und die Spezialtherapien nicht zu einem Feld agierenden Widerstands werden zu lassen, erwies sich eine gut funktionierende ständige gegenseitige Information vom Analytiker und Spezialtherapeuten als erforderlich. Ergänzt wurden die therapeutischen Maßnahmen, insbesondere was die Einwirkungen auf die Beziehungen der Patienten zu ihren Kontakt- und Wirkungsfeldern außerhalb der Klinik betraf, durch die einzeln und in Gruppen praktizierten sozialtherapeutischen Maßnahmen der Sozialarbeiterin der Klinik.

Die Notwendigkeit des Informationsaustausches mit den Therapeuten galt besonders auch für die *Krankenschwestern* der Klinik. Sie mußten sich auf die Funktionen und Aufgabenstellungen umstellen, die für die meisten von ihnen neu und ungewohnt waren, und die nur noch wenig mit der konventionellen Schwesterntätigkeit zu tun hatte, in der sie ausgebildet waren, und in der die meisten von ihnen bisher gearbeitet hatten. Sie mußten sich von der körperlichen auf die "seelische Krankenpflege" umstellen. Konkret bedeutete dies, daß sie sich als Bezugsperson für die Patienten ihrer Abteilung zur Verfügung stellen mußten, z. B. in kritischen Situationen zu Gesprächen mit den Patienten bereit sein mußten. Institutionalisiert wurde diese Aufgabenstellung sozusagen in der Verpflichtung der Patienten, sich jeden Morgen zum Interview bei "ihrer" Schwester einzufinden. Diese teilte dann - mit dem Wissen der Patienten - ihre Beobachtungen und Eindrücke ihrem Kontaktthcrapeuten, mit dem sie ständig zusammen arbeitete, mit. Natürlich brachte dies die vielfältigsten Übertragungs- (und auch Gegenübertragungs-) - Konstellationen bei den Beteiligten mit sich. Letzteres wurde vom Therapeuten versucht, in seiner analytischen Deutungsarbeit mit seinem Patienten therapeutisch nutzbar zu machen.

Neben den Therapie- und Spezialtherapiesitzungen der Patienten, ihren täglichen Schwesterninterviews und der obligatorischen Teilnahme an den gemeinsamen Mahlzeiten im Speisesaal blieb den Patienten viel Zeit. Die sich aus diesem Umstand ergebenen Folgerungen - sowohl die für die Therapie nützlichen, als auch die unerwünschten und schädlichen - sollen im folgenden Abschnitt behandelt werden.

Die Erstattung der Aufenthalts- und Behandlungskosten durch die Krankenkassen - übrigens bei einem anfänglichen (Oktober 1967) Tagessatz von 49, 80 DM - konnte von Beginn des Klinikbetriebs an ohne nennenswerte Probleme erreicht werden.

Verlauf und Entwicklungen bis Ende 1981 (Erwartungen, Realitäten, Probleme und Ergebnisse)

Was hat sich nun, nachdem der Klinikbetrieb angelaufen war und nach einigen Monaten Laufzeit die ersten Eindrücke gesammelt, reflektiert und sortiert werden konnten, von den anfänglichen Vorstellungen und Erwartungen der Träger und der Therapeuten verwirklicht, und was ist anders gelaufen, nicht erwartet worden oder bei der Konzeptualisierung und Planung zu wenig oder gar nicht gesehen und berücksichtigt worden?

In den ersten Monaten kam es bald zu Spannungen zwischen der Leiterin des Trägervereins auf der einen sowie dem ärztlichen Direktor und dem Therapeutenteam auf der anderen Seite wegen der zum Zeitpunkt der Klinikeröffnung unzureichenden Definierung und Abgrenzung der Funktionsbereiche gegenüber den Trägerfunktionen. Nach gelungener Abgrenzung der Funktionsbereiche konnte danach eine weitgehende Entspannung erreicht werden.

Die zum Zeitpunkt der Klinikeröffnung gerade im Kommen befindliche *Gruppenpsychotherapie* war zwar von vornherein als auch in der Klinik einsetzbare therapeutische Anwendung berücksichtigt worden, aber, wie sich bald herausstellte, in unzureichendem Maße. Anfangs konnte nur einer der 13 Therapeuten, der schon vorher an anderer Stelle analytisch orientierte Gruppentherapien in einer Klinik durchgeführt hatte, die bald als häufig indiziert erkannten Gruppentherapien durchführen. Das reichte natürlich nicht aus und hatte zur Folge, daß bald weitere Therapeuten Gruppentherapien durchführten und sich hierfür im Rahmen außerhalb der Klinik stattfindender Gruppentherapie-Weiterbildungsveranstaltungen qualifizierten.

Angeregt durch die zunächst in den Therapiegruppen ablaufenden Gruppenprozesse wurden in der Folgezeit zunehmend auch diejenigen Gruppenprozesse bemerkt und reflektiert, die sich in den Funktionsgruppen der Therapeuten und der Schwestern abspielten. - Letztere erhielten in ihrem Funktionsteam für die Gruppenselbsterfahrung darin nach einer gewissen Zeit eine feste Struktur, indem sie in regelmäßigen Sitzungen, die von einem externen Gruppenleiter moderiert wurden, innerhalb dieser Gruppe einen Selbsterfahrungsprozeß durchlaufen konnten. Die Therapeuten hingegen konnten sich in ihrer Gesamtheit *nicht* zu einem solchen Vorgehen entschließen. In den zahlreichen Sitzungen des Therapeutenteams wurde außer den Falldiskussionen manches an Konflikten innerhalb des Teams diskutiert. Da es aber bei diesen Sitzungen keinen externen unabhängigen Gruppenleiter gab, blieben bei diesen Diskussionen wesentliche klinik-immanente Konflikte unerkannt und unbearbeitet.

Aus dem Kreis der Gruppentherapeuten in der Klinik bildete sich jedoch nach einiger Zeit eine kleinere Gruppe, deren Mitglieder zunächst ihre Gruppentherapie-erfahrungen austauschten und diskutierten. Im weiteren Verlauf lud diese Gruppe gelegentlich auch auswärtige Gruppentherapeuten für einen oder mehrere Tage ein, um im Rahmen einer Selbsterfahrungsgruppe unter der Leitung dieser auswärtigen Therapeuten *neue psychotherapeutische Methoden* kennenzulernen wie das Psychodrama, das katathyme Bilderleben, die Gestalttherapie oder die Transaktionsanalyse.

Schließlich wurden auch die Funktionsträger der Gesamtklinik in die Konflikt- und Problemklärungsprozesse einbezogen. D. h. über die Funktionsträger der Klinik hinaus *auch die Patienten.* Letztere griffen die Anregungen und Ermutigungen der Therapeuten auf und organisierten eine *Patientenmitsprache.* Es wurde ferner die Stelle von *Vertrauenspatienten* geschaffen, die durch Mehrheitsbe-schluß in der Patienten-Vollversammlung gewählt wurden, und die dann u. a. an regelmäßigen Sitzungen zusammen mit dem Klinikleiter, später auch dem Verwaltungsleiter, einem weiteren Therapeuten, einer Krankenschwester, der Sozialarbeiterin und der Wirtschaftsleiterin teilnahmen. Auf diesen TSPV-Sitzungen (T = Therapeuten, S = Schwestern, P = Patienten und V = Verwaltung) wurden die Probleme des Klinikalltags besprochen, Wünsche und Beschwerden vorgetragen, Anträge gestellt und Maßnahmen des ärztlichen, Verwaltungs- und Wirtschaftsbereichs erläutert und diskutiert.

Die *Zielvorstellung* der Beteiligten an diesen Zusammenkünften war, allen in der Klinik befindlichen Personen, also sowohl den Funktionsträgern wie auch den Patienten, ein *Bewußtsein für ihre Rolle* und ihren Stellenwert , d. h. auch für die Art und das Ausmaß ihrer Mitverantwortung am Gesamtgeschehen innerhalb der Klinik zu vermitteln oder/und zu verstärken. Diese im erweiterten Sinne des Wortes zu verstehende Stärkung des "demokratischen Bewußtseins"- hier im Wirkungsbereich einer Klinik zur Behandlung seelisch kranker Menschen - wurde auch als ein Bestandteil der therapeutischen Zielsetzung betrachtet, nämlich des Bemühens zur Herstellung einer *sozialen Identität* neben der in der Therapie als vordergründigem Ziel angestrebten individuellen oder Ich-Identität.

Im Rahmen der in einer Institution wie der Klinik von den dort bestehenden notwendigen Ordnungen gegebenen Begrenzungen wirkten sich die Mitsprachcinitiativen der Patienten in der Weise aus, daß sie eine *Satzung für die Patientenmitsprache* konzipierten, die nach einer Bearbeitung zusammen mit den Funktionsträgern verabschiedet wurde, daß sie ihre Aktivitäten in einer "Wandzeitung", einer Tafel neben dem Eingang zum Speisesaal veröffentlichten, auf der natürlich auch anderweitig Geschriebenes angepinnt werden konnte, daß sie alle möglichen Freizeitaktivitäten organisierten, und daß sie u. a. ein *Begrüßungskommitée* gründeten, welches die neu in der Klinik aufgenommenen Patienten - aus Patientensicht und -erfahrung - in den Klinikbetrieb einzuführen hatte. Es versteht sich von selbst, daß die Übernahme von Verantwortung, z. B. als Vertrauenspatient oder als Verwalter einer von den Patienten errichteten Bibliothek nur deshalb in der Psychotherapeutischen Klinik möglich wurde, weil es immer eine größere Anzahl von Patienten gab, die 4 - 6 Monate oder sogar länger dort untergebracht waren.

Der bezüglich der *Krankenschwestern* schon vorher erwähnte Tatbestand ihrer für die Arbeit in dieser Klinik inadäquaten Ausbildung führte über die bereits erwähnte extern moderierte Schwesternteam Supervision hinaus bald zu einer *klinikinternen psychotherapeutischen Schwesternfortbildung* durch Therapeutinnen und Therapeuten der Klinik. Etwa die Hälfte der Krankenschwestern unterzog sich davon unabhängig aus eigener Initiative einer *individuellen analytischen Selbsterfahrung* bei einer Analytikerin oder einem Analytiker außerhalb der Klinik. In einem weiteren Schritt wurde dann zu einem späteren Zeitpunkt, zusammen mit Vertretern anderer einschlägiger Fachkliniken, innerhalb der Weiterbildung zur Fachkrankenschwester für Psychiatrie, Psychosomatik und Psychotherapie der psychotherapeutisch-psychosomatische Weiterbildungsanteil erarbeitet und in den Räumen der zum Psychotherapeutischen Zentrum (neue erweiterte Bezeichnung des Trägervereins der Klinik) gehörenden Fortbildungsstelle für Psychotherapie durchgeführt. Mittels dieser Fort- und Weiterbildungsangebote konnte zwar die psychotherapeutische Kompetenz, teilweise auch die neue Rollenfindung und Zufriedenheit der Krankenschwestern mehrheitlich verbessert werden. Am Ende des Berichtszeitraums 1981 war dieser Prozeß aber noch keineswegs abgeschlossen.

Probleme wesentlich anderer Art bei der Rollenfindung in der Psychotherapeutischen Klinik hatten die *"Spezialtherapeuten"*, unter welcher Sammelbezeichnung die Psychodramatherapeutinnen, die Musiktherapeutinnen-/therapeuten, die Gestaltungstherapeuten und auch die Bewegungstherapeutinnen und Krankengymnastinnen nach längerem Suchen eines passenden Ausdrucks schließlich liefen. Aufgrund ihrer sehr unterschiedlichen beruflichen Qualifikation und psychotherapeutischen Kompetenz und entsprechend sehr unterschiedlichen Tätigkeit in der Klinik, schlossen sie sich im Berichtszeitraum *nie* zu einer *eigenen Gruppe* zusammen.

Allenfalls bildeten sich engere Kontakte zu denjenigen analytischen Therapeuten, mit denen sie an denselben Patienten zusammenarbeiteten. Auf die enger miteinander verbundenen Gruppen der Therapeuten und Schwestern blickten sie wohl manchmal teils neidisch, teils traurig oder auch ärgerlich hin. Gegen Ende der Berichtszeit bildete sich eine neue Art von Gruppen mittlerer Größe, in welchen neben Therapeuten und Schwestern auch Spezialtherapeuten ausführlich über Patientenbehandlungen und klinikinterne Probleme diskutieren konnten, und in welchen letztere noch die beste Möglichkeit zur Teilnahme am aktiven Gruppengeschehen innerhalb der Klinik nutzen konnten.

Weiterhin gehörte zum Ablauf des patientenbezogenen Geschehens in der Klinik, daß der *ärztliche Direktor* jeden Tag auf einer der Krankenabteilungen eine *Krankenvisite* machte. Diese wurde mit einem ausführlichen Gespräch mit dem zuständigen Therapeuten, teilweise auch mit der zuständigen Krankenschwester über den Krankheits- und Behandlungsverlauf der einzelnen Patienten der jeweiligen Abteilung eingeleitet. Die anschließenden Visitengespräche des Chefarztes mit den Patienten im Zimmer der letzteren, zusammen mit dem Therapeuten und der Schwester, dienten vorrangig dessen Information. Manchmal boten sich dabei aber auch Gelegenheiten zu therapeutisch wirksamen Interventionen und im Anschluß an die Visite zu Anregungen für die Therapeutin/den Therapeuten, was die Diagnostik, die Psychodynamik und die Therapie der besuchten Patienten betraf.

Die Unterschiede hinsichtlich des analytischen Verstehenszugangs bei der Ergründung der pathogenen Konflikte der Patienten und des intrapsychischen sowie interpersonellen Geschehens im Verlauf der Psychotherapie bei den Freudianern unter den Therapeuten einerseits und Jungianern andererseits, wirkten sich - wohl zur Überraschung mancher - in der Handhabung der stationären Psychotherapie und der gegenseitigen Verständigung in den Falldiskussionen weniger trennend aus, als dies vielleicht anfangs zu erwarten war. Die Eigengesetzlichkeit der Handhabung analytisch orientierter stationärer Psychotherapie prägte das therapeutische Handeln in einem solchen Ausmaß, daß die Schulgegensätze dahinter zurücktraten. In den Falldiskussionen wirkten sich die aus der jeweils andersartigen Sichtweise herrührenden Interpretationen auf die Vertreter der jeweils anderen Schulrichtung eher anregend als trennend aus. Für die schriftliche Darstellung in Krankengeschichten, Abschlußberichten und wissenschaftlichen Arbeiten erwies sich die psychoanalytische Ausdrucksweise eher "klinik-gerecht" als die der Jung´schen Psychologie und setzte sich deshalb für diese Belange auch durch.

Daß etwas über die Hälfte der Therapeuten Ärzte und die meisten anderen von ihrem akademischen Grundstudium her Diplom-Psychologen waren, wirkte sich lediglich in den ersten Monaten des Klinikbetriebs, auch in der Wahrnehmung der Patienten, aus. Einer kommentierte dies mit dem Ausspruch: *"Ich bin in einer Klinik, da gibt es Doktoren und Herren".*- In der folgenden Zeit traten diese bemerkbaren Unterschiede immer mehr zurück, so daß des öfteren im Verlaufe von Therapeutendiskussionen ganz vergessen wurde, ob der gerade Berichtende Psychologe oder Arzt war. Die Kontakte des ärztlich-pflegerischen Bereichs mit der Verwaltung, insbesondere von deren Leitern miteinander, beschränkten sich auf das Notwendige. Rückblickend ist wohl festzustellen, daß diese Kontakte damals zu gering waren und von den positiven Möglichkeiten einer engeren Zusammenarbeit zwischen beiden Bereichen zu wenig Gebrauch gemacht worden ist.

Weitere Entwicklungen

Positiv war im Bewußtsein der in der Psychotherapeutischen Klinik tätigen Therapeuten die sich im Laufe der Jahre festigende Erfahrung, daß sich das *therapeutische Konzept* der Klinik, also das der stationären Langzeittherapie mit analytischer Psychotherapie, in hohem Maße bewährte, und daß die Indikationsstellungen hierfür mit zunehmender Sicherheit gestellt werden konnten. Bestätigt wurde diese Einschätzung durch entsprechende Rückmeldungen von einweisenden Ärzten, Vertretern von Fachkliniken und anderen Institutionen, die mit der Behandlung oder Betreuung seelisch Kranker zu tun hatten.

Um diese positiven Wirkungen auch weiterhin zu erzielen und abzusichern, wurde es allerdings bald erforderlich, sich mit *speziellen kritischen Begleit- und Folgeerscheinungen* der mehrmonatigen stationären Aufenthalte unserer Patienten zu befassen. Als solche traten in Erscheinung *Verwöhnungseffekte,* solche der *malignen Regression,* der *agierenden neurotischen Beziehungen* zu anderen Patientinnen/Patienten und - nicht zuletzt - den gelegentlichen *Rückfällen nach der Entlassung.* Diese Risiken veranlaßten uns, da die Anregung des sozialen Bewußtseins und der teilweisen Mitverantwortung am Geschehen innerhalb der Klinik in der zuvor beschriebenen organisierten Patientenschaft keineswegs ausreichte, diesen negativen Effekten entgegenzuwirken, folgende Maßnahmen zu ergreifen, die hier nur zusammenfassend benannt werden sollen:

Therapeutische Arbeitsversuche.
Patienten, deren Ich-Kräfte im Verlauf der Kliniktherapie schon gewachsen waren, die aber noch nicht entlassen werden konnten, bei denen aber in diesem Besserungsstadium das Risiko sich vergrößerte, daß die oben erwähnten negativen Effekte auftreten könnten, wurden stundenweise in dafür gewonnenen regulären Betrieben oder Geschäften im Großraum Stuttgart vermittelt. Der Sozialarbeiterin der Klinik war es gelungen, die Krankenkassen dafür zu gewinnen, daß diese Arbeitsversuche als *Bestandteil der stationären Psychotherapie* anerkannt wurden.

Belastungsurlaube der Patienten in ihr Konfliktmilieu.
Im Verlaufe solcher, manchmal auch über ein Wochenende sich erstreckender Konfrontationen der auf dem Wege der psychischen Gesundung befindlichen Patienten mit ihren Konfliktpartnern und -situationen aus dem persönlich-familiären oder beruflichen Bereich (Besuche auf der Arbeitsstelle), sollten sie sich an den Wiedereintritt in das alltägliche, reale, mit spezifischen Belastungen verbundene Umfeld *gewöhnen.* Die während der therapeutischen Arbeitsversuche und in den Belastungsurlauben aktivierten Konflikte und die Auswirkungen der letzteren beim Patienten und dessen Umgang damit konnten jeweils in den anschließenden therapeutischen Sitzungen in der Klinik erarbeitet werden.

*Vorbereitung weiterführender ambulanter Maßnahmen noch vor der Klinik -
entlassung.*

Mit der Hilfe bei der Regelung einer eventuell noch notwendigen weiterführenden
ambulanten Psychotherapie sowie einer klärungsbedürftigen Wohn- und
Arbeitssituation, erstes meistens durch den Therapeuten oder die Krankenschwester, letzteres meist durch die Sozialarbeiterin, sollte der anfänglich des
öfteren gemachten negativen Erfahrung begegnet werden, daß einige Patienten nach
einem, mehrmonatigen Klinikaufenthalt, plötzlich in ihr belastendes Konfliktmilieu zurückgekehrt, mit schweren Rückfällen dekompensiert waren.

Durch die vorher schon beschriebene *Verbesserung der Diagnosen- und Indikationsstellung zur Klinikaufnahme* mittels Einrichtung einer Vorschalt-
Ambulanz und einer Aufnahmeabteilung in der Klinik konnte das Risiko von
Fehleinweisungen und damit auch eine Verminderung der oben aufgeführten negativen Folgeerscheinungen erreicht werden.

Erweiterungsplanungen

Nachdem der Klinikbetrieb einige Jahre gelaufen war, plante der Trägerverein eine
Erweiterung der bestehenden Einrichtungen. Die vorgesehenen Neubauten sollten
eine *Rehabilitationsstätte für Neurosekranke* mit einer 30-Betten-Nachtklinik und
einer 70 Arbeitsplätzen ausgestatteten Tagesklinik sowie eine *psychosomatische
Klinik* mit 55 Betten umfassen. Letztere, ausgestattet mit Einrichtungen zur in-
ternistischen, röntgenologischen und Labordiagnostik und Intensivbetten, sollte
auch die Aufnahme von Patienten ermöglichen, die unter psychosomatischen
Krankheiten mit schwerer Körpersymptomatik litten. Bei der Motivation zur
Schaffung dieser zusätzlichen Einrichtungen haben die vorher aufgeführten Risiken
und Mängel sicher eine wichtige Rolle gespielt. Ihnen sollte mit den neuen
Einrichtungen wirksamer begegnet werden und das Spektrum der
Aufnahmeindikation um die schweren psychosomatischen Krankheiten erweitert
werden.

Nach Bereitstellung des Geländes durch die Stadt Stuttgart im Juni 1972 wurden, nach Anhörung zuständiger Experten, die Architekturpläne für die neuen
Gebäude erstellt. Infolge der angespannten Situation der öffentlichen Geldgeber
kam es dann aber nicht zur Realisierung dieser Erweiterungsplanungen. Nach dem
Tod von Frau Läpple im Mai 1976 ließ allmählich auch das Engagement der
Nachfolgerinnen in der Trägerorganisation wie auch bei den Therapeuten der Klinik
für dieses Projekt nach, so daß es bis heute nicht verwirklicht worden ist.

Zusammenfassende Rückschau auf die innerklinische Entwicklung 1967-1981

Im Rückblick auf den Berichtszeitraum wird erkennbar, daß zunächst in zunehmendem Maße neben den gezielten Anwendungen der analytischen Psychotherapie (vorwiegend Einzel-) und den gegebenenfalls zusätzlich angewandten spezialtherapeutischen Maßnahmen die teilweise auch gezielten, in Form der analytisch orientierten Gruppentherapie vermittelten, aber v. a. auch die *ungewollten psychosozialen Einflüsse* auf den Patienten aus dem Klinikmilieu beachtet und gewichtet worden sind. Letztere gipfelten in der sicher etwas übertriebenen, aber im Kern zutreffenden, gelegentlich zu hörenden Formulierung: *"Alles, was hier in der Klinik auf den Patienten einwirkt, ist Therapie"* Die daraus hervorgehenden Vorstellungen, dem Gruppengeschehen in der Klinik den Vorrang zu geben gegenüber der intendierten, mehr die Introspektion und individuelle Selbsterfahrung fördernden analytischen Psychotherapie, wie sie etwa in dem Konzept der *therapeutischen Gemeinschaft* anderenorts zu verwirklichen versucht wurden, ist jedoch niemals in der Psychotherapeutischen Klinik weiterverfolgt oder gar zu verwirklichen versucht worden. Es war auch nicht zu verkennen, daß die vorher beschriebenen Maßnahmen und die daran geknüpften Hoffnungen auf eine weitergehende therapeutische Wirkung von Großgruppenprozessen in den Gesamtkliniken überhöht gewesen waren und auch nur von einem Teil der Therapeuten und Schwestern mitgetragen wurden. Die zuvor beschriebene Einbeziehung einer sozialen Identität durch eine Stärkung des "demokratischen Bewußtseins" in die bei den Klinikpatienten angestrebten therapeutischen Zielsetzungen hat sich bedauerlicherweise nicht als realistisch erwiesen.

Es scheint dem Autor vielmehr, daß die konzeptionelle Ausrichtung der meisten Kliniktherapeuten - ungeachtet der zwischenzeitlich erworbenen und auch therapeutisch eingesetzten Gruppenerfahrungen - in der Tiefe doch bei dem sowohl von Freud als auch von Jung verfolgten, wenn auch mit unterschiedlichen Begriffen beschriebenen Konzept der *Individuations-Förderung* beim einzelnen Patienten-Individuum mittels des analytischen Verfahrens geblieben sind. Es wäre zu fragen, ob sich damit letztenendes doch die ursprüngliche eingangs erwähnte Idee der Klinikgründer unwillkürlich durchgesetzt hat, mit der Psychotherapeutischen Klinik eine Stätte zur ungestörten ganz individuellen Innenschau für Menschen zu schaffen, die unter der Fülle und dem Druck ihrer sich anhäufenden Außenbeziehungsprobleme und Verpflichtungen an den daraus entstandenen innerseelischen Konflikten krank geworden sind.

Beteiligung von Kliniktherapeuten an wissenschaftlichen und Ausbildungsaktivitäten

Die *wissenschaftlichen Arbeiten* von Therapeutinnen/Therapeuten der Psychotherapeutischen Klinik umfaßten zum einen den Themenbereich der stationären Psychotherapie unter Zugrundelegung der bisher gemachten Erfahrungen. Hierzu gehören Arbeiten über Indikation zur stationären Psychotherapie, die Rolle der Krankenschwester, die Rehabilitation von Neurosekranken, die Stellungnahme zum Konzept der therapeutischen Gemeinschaft ect. Zum anderen wurden spezielle krankheits- und fallbezogene klinisch-psychotherapeutische Probleme, wie z. B. Besonderheiten bei der Psychogenese und stationären Psychotherapie von Inzestfällen bearbeitet und publiziert.

Eine größere Zahl von wissenschaftlichen Themen wurde - meist aufgrund von Initiativen der benachbarten *Forschungsstelle für Psychotherapie,* unter der Federführung von Mitarbeitern der Forschungsstelle, gemeinsam mit ärztlichen und psychologischen Therapeuten der Klinik erarbeitet. Im Verlauf dieser Zusammenarbeit, die auch dadurch erleichtert wurde, daß sich die Forschungsstelle räumlich als der Klinik angeschlossener Gebäudeteil in unmittelbarer Nachbarschaft der Klinik befindet, entstanden Publikationen mit differenzierten Arbeiten über die verschiedenen Bereiche und Aspekte der stationären Psychotherapie wie auch über Grundsatzfragen der analytischen Psychotherapie, der Gruppentherapie und der Psychophysiologie, um nur einige zu nennen.

Eine sich über mehrere Jahre erstreckende Zusammenarbeit der Klinik mit der benachbarten Forschungsstelle ergab sich bei der Erarbeitung eines einer *einheitlichen Dokumentation* dienenden *Krankenblattkops für stationäre psychotherapeutische Einrichtungen.* An dieser überregionalen Arbeit waren noch mehrere andere psychotherapeutische Kliniken und Abteilungen beteiligt. Das Ergebnis dieser Arbeit, der Krankenblattkopf, hat sich bewährt und wurde über einen mehrjährigen Zeitraum an den betreffenden stationären Einrichtungen verwendet.

Auch die wissenschaftliche Vorbereitung einer späteren *Katamnesen -* Erstellung über die Ergebnisse der in der Sonnenberg durchgeführten Behandlungen - vollzog sich *in ständiger Zusammenarbeit mit der Forschungsstelle.* Als einer der Bestandteile dieser Arbeit wären hier z. B. die Sitzungen zu nennen, in denen die in der späteren katamnestischen Befragung vorgesehenen *Erfolgserwartungshypothesen* der kurz vor der Klinikentlassung stehenden Patienten erarbeitet und formuliert wurden.

Die Forschungsstelle für Psychotherapie des Vereins >Haus für Neurosekranke< e. V. in Verbindung mit den "Landesuniversitäten Baden-Württemberg" nahm unter der Leitung von Prof. Dr. med. Dipl.- Psych. Helmut Enke am 1. 7. 1968 als zweite Einrichtung des Trägervereins nach der 10 Monate zuvor eröffneten Klinik ihre Tätigkeit auf.

Beteiligung von Kliniktherapeuten an der psychotherapeutischen Weiterbildung

Die Psychotherapeuten der Psychotherapeutischen Klinik vertraten mehrheitlich den Standpunkt, daß eine *Ausbildung* künftiger *analytischer Psychotherapeuten* unabhängig von der Klinik, also außerhalb derselben stattfinden müsse. Dies hatte zur Folge, daß im Zusammenhang mit der oben erwähnten Erweiterungsplanung der Klinik ein ebenfalls zu den geplanten neuen Einrichtungen gehörendes Ausbildungsinstitut für analytische Psychotherapeuten wieder aus der Planung herausgenommen wurde, da sich in einem solchen Verbundkonzept die notwendige Unabhängigkeit der Auszubildenden von ihren Ausbildern nicht hätte verwirklichen lassen.

So blieb es in der folgenden Zeit dabei, daß ein größerer Teil der Kliniktherapeuten an den psychoanalytischen Fachbereichen der Stuttgarter Akademie für Tiefenpsychologie und Analytische Psychotherapie und am 1972 gegründeten C. G. Jung - Institut in Stuttgart als Dozenten, Lehr- und Kontrollanalytiker tätig wurden. Einige der Kliniktherapeuten waren auch über längere Zeit als Leiter dieser Ausbildung nebenamtlich tätig.

Eine unmittelbare institutionelle und räumliche Nutzung der Klinik für die Ausbildung bestand darin, daß Ausbildungskandidaten der oben genannten Institute einen Teil der von ihnen im Rahmen der Ausbildung geforderten tiefenpsychologischen Anamnesen bei Patienten der Vorschaltambulanz der Klinik machten, und diese Anamnesen dann einem "Zweitsichter", einem Therapeuten der Klinik supervidiert wurden.

Was die *psychotherapeutische Weiterbildung der Krankenschwestern* betrifft, wurde die diesbezügliche Einrichtung eines überregionalen Programms zur psychotherapeutischen Weiterbildung von Schwestern und Pflegern im Rahmen der Weiterbildung zur Fachkrankenschwester für Psychiatrie schon vorher erwähnt. Hieran beteiligten sich zunächst nur Therapeutinnen und Therapeuten, später auch Krankenschwestern der Klinik als Dozentinnen und Dozenten.

Des weiteren beteiligten sich Therapeuten der Klinik an einer überregionalen Weiterbildung für Sozialarbeiter (und vereinzelt auch Dipl. -Psychologen und Ärzte) zu *Suchtkranken-Therapeuten* (jetzt *Sozialtherapeuten*), dessen Träger das Diakonische Werk der ev. Kirche war, und das zusammen mit Therapeutinnen und Therapeuten des Niedersächsischen Landeskrankenhauses Tiefenbrunn konzipiert und durchgeführt wurde.

Symposium über stationäre Psychotherapie in der Psychotherapeutischen Klinik 1977

Nachdem die Mitarbeiterinnen und Mitarbeiter der Klinik im Laufe der Jahre sicherer und kompetenter geworden waren, nahmen sie die 10jährige Wiederkehr der Klinikeröffnung zum Anlaß, vom 30. September bis 2. Oktober 1977 ein *"Symposium über stationäre Psychotherapie"* zu veranstalten. Das reichhaltige Programm mit Vorträgen und Arbeitsgruppen zu praktisch in das Gebiet der stationären Psychotherapie gehörenden Themen, wurde von einer größeren Zahl von Therapeuten, einigen Spezialtherapeuten und Krankenschwestern der Klinik sowie mehreren geladenen auswärtigen, überwiegend analytischen, aber auch einzelnen mit anderen Methoden arbeitenden Psychotherapeuten veranstaltet. Es fand großes Interesse und rief ein nachhaltiges Echo hervor, was die Veranstalter veranlaßte, die wichtigsten Vorträge, zusammen mit einigen anderen Arbeiten zum Thema stationäre Psychotherapie in Buchform zu veröffentlichen.

Mit der Erwähnung dieses Symposiums, mit dem sich die Klinik erstmalig der Fachöffentlichkeit zeigte und dabei detaillierte Einblicke in ihre Arbeitsweise gewährte, kann der Bericht über die erste Entwicklungs- und Verlaufsphase abgeschlossen werden, da in dem Zeitraum zwischen dem Symposium 1977 und Ende 1981 hinsichtlich des innerklinischen Geschehens keine bemerkenswerten Ereignisse oder wesentlichen Veränderungen mehr zu berichten sind.

Entwicklungen, Problemstellungen, Klärungen 1982 - 1992

Als zum 31. Dezember 1981 der bisherige Ärztliche Direktor Prof. Dr. med. Friedrich Beese seine Tätigkeit an der Psychotherapeutischen Klinik beendete, wurde der Autor des folgenden Abschnittes (Schmitt) vom Träger zum Nachfolger bestellt.

Der innere Raum

Der Raumbedarf

Problematisch war von Beginn an der Mangel an *Funktionsräumen*. Dieser Mangel verschärfte sich sehr, als mit allgemeineren Entwicklungen die

Notwendigkeit gesehen wurde, die Behandlungsressourcen im Sinne eines integrativen Behandlungsmodells um qualifizierte Spezialtherapien zu erweitern und vorhandene personell auszubauen. Dazu wurde ein Stockwerk in einem der Personalwohnhäuser für klinische Funktionsräume umgewidmet. Hier konnten zunächst 2 Gruppenräume, die Musiktherapie und die Aufnahmeabteilung untergebracht werden. In einem zweiten Anlauf wurde dann auch das zweite Stockwerk für Klinikzwecke freigemacht. Insgesamt führte dies zu einer wesentlichen, aber noch nicht ausreichenden Entlastung innerhalb des Zentralbaus für alle beteiligten Arbeitsbereiche der Klinik.

Auffallenderweise gab es in der Klinik wenig adäquate *Aufenthaltsräume* für Patienten, in welchen sich diese zwanglos treffen konnten. So wurde ein ursprünglich für andere Zwecke vorgesehener Raum zu einem Bistro umgebaut, das bis in den Abend hinein intensiv für Geselligkeit, Spiele und Gespräche benutzt wird. Als in jüngerer Zeit ein Verbot des Rauchens in den Patientenzimmern und den öffentlichen Räumen eingeführt wurde, bekam dieser Raum die Funktion eines Raucheraufenthaltsraums zugeordnet, mit der Folge, daß bis heute ein entsprechender Aufenthaltsraum für Nichtraucher fehlt. Hierfür ist eine entsprechende Baumaßnahme schon 1992 vorgesehen.

Auch der *Nachtwachenbereich* konnte um einen Raum erweitert werden. Bis dahin betreuten bis 3 Nachtpflegekräfte in einem relativ kleinen Raum alle hilfesuchenden Patienten dieser Klinik mit 102 Betten. Da es bei dringendem Bedarf möglich war, den Pflegebereich personell in einem gewissen Umfang aufzustokken, mußten bisherige Teeküchen zu entsprechenden Funktionsräumen umgewidmet und an anderer Stelle eingebaut werden. Kurioserweise soll erwähnt werden, daß, als es wegen der sich verbreiternden Aufgabenstellung des Ärztlichen Schreibdienstes (EDV) notwendig wurde, den bisher allein hierfür vorhandenen Raum personell zu entflechten, eine Toilette hierfür in einen Arbeitsraum umgestaltet werden mußte. Jetzt sind alle internen räumlichen Möglichkeiten, auch so kuriose, wie eben erwähnt, ausgeschöpft.

Spezialtherapien

Unter Spezialtherapien (als Bestand) sind Gestaltungstherapie, körperbezogene Therapieformen, Musiktherapie, Sozialtherapie, Psychodrama und Sporttherapie zu verstehen. In diesen Bereichen sind derzeit 5,75 Planstellen vorhanden. Eine dringende personelle Erweiterung ist aus Arbeitsraummangel nicht möglich und der Mangel an Arbeitsraum verunmöglicht eine personelle Erweiterung, eine belastende Zirkelbildung.

Dieses Dilemma ist nur noch durch eine *bauliche Erweiterung der Klinik* zu lösen. Im Vorfeld dieser Lösung ist für eine solche Erweiterung eine entsprechende

Planung in Gang gekommen. Völlig ungewiß gestaltet sich allerdings die Realisierung hinsichtlich der Finanzierung eines solchen Vorhabens. Hinzu kommt eine sehr kostenaufwendige und nach 25jährigem Betrieb nicht mehr aufschiebbare Erneuerung im Zentralküchenbereich, die auch angesichts der zunehmend differenzierter zu sehenden Versorgung der Patienten ansteht. Die entsprechenden Planungen und Anträge auf Investitionsförderung beim zuständigen Regierunspräsidium erstrecken sich nun über mehr als drei Jahre, ohne bisher zu einer verbindlichen Beteiligungszusage seitens der öffentlichen Hand gelangt zu sein.

Anforderungsprofile der Klinik

Zunehmend schwere Ich-Störungen

Weitere Planungen sind auch aus patienten-strukturellen Gründen nicht zu vermeiden. Für den ersten Berichtszeitraum wurde im 1. Teil (Beese) dieses Berichts bereits darauf hingewiesen, daß sich die diagnostischen Kriterien bei den zur Anmeldung und Aufnahme gelangenden Patienten im Laufe der Zeit zunehmend in Richtung "schwere Ich-Störungen" verlagert haben.

Dieser Trend ist anhaltend und verstärkt sich hinsichtlich der psychopathologischen Kriterien. Intern wird in der Klinik von einer zunehmenden "Psychiatrisierung" gesprochen. Dies hat weitreichende Auswirkungen auf das Behandlungsmanagement. Hierunter sollen behandlungsorganisatorische und inhaltliche Aspekte verstanden werden.

Die Klinik ist von den Gründern in Wahrnehmung der seinerzeit vorherrschenden Krankheitsbilder und daraus gefolgerten Erfordernissen der spezifischen stationären Versorgung konzipiert worden. Infolgedessen ist, rein baulich gesehen, eine Klinik entstanden, die eine innere Neustrukturierung wie auch eine gebündelte Behandlungsstrukturierung erschwert.

Gerade die erwähnten Patienten mit schweren Ich-Störungen mit psychotischen Merkmalen und psychosenah brauchen einen mehr strukturierten Raum, um genügend Orientierung und entängstigende Sicherheit zu finden, was Voraussetzung für eine therapeutisch angestrebte strukturelle Niveauanhebung ist. Da dieser Trend des Anforderungsprofils nicht umkehrbar ist, müssen hieraus Konsequenzen gezogen werden, zumal wir den Standpunkt vertreten, daß es gerade die Aufgabe der stationären psychotherapeutischen Krankenhausbehandlung ist, auch diesen Patienten ein adäquates Behandlungsangebot zu machen und damit eine Chance für ihre weitere Entwicklung zu geben.

Die notwendigen Konsequenzen liegen vielmehr wiederum in der Zurverfügungstellung eines entsprechend strukturierten Rahmens. Hier ist vorrangig an die Etablierung einer gesonderten Abteilung mit entsprechenden Funktionsräumen und angemessener Personalausstattung zu denken. Hier ließen sich dann die notwendigen, zugleich haltgebenden tagesstrukturierenden Programme entwickeln, die hierfür angemessen sind und den notwendigen und sinngebenden Rahmen für therapeutische Interventionen zur Verfügung stellen.

Dieses Behandlungsprofil muß über einen überschaubaren Rahmen und zugleich über die Möglichkeit einer passageren kontrollfähigen Unterbringung von entsprechend sich definierenden Patienten verfügen. Diese Rahmenbedingungen sind unter den baulich-strukturellen Gegebenheiten der jetzigen Klinik kaum zu realisieren. Auch hier werden seit einiger Zeit vertieft Überlegungen angestellt, wie dies durch einen entsprechend funktionalen Anbau zu erreichen ist.

Spezifische Eßstörungen

Diese uns derzeit beschäftigenden Anforderungsprofile lassen sich auf anderer Ebene vertiefen.

Im ersten Berichtszeitraum waren z. B. nur vereinzelt sog. "Eßgestörte" zur Aufnahme gekommen. Diese Situation hat sich nahezu dramatisch verändert. Seit ca. Mitte der 80er Jahre wird die Klinik, bildhaft gesagt, von solchen Störungen überflutet, gemeint sind die spezifischen "Eßstörungen" im Sinne der Anorexia nervosa (in ihren beiden Unterformen restriktive und bulimische), sowie der hiervon gesondert zu betrachtenden Bulimie, die erst in neuerer Zeit wieder als Krankheit definiert wurde und damit, sozial anerkannt, aus ihrer bisherigen Verdunkelung heraustrat. Bis zu 30 % der hiesigen Patienten gehören mittlerweile zu diesen diagnostischen Kategorien.

Diese Patientengruppe bedarf ganz besonderer Aufmerksamkeit und stellt erhebliche Behandlungsanforderungen.

Ein besonderes Behandlungsarrangement.
Nach diversen Versuchen, mit der besonderen Behandlungsproblematik zunächst im Standardsetting zurechtzukommen, stellten sich diese als insuffizient heraus, wofür mehrere Gründe maßgebend waren, die hier nicht näher erläutert werden können. Die resultierenden Überlegungen führten zur Etablierung eines besonderen Behandlungsarrangements. Dieses besteht in sog. homogener Gruppenbehandlung von nur Eßgestörten. Hierfür wurden eigens drei Abteilungen eingerichtet, eine vierte besteht für die Einzelbehandlung von aus bestimmten Gründen nicht gruppenfähigen Eßgestörten.

Bezogen auf diese Patientenkategorie ist seit längerem unübersehbar deutlich, daß die integrativen Behandlungsressourcen der Klinik qualitativ hervorragend geeignet sind. Hierbei sind unsere Möglichkeiten zu averbalen Körperwahrnehmungstherapien besonders hervorzuheben. Diese Patientinnen, insbesondere die anorektischen, leiden in besonderer Weise unter Körperschemastörungen oder Körperwahrnehmungsstörungen. Dieser spezifische Behandlungsbereich müßte unbedingt personell ausgebaut werden.

Inhaltlich ungelöst bleibt hiermit jedoch, wie die Klinik mit der Aufforderung umgehen soll, sehr stark gewichtsreduzierte Patientinnen aufzunehmen. Gängigerweise werden heute diese Patientinnen in internistischen Kliniken wiederaufgefüttert. Der hiesigen Klinik wiederum fehlen die entsprechenden internistischen Inventarien. Von der Sache her würde sich die Einrichtung einer solchen internistisch versorgenden Abteilung empfehlen. Es ist allgemein bekannt, daß die bloße Wiederauffütterung allein überwiegend keinen stabilen Effekt erbringt. Es wäre viel effektiver, die Wiederauffütterung in einem psychotherapeutischen Kontext zu vollziehen. Auch ein solches Vorhaben macht den oben erwähnten Anbau erforderlich, da hiermit bestimmte Vorraussetzungen personeller und apparativer, auch labormäßiger Art verbunden sind.

Forschungsmöglichkeiten

Das hier versammelte Potential an "Eßgestörten" hat dazu geführt, daß die zum Psychotherapeutischen Zentrum gehörende "Forschungsstelle für Psychotherapie", die in Verbindung mit den medizinischen Fakultäten der Landesuniversitäten Baden-Württembergs steht, unter der Federführung des Leiters Prof. Kächele, Ärztlicher Direktor der Abteilung Psychotherapie an der Universität Ulm, eine Multizentrische Studie zur Psychodynamischen Therapie von Eßstörungen durchführt, die sich jetzt in der Hauptphase befindet. Die Vorstudie wurde hauptsächlich hier an der Klinik durchgeführt.

Es soll an dieser Stelle betont werden, daß sich die enge räumliche und persönliche Beziehung von Klinik und Forschungsstelle für beide Seiten als sehr fruchtbar erweist. Die gemeinsame Projektierung beider Einrichtungen seitens der Gründer erwies und erweist sich als äußerst richtig.

Psychotherapie älterer Menschen

In diesen Berichtszeitraum fällt auch die Etablierung einer Abteilung für Psychotherapie älterer Menschen. Aus bestimmten Vorannahmen fanden ältere Menschen mit entsprechender psychischer Problematik im Sinne von Krankheit über lange Zeiträume kaum adäquate psychotherapeutische Behandlung. Sie galten wegen ihres höheren Alters unreflektiert als nicht mehr flexibel genug hinsichtlich einer psychotherapeutisch intendierten Umstellungsfähigkeit. Dies ist schon länger korrigiert. Die hiesige Klinik ist eine der ersten Einrichtungen, die diese Korrektur konsequent in die Praxis umsetzte. Die Abteilung ist altersmäßig nach oben offen. Die Ergebnisse sind sehr ermutigend.

Aktueller Personalstand

Der aktuelle Personalbestand der Klinik gliedert sich wie folgt:

Ärztlicher Dienst

Ärztlicher und psychologischer Bereich.
Im ärztlichen und psychologischem Bereich stehen insgesamt 16, 3 Planstellen zur Verfügung (10, 8 Ärzte, 5, 5 Psychologen) Hierin sind enthalten die Leitunspositionen Ärztlicher Direktor und Stellvertreter, eine Planstelle für den "Funktionsarzt Klinische Medizin" sowie eine Assistenzarztstelle, die der Aufnahmeabteilung, von einem Arzt geleitet, zugeordnet ist. Auf 102 Patienten umgerechnet besteht ein Verhältnis von 1 : 8, 4 in diesem Behandlungsbereich.

Eine bundesrepublikanisch einmalige Situation kennzeichnet die Klinik bezogen auf die Strukturqualität. Hierunter sind die personellen Qualifikationsvoraussetzungen zu verstehen. Sämtliche Mitarbeiter in diesem Behandlungsbereich verfügen über eine abgeschlossene psychoanalytische Ausbildung an einem von der KBV anerkannten Institut (s. Psychotherapie-Richtlinien und -vereinbarungen). Dies ist Standardvoraussetzung zur Stellenbesetzung. Hierin unterscheidet sich die hiesige Klinik deutlich von anderen klinischen Einrichtungen, die überwiegend auf der Basis von Assistenzarztstellen (in Weiterbildung) arbeiten. Das hat den Vorteil, daß es nur zu geringer Personalfluktuation im ärztlichen Bereich kommt, womit den Patienten ein hohes Erfahrungslevel im Bereich stationärer analytischer Psychotherapie und Psychosomatik zugute kommt. Dies ist weithin bekannt und führt oft zur speziellen Wahl hiesiger Klinik seitens einweisender Ärzte.

Pflegebereich.
Der Pflegebereich umfaßt im Tagdienst 11, 5, im Nachtdienst 6, 25 Planstellen. Dieser Personalbestand muß als an der äußersten Untergrenze angesiedelt angesehen werden.

Spezialtherapiebereich.
Im Spezialtherapiebereich verfügen wir derzeit über 5, 75 Planstellen. Anmerkungen hierzu s. o. Auch für diesen Bereich gelten die Ausführungen zur Stukturqualität.

Sozialarbeit.
Der Klinik steht eine Sozialarbeiterin zur Verfügung, die zugleich den Bereich "Sozialtherapie" mit versorgt, ein wichtiges Anwendungsgebiet. Bezogen auf 102 Patienten mit ihren Bedürfnissen und entsprechenden Anforderungen in diesem Bereich ist auch hier eine eher kritische Stellenplanauslegung gegeben.

Verwaltungs-, Wirtschafts und technischer Dienst

Dem Verwaltungs-, Wirtschafts- und technischen Dienst stehen insgesamt 24 Stellen zur Verfügung. Hierin eingeschlossen sind eine Mehrzahl von studentischen Teilzeitstellen (je 0, 25 %), über welche nach Dienstschluß der ansonstigen Vollzeitkraft der Pforten- und Telefondienst abgewickelt wird.

Verweildauer und analytische Psychotherapie

Zur Darstellung des inneren Raumes gehört auch eine Betrachtung der Verweildauer. Diese ist auf den Einzelfall bezogen ausschließlich abhängig von der medizinischen Notwendigkeit. Die durchschnittliche Verweildauer 1991 betrug 160, 36 Tage bei einem Ausnutzungsgrad von 97, 78 %. Dies mag einem Außenstehendem lang erscheinen. Tatsächlich ist diese Verweildauer bei gegebener Indikation für stationäre analytische Psychotherapie dem Gegenstand völlig angemessen.

Analytische Psychotherapie bezieht sich auf definierte psychopathologische Gegebenheiten und ist als Behandlungsmethode hierauf kausal bezogen. Sie ist jene Therapieform, die zusammen mit der neurotischen Symptomatik den neurotischen Konfliktstoff und die zugrunde liegende neurotische Struktur des Patienten behandelt und dabei das therapeutische Geschehen mit Hilfe der Übertragungs-, Gegenübertragungs- und Widerstandsanalyse unter Nutzung regressiver Prozesse in Gang setzt und fördert. Dies mag abstrakt klingen. Dennoch wird vermutlich deutlich, daß es sich bei den Behandlungs- und Veränderungsprozessen um kategorial andere handelt im Vergleich zu biologischen Heilungsprozessen oder psychopharmakologischen Symptombeeinflussungen bei z. B. endogenen Erkrankungen mit ihrer vermutlich völlig andersartigen Pathogenese.

Bei den hiesigen psychotherapieindikativen Patienten handelt es sich um psychogene Erkrankungen, die allein durch direkte psychische Beeinflussung adäquat und damit kausal behandelt werden können. Psychische Veränderungsprozesse unterliegen jedoch ganz eigenen Zeitverläufen, weshalb z. B. im ambulanten psychotherapeutischen Behandlungsbereich von 2 - 3 Jahren Behandlungszeit ausgegangen wird (s. Psychotherapie-Richtlinien). Analytische Psychotherapie ist, bei gegebener Indikation, per se "Langzeittherapie". Daß es psychoanalytisch begründete Kurztherapien gibt, spricht nicht hiergegen, weil hier die spezifische Indikationsstellung berücksichtigt werden muß. Die hiesige Klinik unterscheidet sich hinsichtlich der Verweildauer nicht von vergleichbaren analytisch-psychotherapeutisch arbeitenden Kliniken (s. etwa Janssen 1987, Ermann 1988). Sie ist unter Zustimmung aller Beteiligten von Anfang an als eine bedarfsorientierte Klinik für analytische Psychotherapie und Psychosomatik konzipiert gewesen. In diesem Sinne wird sie von einweisenden Ärzten und anderen Einrichtungen gezielt in Anspruch genommen. Die Einweisenden begründen die Wahl der Klinik u. a. in vielen Fällen damit, daß hier einem definierten Patienten eine für notwendig gesehene "Langzeitbehandlung" ermöglicht wird.

Das Aufnahmeverfahren

Es gehört zu den Besonderheiten der Klinik, jede von außen getroffene Indikationsstellung vor der Aufnahme mit einem großen organisatorischen und zeitlichen Aufwand nachzuprüfen. Dies nicht zuletzt mit Rücksicht auf die Kostenträger, um möglichst Fehleinweisungen zu vermeiden, was von diesen auch anerkannt wird. In meiner Sprechstundenambulanz wird z. B. in durchschnittlich 42 % der Fälle die Indikation nicht bestätigt, wobei zu berücksichtigen ist, daß in der Sprechstundenambulanz nur solche Patienten untersucht werden, bei denen auf Grund der schriftlichen Unterlagen Zweifel an der Indikation bestehen, bezw. solche Patienten , die selbst oder ihr Arzt eine solche Voruntersuchung erbitten.

Dank an die Kostenträger

An dieser Stelle möchte ich ausdrücklich den Kostenträgern, zu 90 % sind das die Gesetzlichen Krankenkassen, einmal eigens danken, daß sie seit nunmehr 25 Jahren ihren Versicherten diese Behandlung hier ermöglichen. Die Kostenträger erwiesen sich in den Pflegesatzverhandlungen immer als kooperativ, was angesichts der Besonderheiten einer klinischen analytischen Psychotherapie nicht hoch genug eingeschätzt werden kann.

Zusammenarbeit zwischen Träger, Verwaltung und Ärztlicher Direktion

Rückblickend auf die 25 Jahre Klinik möchte ich an dieser Stelle auch zum Ausdruck bringen, daß die abstimmende Zusammenarbeit zwischen Ärztlicher

Direktion, dem Träger und der Verwaltungsleitung einen seltenen Glücksfall dar-stellt. Es gibt in diesem inneren Raum so gut wie keine Reibungsverluste, keine lähmenden Divergenzen und fast alle Probleme sind in Respektierung der jeweilig anderseitigen Realitäten lösbar. Das durchweg positive Klima im Binnenraum der Klinik ist hierdurch bestimmt. Dadurch ist eine tragfähige und zuverlässige Basis für das therapeutische Milieu im Sinne der integrativen stationären Psychotherapie und der therapeutischen Gemeinschaft geschaffen.

Der äußere Rahmen

Ein Plankrankenhaus

Grundsätzlich ist festzustellen, daß die Psychotherapeutische Klinik von Beginn an für Krankenhausbehandlung im Sinne des heutigen § 39 SGB-V definiert war. Maßnahmen der Vorsorge und Rehabilitation gehörten und gehören nicht zum Leistungsspektrum und zum Versorgungsbereich der Klinik.

Mit Verabschiedung des Krankenhausfinanzierungsgesetzes (KHG) 1972 wur-den für die Klinik Regularien dieses Gesetzes zur wirtschaftlichen Sicherung der Krankenhäuser und zur Regelung der Krankenhauspflegesätze gültig. Diese Regularien im Sinne des sog. dualen Finanzierungssystems hatten zunächst weni-ger, dann aber und in jüngster Zeit vehement zunehmend sich auswirkende Konsequenzen. Die Länder waren nach § 6 (1) KHG verpflichtet Krankenhauspläne samt Investitionsprogrammen aufzustellen. Die Klinik ist seit dem Krankenhaus-bedarfsplan Stufe I vom Baden-Württemberg (1977) "Plankrankenhaus" ("zugelassenes Krankenhaus" nach § 108 (2) SGB-V).

Seither unterliegt die Klinik den diesbezüglichen Regularien des Landes Baden-Württemberg, wie sie ihren Niederschlag im entsprechenden Landeskranken-hausgesetz gefunden haben (LKHG).

Bisher formale Zuordnung zur Psychiatrie

Obwohl im KHG hierüber keine Festlegung getroffen wurde, entschied sich das Land Baden-Württemberg, wie wohl auch die meisten anderen Bundesländer, die Krankenhausplanung nach medizinischen Fachbereichen zu gliedern. Dies hat zur Folge, daß wegen des Fehlens eines spezifischen Gebiets für Psychotherapie im Sinne der Ärztlichen Weiterbildungsordnung die hiesige Klinik dem Fachbereich Psychiatrie formal zugeordnet wurde.

Einem Außenstehenden mag dies unwesentlich erscheinen. Auf formaler Betrachtungsebene ist dies auch unwesentlich. Auf faktischer und lokaler Ebene jedoch hatte dies gravierende Auswirkungen. Die Klinik ist bekanntlich niemals als psychiatrische Einrichtung der Vollversorgung konzipiert worden und war auch nie in diesem Sinne tätig. Die Klinik war und ist durch ihren hohen Spezifitätsfaktor analytische Psychotherapie für die medizinisch indizierte stationäre Behandlung von Neurosen, Persönlichkeitsstörungen, funktionellen Erkrankungen und Psychosomatosen gekennzeichnet.

Wegen der formalen Zuordnung zur Psychiatrie aber kam es nun dazu, die 102 Betten der Klinik ebenso formal dem Bettenbedarf der genuinen Psychiatrie der Vollversorgung in Stuttgart anzurechnen, obwohl man in diesem Zusammenhang sagen kann, daß die Klinik rein zufällig in Stuttgart liegt.

Es ist verständlich und nachvollziehbar, daß dies seitens der Psychiatrie der Vollversorgung in der Stadt Stuttgart und deren Träger, in gewissem Sinne auch der weiteren Öffentlichkeit, wie ein Mißstand, wie eine Fehlplazierung angesehen werden mußte angesichts der bettenmäßigen Notlage der Psychiatrie der Vollversorgung. An dieser Situation änderte sich auch nichts, obwohl im Krankenhausbedarfsplan II (1983) die Klinik mit der Leistungsstufe "Sonderfunktion" gekennzeichnet wurde. Die Diskussionen auf lokaler Ebene waren meistens unerfreulich, eine Lösung konnte nie gefunden werden. Wenn sich die Diskussion affektiv auflud, kam es auch zu den üblichen Zuschreibungen wie "Edelpsychiatrie" etc., was auch immer dies meinen soll.

Die anhaltenden Klagen über diese auch von uns so gesehene mißliche Lage führte dann wohl dazu, daß das zuständige Sozialministerium in der "Strukturanalyse für die Entwicklung der künftigen Krankenhausversorgung im Stadtkreis Stuttgart" v. 23. August 1991 auf der Grundlage der Umsetzung des Krankenhausplans III, Allgemeiner Teil, folgende Ausführung plazierte: "Eine breitere Öffnung der Klinik mit dem Ziel, möglichst das gesamte Spektrum psychiatrischer Erkrankungen abzudecken, wäre wünschenswert".

Es ist jedermann unmittelbar einsichtig, daß dies eine komplette Umwidmung der Klinik bezogen auf die Intentionen der Klinikgründer und des besonderen Leistungsschwerpunktes der Klinik bedeuten würde.

Wie sich bei den darauffolgenden Diskussionen mit dem Sozialministerium herausstellte, war diese Textaussage aber doch glücklicherweise, wie eigentlich auch nicht anders denkbar, eher plakativ gemeint. Es wurde vielmehr der Absicht Ausdruck gegeben, den besonderen Leistungsschwerpunkt der Klinik im künftigen Krankenhausplan III deutlicher herauszustellen gerade wegen der zunächst (Januar 1992) weiterhin für unabwendbar gehaltenen formalen Zuordnung zum Fachbereich Psychiatrie. Bettenbestand und Struktur der Klinik sollen im künftigen Krankenhausplan nicht angetastet werden.

Psychotherapie/Psychosomatik ein eigener Versorgungsbereich

Bereits die *Psychiatrie-Enquete* (1975) ging bei Anerkennung einiger Überschneidungen bezüglich der faktischen Versorgung von zwei zu unterscheidenden Versorgungsbereichen aus, nämlich Psychiatrie und Psychotherapie/ Psychosomatik. Bereits seinerzeit wurde die Errichtung eines fachärztlichen Gebiets für diesen Versorgungsbereich gefordert. Auch die "Empfehlungen der Expertenkommission der Bundesregierung zur Reform der Versorgung im psychiatrischen und psychotherapeutisch/psychosomatischen Bereich" (1988) behielt diesen Standpunkt eines gegliederten Versorgungssystems bei und erklärte in diesem Zusammenhang: "Bereits die Psychiatrie-Enquete bezog sich auf die faktische Versorgungspraxis, die sich durch neuere Daten zur Versorgung und Epidemiologie eher erhärten läßt" (S. 530).

Faktisch, aber nicht formal realisiert wurden diese beiden Versorgungsbereiche bisher lediglich im ambulanten Bereich im Sinne der Psychotherapie-Richtlinien des Bundesausschusses der Ärzte und Krankenkassen, beginnend 1967, die heutige Fassung datiert mit 1990.

Die differenzierende Betrachtung von Psychiatrie einerseits und Psychotherapie/Psychosomatik andererseits führte schon 1970 in der *Ärztlichen Approbationsordnung* zur Einführung des klinischen Ausbildungsinhaltes "Psychosomatische Medizin und Psychotherapie". Diese Neueinführung wurde in der Mehrzahl gerade nicht der universitären Psychiatrie übertragen, weil erkennbar hierfür kaum entsprechende qualitative Ressourcen (und weithin in der vorwiegend biologisch orientierten akademischen Psychiatrie wohl auch kein Interesse) vorhanden waren. Es wurden vielmehr an den meisten Universitäten, auch in Baden-Württemberg, eigene Abteilungen und Lehrstühle eingerichtet, für die Personen mit entsprechenden Fachkenntnissen berufen wurden, die Mehrzahl hiervon Psychoanalytiker.

Wenn auch ganz unzweifelhaft ist, daß "Psychotherapie" unbedingt zu den behandlungsmethodischen Ressourcen der Psychiatrie der Vollversorgung gehören muß, so ist doch die Frage der Deckungsgleichheit hauptsächlich im Sinne der Versorgung zu stellen.

Die *Denkschrift '90* zur Lage der Psychosomatischen Medizin und Psychotherapie an den Hochschulen der Bundesrepublik Deutschland" (erweiterte Fassung 1991) führt hierzu aus:

"Innerhalb der Psychiatrie breitet sich trotz großer Fortschritte in der biologischen Forschung und der Psychopharmakologie ein zunehmendes Interesse auch für psychodynamisches Verstehen und für die psychotherapeutische Begleitung des Patienten aus. Dadurch werden die Grenzen zwischen dem Fach Psychosomatische Medizin und Psychotherapie einerseits und der Psychiatrie andererseits keineswegs verwischt oder bedeutungslos. Die Psychiatrie ist aufgrund ihrer Methodik, ihrer Institutionalisierung sowie einer durch Psychopharmakologie und Sozialpsychiatrie erweiterten Kompetenz in der Lage, eine große Anzahl schwerkranker Patienten zu betreuen und ärztlich zu versorgen, für die das Fach Psychosomatik/Psychotherapie nicht über den entsprechenden methodischen und institutionellen Rahmen verfügt. Die Psychiatrie kann aber ihrerseits nicht die Aufgaben des Fachs Psychosomatische Medizin/Psychotherapie übernehmen. Trotz der erfreulichen Tatsache, daß die Psychiatrie auch psychotherapeutische Verfahren einzubeziehen beginnt und sie begleitend neben der Psychopharmakotherapie einsetzt, ist die systematische Diagnostik und die zeitaufwendige Therapie unter tiefenpsychologischen und psychoanalytischen Gesichtspunkten bei den meisten Neurosen und v. a. bei psychosomatischen Erkrankungen von der Psychiatrie nicht zu leisten" (S. 16 f.).

Diese Ausführungen werden deshalb referiert, weil sie nochmals zum Ausdruck bringen, daß man von zwei Versorgungsbereichen auszugehen hat.

Die Psychiatrie im Sinne der fachärztlichen Gebietsdefinition mit ihrem sehr breiten Beanspruchungsspektrum ist schon rein quantitativ und aus weiteren Gründen nicht in der Lage, den Versorgungsbedarf im Bereich Psychotherapie/ Psychosomatik abzudecken. Hierbei ist auch zu berücksichtigen, daß Psychosomatik nie zum genuinen Versorgungsbereich der Psychiatrie gehört hat.

Die Situation im ambulanten Bereich stellt die *Nervenarzt-Studie* (Bochnik u. Koch 1990) dar. Hier kommt deutlich zum Ausdruck, daß die niedergelassenen Nervenärzte, obwohl zu 43 % über die Zusatzbezeichnung "Psychotherapie" verfügend, nur einen begrenzten Beitrag zur Versorgung psychotherapieindikativer Kranker leisten können. Langzeittherapie im Sinne eines kontinuierlichen Behandlungsprozesses gemäß Psychotherapie-Richtlinien, d. h. "tiefenpsychologisch fundierte Einzeltherapie und analytische Psychotherapie, kommen bei kaum mehr als 1 % (der Patienten) zur Anwendung" (S. 78), obwohl knapp 40 % der Patienten dieser Studie zufolge an Neurosen, Persönlichkeitsstörungen oder psychosomatischen Beschwerdebildern litten.

Der Bedarf im Versorgungsbereich Psychotherapie

Zum Umfang des Behandlungsbedarfs haben sich u. a. die *Empfehlungen der Expertenkommission* der Bundesregierung zur Reform der Versorgung im psychiatrischen und psychotherapeutisch/psychosomatischen Bereich (1988) geäußert. Auf Grund epidemiologischer Befunde kam die Expertenkommission zu der Aussage, daß "bei ca. 0,8 bis 1,2 Millionen Personen mit dem Vorliegen behandlungsbedürftiger - und zwar mit Indikation für spezielle psychotherapeutische Verfahren - neurotischer etc. Krankheiten (Pävalenzen) in der Bundesrepublik (alt) jährlich gerechnet werden muß. Weil diese Überlegungen an Untergrenzen orientiert sind, ergibt sich daraus ein Mindestversorgungsbedarf, auf den hin Planungsüberlegungen ausgerichtet werden könnten, ohne daß damit weitere Entwicklungen vollends präjudiziert würden. Der mittels dieser Grenzen umschriebene Versorgungsbedarf verlangt einen sachgerechten Einsatz der differenten Behandlungsansätze mit kritischer Einschätzung der jeweiligen Indikation. Die Mehrzahl leichterer neurotischer Störungen, Persönlichkeitsstörungen und psychosomatischer Reaktionen wird mit dem Instrument psychiatrischer Behandlung oder kleiner Psychotherapie angemessen behandelbar sein. Ein zahlenmäßig bisher nicht exakt erfaßbarer Anteil von Kranken benötigt den Einsatz der sog. großen Psychotherapie oder Verhaltenstherapie. Die rechtzeitige Indikationsstellung hierfür ist dringliche Forderung an alle an der Versorgung Beteiligten, um der starken Chronifizierungstendenz dieser Krankheiten entgegenzuwirken. Die sinnvolle Nutzung der Behandlungsmöglichkeiten ist am ehesten in einem gegliederten ambulanten Versorgungssystem gewährleistet" (Empfehlungen der Expertenkommission 1988, S. 538 f.).

In gleicher Weise gilt die Forderung nach einem gegliederten Versorgungssystem auch für den Bereich der Krankenhausbehandlung.

Wenn die Expertenkommission (1988) von Chronifizierungstendenzen der hier einschlägigen Krankheiten spricht, dann ist dies primär wie sekundär zu sehen. Für beide Bereiche, ambulant und stationär, gilt derzeit nach vielfältigen Untersuchungen, daß im Durchschnitt eine 7jährige Beschwerdedauer besteht, ehe eine adäqate Behandlung zum Einsatz kommt.

Schepank (1987) gibt zum Bedarf auf Grund seiner epidemiologischen Untersuchungen an, daß ca. 4 % der Population nur noch durch eine stationäre Psychotherapie wirkungsvoll zu erreichen oder erfolgreich zu behandeln sei. Dies sagt allerdings noch nichts über den differentialindikatorisch zu definierenden Versorgungsinhalt aus. Schepank differenziert nämlich nicht zwischen Krankenhausbehandlung und Behandlung in einer Einrichtung der Vorsorge und Rchabilitation.

Fehlplazierte Patienten

Der Bedarf läßt sich auch an dem Problem der sog. Fehlplazierung weiter erläutern. Gemeint ist hier die Fehlbelegung von Betten in so gut wie allen medizinischen Gebieten mit Patienten, die stationärer psychotherapeutisch/psychosomatischer Krankenhausbehandlung bedürfen, ohne daß dies erkannt, oder, wenn erkannt, veranlaßt würde. Dieses Problem dürfte hinlänglich bekannt sein, wenn auch weniger hinsichtlich seiner Dimension, bezogen auf die Bettenbelegung, und die Kosten.

Das *Forschungsgutachten* zu Fragen eines Psychotherapeutengesetzes (s. Meyer et al. 1991) geht davon aus, daß im Rahmen der Gesetzlichen Krankenversicherung im Bereich Krankenhaus nach § 107 (1) im Jahr 1987 13035 Betten mit solchen Patienten fehlplaziert belegt waren, die eine psychotherapieindikative Diagnose aufweisen. Die Kosten hierfür werden mit 1, 17 Milliarden DM geschätzt.

Der Schlußbericht zum "Landesprogramm zur Weiterentwicklung der außerstationären Versorgung Baden - Württemberg" (Rössler et al. 1987) referiert eine im Auftrag der Arbeitsgemeinschaft Bayerischer Bezirkstage durchgeführte Strukturanalyse. Hiernach kamen 1983 rund 27 000 Mitglieder allein der AOK mit psychiatrischer Diagnose zur stationären Aufnahme. Nur 49 % davon wurden in psychiatrischen, 51 % in Krankenhäusern anderer medizinischer Disziplinen aufgenommen, wovon rund 28 % Neurosen und Persönlichkeitsstörungen diagnostiziert wurden.

Nach Künsebeck et al. (1984) betrug der Prozentsatz derjenigen Patienten, die in der Klinik für Innere Medizin der Universität Hannover wegen psychischer Störungen einer erweiterten psychosomatischen (psychotherapeutischen) Diagnostik und gegebenenfalls Therapie benötigten 49, 2, in der Abdominalchirurgie 38 %, Neurologie 35 %, Orthopädie 35 %, HNO 32 %, Unfallchirurgie 27, 3 %. Die spezifische Versorgung dieser Patienten ist in diesen Kliniken weder quantitativ noch organisatorisch gewährleistet und die referierten Fakten rufen bei den Fachvertretern fast ausnahmslos Hilflosigkeit hervor.

Der Psychiatrie mit ihrem sehr breitgefächerten Beanspruchungsspektrum auch nur einen Teil dieser fehlplazierten Patienten zuzuweisen, würde vermutlich zu einem Zusammenbruch der dortigen indikativ anderweitig bettenmäßig ausgelasteten Versorgungsstruktur führen, wobei zu bedenken ist, daß die Psychotherapiestationen in psychiatrischen Kliniken in aller Regel nur über einen geringen Bettenbestand verfügen, der überwiegend mit internen Verlegungen ausgelastet ist.

Die "Armut" im psychotherapeutisch/psychosomatischen Kranken - hausbereich

Der Bestand in der BRD (alte Bundesländer) an einschlägigen Betten wird bei ca. 900 bis 1200 geschätzt, die Mehrzahl davon in kleineren universitären Einrichtungen und ebenfalls kleineren psychosomatischen Abteilungen an Allgemeinkrankenhäusern. Das ist angesichts der Bedeutung dieses Versorgungsbereichs wirklich nur ein verschwindend geringer Prozentsatz an Betten im Krankenhausbereich überhaupt. Die hiesige Klinik ist dementsprechend mit 102 Betten bereits als größere Einheit anzusehen. Dem stehen, mit der Tendenz zur

Zunahme, allerdings ca. 8000 Betten im Bereich der Vorsorge und Rehabilitation gegenüber in zumeist "psychosomatisch" gekennzeichneten Einrichtungen nach § 107 (2) SGB-V, die u. U. einen Versorgungsvertrag nach § 111 SGB-V haben, in der Mehrzahl der Fälle aber durch die Rentenversicherungsträger belegt sind, beides im Sinne der Vorsorge und Rehabilitation.

Oft nun wird in der sehr notwendigen und sinnvollen Versorgungskette, man könnte sie kurz aber nicht wertend mit kurativ und rehabilitativ umschreiben, diese Unterscheidung nicht präzise definiert, weshalb auch in Fachpublikationen immer wieder undifferenziert fälschlich addierte Zahlen auftauchen und gelegentlich sogar von einem "Bettenberg" in diesem Versorgungsbereich gesprochen wird.

Für den Bereich der "zugelassenen Krankenhäuser" kann bei der wie oben geschätzten Bettenzahl in den alten Bundesländern von einem Bettenberg wahrlich nicht gesprochen werden.

Eine unvermeidbare Folge dieser wenigen Betten im Krankenhausbereich in der BRD ist deren überregionale Inanspruchnahme. Experteneinschätzungen gehen davon aus, daß diese Betten zu 60 % überregional belegt sind. Allerdings gibt es in diesem Bereich eine sehr hohe Wanderungsbewegung der Patienten. Diese ist auch von der subjektiven Einrichtungswahl der niedergelassenen einweisenden Ärzte abhängig.

Diese überregionale Belegung ist allerdings nicht nur vom Gesichtspunkt regionaler Versorgung her zu sehen. Es gibt viele Indikationen, bei denen der geographische Abstand zum konfliktfixierenden sozialen Umfeld vorrangige Bedeutung hat.

In der hiesigen Klinik wurden 1990 51% Patienten aus Baden-Württemberg behandelt, angesichts der überregionalen Indikationen ein guter Mittelwert.

Die geringe Bettenzahl im Bereich Krankenhaus führt auch zu hohen Aufnahmewartezeiten für stationäre Psychotherapie. Sie liegen für unsere Klinik derzeit bei durchschnittlich 4 bis 5 Monaten.

Gebiet und Facharzt für "Psychotherapeutische Medizin": Deutscher Ärztetag 1992

Klärung und Durchbruch

Die bisherigen Darlegungen machten deutlich, daß für die Tätigkeit der Psychotherapeutischen Klinik in den vergangenen 25 Jahren der definierte äußere Rahmen im Sinne statusbildender Normen, bezogen auf die Vertretung eines eigenen Fachbereichs (Gebiet der Ärztlichen Weiterbildungsordnung), unzulänglich war mit den aufgezeigten problematischen, weil verfremdenden Zuordnungen.

Von Expertenseite ist zwar für den Versorgungsbereich "Psychotherapeutische Medizin" seit mehr als zwei Jahrzehnten eine Klarstellung gefordert worden, die Entwicklung dahin jedoch war langwierig und schwierig.

Der 95. Deutsche Ärztetag 1992 brachte diesen langwierigen Entwicklungsprozeß zum Abschluß, indem er entsprechend dem Fortschritt der Medizinischen Wissenschaft und hinsichtlich der Versorgungsbedarfslage die Errichtung eines Gebietes "Psychotherapeutische Medizin" (Facharzt) beschloß.

Damit ist der längst anachronistische Zustand beendet, Psychotherapie lediglich über einen Bereich (Zusatzbezeichnung) der Ärztlichen Weiterbildungsordnung zu definieren.

Die perspektivische Bedeutung des neuen Gebietes

Die Etablierung des Gebietes "Psychotherapeutische Medizin" ist in mehrfacher Hinsicht von hoher Bedeutung. Zunächst läßt sich sagen, daß, entsprechend dem Rang eines fachärztlichen Gebietes, die hiermit erfaßten und gemeinten Patienten endgültig die Gleichstellung mit ätiopathogenetisch anders definierten Kranken erreicht haben. Dies ist bewußt so formuliert. Denn es waren psychotherapie-indikative Patienten, die die Anerkennung ihres Leidenszustands als Krankheit als Grundlage für die schließlich 1967 erstellten und bis heute gültigen Psychotherapie-Richtlinien im Rahmen der kassen- und vertragsärztlichen Versorgung erkämpften. Es ist ferner aus historischen und damit Traditionsgründen auch die Tatsache hervorzuheben, daß im Bewußtsein der Deutschen Ärzteschaft ein Versorgungs- bereich erst dann eine abschließende Definition erhält, wenn dieser über ein "Gebiet" im Sinne der Ärztlichen Weiterbildungsordnung anerkannt ist. Es ist anzunehmen, daß wegen des bisherigen formalen Fehlens eines "Gebietes" zumindest teilweise auch die immer noch ungenügende Bewußtheit der allgemeinen Ärzteschaft für die spezifischen Notwendigkeiten und Möglichkeiten der Versorgung in diesem Bereich resultiert, während auf Patientenseite oft ein sicheres Gespür für spezifische Behandlungsnotwendigkeiten gegeben ist. Beiden, Patienten wie ihren primär sie versorgenden Ärzten, wird in Zukunft die Orientierung sehr erleichtert werden.

In Zukunft besteht Hoffnung, die von Faber (1984) einmal so bezeichnete "Halbseitenlähmung" der Medizin zu überwinden. Gemeint ist hiermit die überdominante medizintechnische Orientierung der Medizin am organpathologischen Befund und der Suche hiernach. Nicht zuletzt resultiert auch hieraus die weitgehende Chronifizierung der psychisch bedingten Beschwerdebilder, die oft und immer wieder erneut einer organmedizinischen Untersuchung oder symptomorientierten medikamentösen Behandlung unterzogen werden. Die oben erwähnten stationären Fehlplazierungen sind mindestens teilweise eine Resultante hiervon.

Es ist im übrigen vorauszusehen, daß sich der Problembereich der psychisch bedingten Erkrankungen verschärfen wird. Dies deshalb, weil im Zeitalter der rigoros zunehmenden Individualisierung die entsprechende Vulnerabilität im psychischen Bereich ebenso zunehmen wird.

Forschung und Lehre an den Universitäten im Bereich Psychotherapie und Psychosomatik werden durch die Errichtung des Gebietes "Psychotherapeutische Medizin" eine neue Gewichtung erfahren.

Von besonderer Bedeutung ist, daß mit der Etablierung dieses Facharztgebietes (Fachbereichs) der hiermit verbundene Krankenhausversorgungsbereich für die Länder per definitionem auf formaler und faktischer Ebene überhaupt erst existent wird. Die Zuordnung zu einem anderen Fachbereich mit allen hieraus resultierenden Schwierigkeiten, wie oben dargestellt, kann entfallen, die entsprechende politische Willensbildung vorausgesetzt.

Das Fehlen eines "Gebietes" führte im übrigen bisher gemäß den Bestimmungen der kassenärztlichen "Zulassungsordnung" zu enormen existentiellen Unsicherheiten für die in diesem Versorgungsbereich hauptberuflich Tätigen. Mit Einführung dieses Facharztgebietes werden in Zukunft die eindeutigen Regularien der Kassenärztlichen Zulassungsordnung zum Tragen kommen. Wenn die Einführung des Gebietes "Psychotherapeutische Medizin" in die Ärztliche Weiterbildungsordnung auch nur ganz zufällig mit dem 25jährigen Bestehen der Psychotherapeutischen Klinik zusammenfällt, so wird dies auf der subjektiven Ebene und gefühlsmäßig durchaus als ein großes Geschenk empfunden.

Keine Kollision mit Psychiatrie

Die Errichtung eines Gebietes Psychotherapie und Psychosomatische Medizin kollidiert nicht mit der gleichzeitig vollzogenen Erweiterung des Gebietes Psychiatrie um "Psychotherapie" (im Sinne von tiefenpsychologisch fundierter Psychotherapie und Verhaltenstherapie). Es bleibt die obige Aussage weiter bestehen, daß der psychiatrisch tätige Arzt niemals das Anforderungsspektrum psychogener Erkrankungen in toto abdecken kann. Es wäre auch zu bedauern, wenn die dann entsprechend weitergebildeten Psychiater aus der Psychiatrie auswandern würden, um sich ganz der Psychotherapie zu widmen. Die Versorgung der Bevölkerung im Sinne des unersetzbaren Versorgungsauftrags der Psychiatrie, bezogen auf die hierin subsummierten definierten Krankheitskategorien, darf ihrerseits nicht weiter und erneut in eine Notlage geraten.

Die obligatorische Weiterbildung in Psychotherapie kann aber den genuinen breiten Versorgungsbereich der Psychiatrie sicher befruchten. Eine Konkurrenzsituation zwischen den gebietsdefinierten Versorgungsbereichen Psychiatrie und Psychotherapie/Psychosomatische Medizin besteht insbesondere nicht angesichts des Ausmaßes und der Komplexität der nach Enquete (1975) und Empfehlungen der Expertenkommission (1988) immer noch zu bewältigenden Aufgaben im Fachbereich Psychiatrie. In gegenseitiger Respektierung sind sehr fruchtbare Kooperationsmodelle denkbar.

Zusammenfassung

Zusammenfassend läßt sich zu diesem Überblick über 25 Jahre Psychotherapeutische Klinik in Stuttgart sagen, daß das innere Konzept sich im Sinne der Gründer der Klinik äußerst bewährt hat.

Bezogen auf den äußeren Rahmen hat der Deutsche Ärztetag mit der Etablierung des Fachbereichs und Gebietes "Psychotherapeutische Medizin" die lange erwarteten stabileren Bedingungen für die Zukunft und die Weiterentwicklung der Klinik bereitgestellt, die jetzt der politischen Umsetzung harren.

Die Darlegungen zu 25 Jahren Psychotherapeutische Klinik in Stuttgart müßten eigentlich von seiten der Patienten ergänzt werden, von denen, die ihre Behandlung gefunden haben, und von denen, die nach adäquater Behandlung noch suchen.

Einen persönlichen Einblick bietet der Beitrag von Sonja Alhäuser in diesem Band.

Fürsprechend für diese Patienten möchte ich den Kreis der für Indikationsstellungen verantwortlichen Ärzte ermutigen, die adäquate Indikation für eine psychotherapeutische Krankenhausbehandlung nicht allzu langwierig überwiegend per exclusionem zu stellen, sondern positiv und rechtzeitig in Erkennung der psychopathologischen Zusammenhänge eines Beschwerdebildes. Für konsiliarische Beratung steht die Klinik jederzeit zur Verfügung.

Literatur

Beese F. Indikation zur stationären Behandlung in psychotherapeutischen Kliniken und Abteilungen. - In: Die Psychologie des XX. Jahrhunderts. Kindler-Verlag, Zürich,. S 1144 -1163

Beese F (1978) (Hrsg) Stationäre Psychotherapie. (Modifiziertes psychoanalytisches Behandlungsverfahren und therapeutisch nutzbares Großgruppengeschehen). Vandenhoeck & Ruprecht, Göttingen

Bochnik HJ, Koch H (1990) Die Nervenarzt-Studie. Deutscher ÄrzteVerlag, Köln

Empfehlungen der Expertenkommission der Bundesregierung zur Reform der Versorgung im psychiatrischen und psychotherapeutisch/psychosomatischen Bereich. Im Auftrag des Bundesministers für Jugend, Familien, Frauen und Gesundheit (1988)

Ermann M (1988) Die stationäre Langzeitpsychotherapie als psychoanalytischer Prozeß. In: Schepank H, Tress W (Hrsg) Die stationäre Psychotherapie und ihr Rahmen. Springer, Berlin Heidelberg New York London Paris Tokyo

Faber FR (1984) Psychotherapie und Allgemeinmedizin - Thesen, Daten und Vorschläge zur ärztlichen Psychotherapie. Psychother Psychosom Med Psychol 34: 134-139

Hoffman SO, Schepank H, Speidel H (1990) Denkschrift '90. Zur Lage der Psychosomatischen Medizin und Psychotherapie an den Hochschulen der Bundesrepublik Deutschland. Erweiterte Fassung 1991. PSZ-Verlag, Ulm

Janssen PL (1987) Psychoanalytische Therapie in der Klinik, Klett-Cotta, Stuttgart.

Krankenhausplan III (1989) des Landes Baden-Württemberg - Allgemeiner Teil

Künsebeck HW, Lempa W, Freyberger H (1984) Häufigkeit psychischer Störungen bei nicht-psychiatrischen Klinikpatienten. Eine Prävalenzuntersuchung. Dtsch Med Wochenschr 109 : 1432-1442

Meyer AE, Richter R (1991) Forschungsgutachten zu Fragen eines Psychotherapeutengesetzes im Auftrag des Bundesministeriums für Gesundheit

Narr H. Ärztliches Berufsrecht, Kommentar, Loseblattsammlung. Deutscher Ärzte-Verlag Köln

Psychiatrie-Enquete (1975) Bericht über die Lage der Psychiatrie in der Bundesrepublik Deutschland - Zur psychiatrischen und psychotherapeutisch/psychosomatischen Versorgung der Bevölkerung. BT-Drucksache 7/4200

Psychiatriepolitik (1991) in Baden Württemberg. Ministerium für Arbeit, Gesundheit, Familie und Frauen Baden-Württemberg

Psychotherapie-Richtlinien (1990) Richtlinien des Bundesausschusses der Ärzte und Krankenkassen über die Durchführung der Psychotherapie in der kassenärztlichen Versorgung

Psychotherapievereinbarung (1990) Anlage zum Bundesmantelvertrag - Ärzte

Rössler W, Häfner H, An der Heiden W, Jung E, Löffler W (1987) Landesprogramm zur Weiterentwicklung der außerstationären psychiatrischen Versorgung Baden-Württemberg - Analysen, Konzepte, Erfahrungen. Schlußbericht des Zentralinstitus für Seelische Gesundheit im Auftrag des Ministeriums für Arbeit, Gesundheit, Familie und Sozialordnung Baden-Württemberg

Weitere ausgewählte Publikationen von Mitarbeitern/Mitarbeiterinnen der Sonnenberg-Klinik zum Themenbereich "Stationäre Psychotherapie".

Beese F (1968) Erste Erfahrungen an einer Psychotherapeutischen Klinik. Arb Med Sozialmed Arb Hygiene 3 : 125 -127

Beese F (1971) Die medizinische und berufliche Rehabilitation bei Neurosen. Schriften der Fortbildung des Verbandes deutscher Rentenversicherungsträger. August 1971, Buch 8, S. 135 - 145

Beese F (1971) Das Modell der therapeutischen Gemeinschaft und seine Anwendung auf psychotherapeutische Kliniken. Z Gruppenpsychother Gruppendyn 4: 282 - 294

Beese F (1971) Indikation zur klinischen Psychotherapie. Fortschr Med 89: 208- 210 (Teil I) und S. 234 -238 (Teil II)

Beese F, Enke H (1969) Die Stellung der Krankenschwestern in psychotherapeutischen Kliniken. Deutsche Schwesternzeitung, 1969, Teil I und Teil II

Läpple J, Beese F (1970) Zur Rehabilitation von seelisch kranken Menschen. Blätter der Wohlfahrtspflege : 353 - 356

Schulz L (1969) Über einen Fall von Colitis ulcerosa. Z Psychosomat Med : 181

Die therapeutische Umwelt in der stationären Therapie

Horst Kächele

In den meisten Filmen, in denen die Psychiatrie als psychoanalytische Schlangengrube gezeigt wird, liegt der Patient auf einer Boudoir-Couch, der Psychoanalytiker sitzt an seiner Seite, fixiert den liegenden Patienten scharf mit seiner Brille und notiert zugleich alles, was sein Opfer an freien Assoziationen produziert. Meist wird ein tief ernstes Frage-Antwort-Spiel geboten, welches eine billige Kopie von Freuds Stirndrucktechnik aus den Jahren vor der Entdeckung der Grundprinzipien der Psychoanalyse darstellt. Dieses Klischée muß vom Regisseur produziert werden, denn er muß die Szene in einem erkennbaren therapeutischen Raum lokalisieren. An diesem Klischée wird deutlich, daß zwar von der psychoanalytischen Behandlungsform viele ruchlose Einzelheiten der Öffentlichkeit bekannt geworden sind, ein Verständnis für die Funktion von einzelnen Merkmalen der psychoanalytischen Situation aber nur wenig vorhanden ist. Diese Merkmale therapeutischer Situationen werden zwangsläufig vielfältiger, wenn sich die Behandlung in einem stationären Rahmen abspielt.

Der Gestaltungsprozeß

Die psychoanalytische Technik muß kunstgerecht inszeniert werden, eine Perspektive, die ich als *Gestaltungsprozeß* skizzieren will. Im Theater verabredet der Bühnenbildner mit dem Regisseur eine Rahmenkonzeption, innerhalb derer sich die Interpretation des Stücks bewegt. Dieser Raum stützt und begrenzt zugleich die Möglichkeiten der Auslegung des Textes. Der Rahmen selbst aber stellt auch eine Auslegung des Textes dar, die jedoch im Vorgriff auf die Einzelarbeit zu erfolgen hat. In der stationären psychoanalytischen Therapie gewinnt die Rahmenmetapher eine weitaus umfassendere Bedeutung, weil hier der Lebensraum des Patienten für kürzere oder längere Zeit sich im Rahmen eines therapeutischen Settings abspielt.

Die Anregung, das psychoanalytische Geschehen unter den Metaphern des Schauspiels zu betrachten und den Gestaltungsbegriff hier zu untersuchen, entnehme ich den Ausführungen von Habermas zum Handwerker- und Bühnenmodell (Habermas 1968, S. 300 ff.).

In der Biologie und damit im Bereich körperlicher Krankheiten des Menschen arbeiten wir mit grundlegenden Denkmodellen, die nach Habermas dem Funktionskreis instrumentalen Handelns zugehören. Die Aufrechterhaltung eines Systemzustands unter wechselnden äußeren und inneren Bedingungen gehörten zu den Grundschemata, mit denen wir die biologischen Lebensprozesse verstehen und erklären können. Die pathologischen Abweichungen, die Krankheiten, sind deshalb Entgleisungen der Regulation. Krankheitstheorien und Behandlungstheorien liefern die Eckpfeiler einer zweckrationalen Mittelorganisation im Dienste eines adaptiv gedachten Verhaltens.

Die Psychoanalyse überschreitet nach Habermas dieses bloß biologisch-system-theoretische Modell. Auch wenn die Symptome des Patienten Störungen des seeli-schen Funktionsablaufs darstellen, so ist dieser Funktionsablauf nicht allein im Rahmen eines systemtheoretischen Ansatzes zu fassen, auch wenn dies in einzel-nen Ansätzen durchaus sinnvoll erscheint, sondern die Störungen sind zureichend nur als Störungen von Bildungsprozessen zu begreifen, die in den psychoanalyti-schen Theorien von der komplizierten, unvermeidlich konfliktgebundenen Entwicklung beschrieben sind. "Da sich die Lernprozesse in den Bahnen kommu-nikativen Handelns vollziehen, kann die Theorie die Form einer Erzählung annehmen, die die psychodynamische Entwicklung des Kindes als Handlungsablauf nar-rativ darstellt: Mit einer typischen Rollenverteilung, sukzessiv auftretenden Grundkonflikten, wiederkehrenden Mustern der Interaktion, mit Gefahren, Krisen, Lösungen, mit Triumphen und Niederlagen" (Habermas 1968, S. 316).

Das Drama der Rekonstruktion und Neukonstruktion

Psychoanalytische Therapie schlägt nun den Weg ein, die Entwicklung, den Bildungsprozeß des Einzelnen, der sich im kommunikativ-handelnden Umgang mit wichtigen anderen vollzogen hat und dessen ungelöste Konflikte im Individuum als unbewußte Motive sich der Verfügung des Subjekts entzogen haben, auf einer Bühne so zu rekonstruieren, daß durch die *Rekonstruktion* eine *Neukonstruktion* möglich wird. Dazu wird ein Drama entfaltet, welches sich zwischen Patient und Therapeut abspielen muß, soll es therapeutisch wirksam sein. Dieses Drama findet auf der Bühne statt, die wir "psychoanalytische Situation" (Stone 1967) nennen und deren Ausstattung vielgestaltiger ist, als dies das Klischée uns verrät. Die elementaren Ereignisse auf der psychoanalytischen Bühne erscheinen als Teile ei-nes Zusammenhangs von Interaktionen, durch die ein "Sinn" realisiert wird (s. a. Thomä u. Kächele 1985).

"Diesen Sinn können wir nicht nach dem Handwerkermodell mit Zwecken gleichsetzen, die durch Mittel verwirklicht werden ... Es handelt sich um einen Sinn, der sich obgleich nicht als solcher intendiert, durch kommunikatives Handeln hindurch bildet und reflexiv als lebensgeschichtliche Erfahrung artikuliert. So enthüllt sich im Fortgang eines Dramas 'Sinn'. Im eigenen Bildungsprozeß sind wir freilich Schauspieler und Kritiker in einem. Am Ende muß uns, die wir in das Drama der Lebensgeschichte verstrickt sind, der Sinn des Vorganges selbst kritisch zu Bewußtsein kommen können; muß das Subjekt seine eigene Geschichte auch erzählen können und die Hemmungen, die der Selbstreflexion im Wege standen, begriffen haben" (Habermas 1968, S. 317).

Stationäre Therapie, ein Mehrpersonenstück

Gestaltungselemente der psychoanalytischen Situation in der stationären Therapie müssen dieser Entfaltung des Dramas der eigenen Sinnfindung förderlich sein. Die Inszenierung erfolgt nicht nur als Zweipersonenstück; im Unterschied zur tradierten Situation der Einzelanalyse übernimmt nicht der Analytiker nacheinander die Rollen, die ihm der Patient unbewußt zuspielt, sondern eine Vielzahl von Personen, ein therapeutisches Team, steht für die Besetzung der Rollen zur Verfügung. Um den Patienten zu ermutigen, unbewußte Rollenerwartungen zu entfalten, statt sie in einer Symptomhandlung unterzubringen, ist die Herstellung vielfältiger, ergänzender und auch konkurrierender, tragender, hilfreicher Beziehungen notwendig. An verschiedenen Orten der stationären Bühne sind verschiedene Erfahrungsmöglichkeiten verfügbar zu halten und zu machen. Nicht nur Zuhören und Abwarten, Geduld und freundliche Zuwendung als Formen der Förderung, sondern Anbieten und Zugehen ergänzen das reflektive Moment der Einzelbehandlung. Schon die ambulante Gruppentherapie hatte die Form des klassischen Settings aufgebrochen; um vieles mehr übernimmt der stationäre Lebensraum die Aufgabe des veränderungsförderlichen Mediums. Die heutzutage beliebte Metapher der sozialen Nullsituation für die klassische psychoanalytische Situation wird in der stationären Therapie zur unbrauchbaren Sprachfigur wie auch Deutungen längst nicht mehr nur als spezifische Mittel, die dem Patienten ein Verstehen signalisieren und zuspielen, das über ein alltägliches, am Alltagsbewußtsein festhaltendes Verständnis hinausgreift, wirksam sind. Spielregeln des erfundenen Alltags werden unter der Hand zu Deutungen, die von den Patienten in eigener Regie auf sich angewandt werden. In unzähligen Gesprächskontexten, die sich weitgehendst der Kontrolle oder dem Reflektionsbemühen der analytischen Therapeuten entziehen, werden Bedeutungen verhandelt. Hilfs- oder Nebentherapeuten werden zu Schachfiguren, von denen nur der naive Analytiker noch annehmen könnte, sie seien nur die Bauern im Spiel.

Längst sind sie Springer und Läufer geworden und setzen nicht selten den König, den Analytiker schachmatt. Die von Loos (1986) einfühlsam beschriebenen musiktherapeutischen Erfahrungen einer Patientin in der Psychotherapeutischen Klinik verdeutlichen den Reichtum der möglichen Räume, Spiel-Räume - die in der stationären Therapie entdeckt werden können, und die eine Bedingung der Möglichkeit der langsamen Bewegung der Veränderung sind. Wiederholte Untersuchungen des stationären Beziehungsfelds belegen, daß die Patienten auch andere Veränderungsquellen attribuieren als sie in der analytischen Theorie aufgeführt werden.

Der Raum der therapeutischen Beziehung

Die Entwicklung therapeutischer Beziehungen bedarf immer eines besonderen Raumes. Ob dieser Raum nur metaphorisch zu lesen ist oder ob er besondere physische Qualitäten haben muß, ist eine wichtige Frage, die für die stationäre Therapie bis hin zu *Spezialformen von Architektur* führt (Mühlich-von Staden 1978). Gewiß können einem Gespräch bei einem Spaziergang in ruhiger Umgebung mit einem guten Freund psychotherapeutische Qualitäten zukommen, die durch eine laute, lärmende Umgebung schon erheblich eingeschränkt werden würden. Allein die Motorik des Gehens schränkt ein/oder lenkt ab. Für Adoleszente hat Zulliger diese Spaziergangstherapieform erprobt und sie für die besonderen Bedürfnisse der Jugendlichen geeignet gefunden. Es ist aber ausgemacht, daß bewußte, alltägliche Beziehungsformen in einem Konkurrenz verhältnis zu dem Auftauchen sonst unbewußter Erlebnisformen stehen. Das rasche Vergessen von Träumen am Morgen, oft schon durch die Bewegung des Aufstehens initiiert, ist dafür ein Beispiel. Die Erfahrungen mit Hypnose, mit denen Freud bestens vertraut war, weisen auf die Notwendigkeit einer Ruheposition hin, bei der auch erst die Einschränkung der Motorik jenen hypnotischen Rapport ermöglicht, auf den es zur Herstellung der Beeinflußbarkeit ankommt. Die *Couch*, als Markenzeichen der Psychoanalyse, hat ihre Herkunft aus dieser Zeit, sie ist aber auch funktional zu begründen. Die Unterbrechung des Augenkontakts zwischen Arzt und Patient verändert die kommunikative Situation hochgradig. Auch wenn diesem Regieeinfall nicht allein die Aufgabe zukommt, die Regression zu fördern, so räumt die Aufhebung des im alltäglichen Verkehr wichtigen optischen Regulierungskontakts dem sprachlichen Medium eine erhöhte Bedeutung ein. In Becketts Stück "Glückliche Tage" wird diese Grenzsituation ständig von beiden Seiten auf ihre Tragfähigkeit hin untersucht. Sprechen kann Verbindung schaffen, aber in der Not verrenkt man sich den Kopf, um jemanden zu sehen und nicht nur zu hören.

Darüber hinaus signalisiert die Couch auch eine Verschiedenheit der Aufgabenstellung für Arzt und Patient, die auch als Machtgefälle vom Patienten gefürchtet und vom Arzt mißbraucht werden kann. Nicht wenige Patienten, die unbewußt eine starke Abhängigkeitsproblematik fürchten, können sich erst gar nicht in die als Gefahrensituation erlebte Liegeposition hineinbegeben. Blitzschnell wird oft auch das Auf-der-Couch-Liegen als eine peinliche Beschämungssituation erlebt, in der einseitig der Analytiker alles sieht und der Patient sich die Reaktionen das Analytikers entstellt, vergröbert ausmalt. Wenig beachtet wird oft, daß auch der Analytiker zwangsläufig eine andere Perspektive auf seinen Mitmenschen erhält, dessen Gesicht er bestenfalls schräg von hinten oben sieht, wenn er es nicht vorzieht seinen Sessel so weit ab von der Couch zu rücken, daß er auch nur noch hört, was der Patient, angeleitet von der Grundregel der freien Assoziation, ihm mitteilt.

Eine vielgeübte Variation dieser Situation, die für die meisten Patienten weitaus angenehmer ist, besteht im Schräg-über-Eck-Sitzen, wo der Augenkontakt möglich ist und zugleich ein freier Raum für den Blick gegeben ist, der sich in einer Ecke des Zimmers oder aus einem Fenster in die Ferne verlieren kann. Einen Mittelweg habe ich in der Benutzung von drehbaren, breiten Sesseln gefunden, die stärker als feststehende Stühle ein Hinaus- und Hereinbewegen in die Augenkontaktebene ermöglichen und das Angebot einer Loslösung aus der Realbeziehung enthalten. Der sehr breite und tiefe Sessel schafft dem Patienten eine private Umwelt im Therapieraum, wo die Person mit dem Möbel fast verschmilzt. Zwar sind die physikalisch-konkreten Elemente der Situation eingebunden in die sprachliche Handlung, aber sie haben auch eine eigenständige Wirkung. Sie wirken, wie viele Elemente der nonverbalen Kommunikation, als stützende, fördernde oder auch hemmende Glieder, die durch sprachliche Mitteilungen leicht überlagert und anders akzentuiert werden können. Im Regieverständnis der psycho-analytischen Profession, die meist im informellen Austausch sich hierüber verständigt, wird ihnen aber doch eine große Bedeutung zugesprochen, weil der Raum auf der Ebene des unbewußten Geschehens sich mit frühkindlichen, wiederbelebbaren Umwelterfahrungen verbindet.

Solche Überlegungen sind für die stationäre Therapie, in der das metaphorische Raum-Konzept durch vielfältige, differenzierte Räume und deren Anordnung in ganzen Gebäudekomplexen repräsentiert wird, noch weiter aufzuschlüsseln. Denn die Klinik konkretisiert eine Instituliton, die von einem wiederum in sich komplexen Regelsystem strukturiert wird, das in der unvermeidlichen "Hausordnung" seinen profansten und zugleich vitalsten Ausdruck findet. Denn diese strukturiert, unterscheidet und fügt zusammen, was in der Einzeltherapie als Arbeitsbündnis leicht zu fassen ist. Die Ordnung eines Hauses verrät seinen Plan: Wo der Chef sein Zimmer hat, wer Haupt- oder Neben- oder sogar nur Hilfstherapeut ist, wird durch architektonische Loyalität festgelegt. Wer würde nicht gerne einmal die Wege nachzeichnen, die Therapeuten und Schwestern, Pfleger und Hausmeister gehen; dazwischen dann in anderer Farbe die Fußspuren der Patienten und der

Patientinnen markieren. *Territoriale Demarkationen* sind unsichtbar und doch sehr wirkungsvoll. Der bekannte Film "Letztes Jahr in Marienbad" von Resnais situiert den Prozeß des Erinnerns und erfolglosen Durcharbeitens nicht nur im fürchterlichen Monolog seiner Protagonisten, sondern auch im Dekor des überladenen Schlosses, in dem die Heldin versteinert verhaftet ist. Die Zeit dieses erfolglosen therapeutischen Prozesses tritt auf der Stelle, und wir werden gewahr, daß Zeit ein Merkmal des therapeutischen Raums ist. Der therapeutische Raum der ambulanten Einzeltherapie ist zugleich ein höchst artifizieller Zeitraum, der selbst bei einer therapia maxima heutzutage nur fünf Stunden umfaßt. Was passiert zwischen diesen therapeutisch gestalteten Zeiträumen und wie gestalten sich diese Zeitdosen im stationären Setting, wo die Zeit zwischen Therapiesitungen nur selten Alltagszeit ist. Unsere Begriffe sind hierfür noch nicht genügend ausdifferenziert, mit denen wir stationäre Therapieprozesse zu beschreiben gewohnt sind. Schon dem kursorischen Betrachter, der als gelegentlicher Spaziergänger die Räume der Klinik durchquert, fallen die paratherapeutischen Gesprächssettings auf, die sich im Flur, in den Kontaktzonen, vor der Anmeldung oder auch draußen auf dem Parkplatz abspielen. Die *Analyse der Institution* kann nicht umfassend genug sein, denn Intimität und seelische Veränderung scheint uns - von der Einzelanalyse herkommend - unlösbar verbunden zu sein. Dies könnte ein Irrtum sein.

So wird das bauliche Arrangement, in dem die stationäre Psychotherapie praktiziert wird, von den Patienten emotional belebt. Ebenso erhalten die Ausstattungen der Zimmer, wie sie von einzelnen Therapeuten vorgenommen werden, eine große Bedeutung. Konstanz und Ruhe des Raumangebotes werden zu Indikatoren für die Ausgeglichenheit und Zuverlässigkeit des Arztes; ein sich ständig in Bewegung befindliches Zimmer, mit immer neuen Anordnungen der Möbel, wird zur Bedrohung. Eine Interpretation dieser Erlebnisweisen kann natürlich nicht für alle Patienten die gleiche sein, aber die objektiv vorgegebene Raumwirkung aktiviert bei allen Patienten das basale gleiche Schema, dessen konkrete lebensgeschichtliche Motivierung im Einzelnen gesucht werden muß. Wie alle äußeren Bedingungen wird auch diese im therapeutischen Prozeß ihre Deutung erfahren müssen, und es wird dem Patienten zu zeigen sein, wie er aus inneren, unbewußten Gründen den stationären Raum und seine Bewohner benutzt, um sein Lebenskonzept darin fortzuschreiben.

Motivationsgesteuerte Wahrnehmung

An dieser Eigenart hängt eine sehr spezifische psychoanalytische Vorstellung über das Verhältnis von Äußerem und Innerem, welche sich gewiß nicht auf das Alltagsbewußtsein erweitern läßt, aber als psychoanalytische Arbeitshypothese den Umgang mit Gestaltungsproblemen deutlich macht. Die Psychoanalyse arbeitet mit der radikalen Annahme einer *motivationsgesteuerten Wahrnehmung* und Verarbeitung der Realität. Sie tut sich praktisch schwer, die Wirkung realer, gesellschaftlicher Strukturen und Prozesse auf innerseelische Vorgänge nicht nur theoretisch anzuerkennen. Sie legitimiert dieses Vorgehen durch ihr Ziel, Unbewußtes bewußt zu machen, d. h. konflikthafte, unbewußte Motivationen in ihrer Auswirkung auf gegenwärtiges Erleben zu untersuchen und zu erhellen. Zwar verfügt die psychoanalytische Theorie in ihrem Instanzenmodell von Ich, Über-Ich und Es im Ich über eine Instanz, deren Funktionen und Aufgaben durchaus all jene Bereiche enthalten, die die nicht-neurotische Realitätsbewältigung ausmachen. Sie hat auch in ihrer eigenen theoretischen Entwicklung einen Fortschritt von einer Triebpsychologie zu einer Ichpsychologie zu verzeichnen, bei der die Anerkennung der Normalpsychologie einbezogen ist; darüber hinaus brachte die Objektbeziehungspsychologie ein vertieftes Verständnis der Beziehungsaktualität im therapeutischen Prozeß. Faktisch aber kann kaum von einer wirklichen Integration all des Wissens gesprochen werden, welches besonders die Sozialpsychologie zur Verfügung stellen kann (Graumann 1972). Im Rahmen unserer therapeutischen Aufgabe könnte es eine Erweiterung bedeuten, auch Analysen einzubeziehen, die sich der Aufklärung der *therapeutischen Kultur als gestaltetem Lebensraum* zuwenden. Die Idee der Gestaltung als Schaffung fördernder Lebensräume, wie sie im Bauhaus oder der Hochschule für Gestaltung (Krampen u. Kächele 1986) zu finden war, ist der Psychoanalyse zunächst wesenmäßig fremd. Sie unterstellt das Primat der unbewußten Motivierung, die sich alles Äußere aneignet und den unbewußten Motivationen entsprechend mit Bedeutung versieht. Dem Kinde ähnlich, dessen Spielwelt seiner Phantasie entspringt, das sich seine Übergangsobjekte schafft und einen Übergangsraum entwickelt, der den Beginn der Kultur markiert (Winnicott 1973), vertritt die Psychoanalyse durch die Rolle der gestaltenden Phantasie den Primat der Subjektivität. Vom Lust- zum Realitätsprinzip markiert bei Freud einen Weg, der, wie immer im einzelnen, erreicht, nur einen Umweg darstellt, den das Leben uns abnötigt. Die Grundhaltung der gestalteten therapeutischen Bühne setzt dem gegenüber auf eine große Wirksamkeit der Anordnung von Elementen - seien dies Personen oder auch Dinge - in der Herstellung zwischenmenschlicher Beziehungen. Vielleicht haben die Psychoanalytiker hier etwas dazuzulernen. Mitscherlichs (1971) Entwürfe zu einer psychoanalytischen Umweltpsychologie zeigen an, wo hier anzusetzen wäre. Der Begriff "therapeutische Umwelt" könnte zum Topos einer Verständigung werden, die sowohl von der psychoanalytischen Entwicklungspsychologie aufgegriffen, als auch von der - nicht existenten - Wissenschaft der Ökologie therapeutischer Räume bearbeitet werden könnte (s. d. a. Kaminski 1976).

Zusammenfassung

Therapeutische Umwelt kann als jener Raum verstanden werden, in dem sich Bedürfnisse und Wünsche der Patienten entfalten und dort verhandelt werden müssen. Es ist kein Zufall, daß psychoanalytische Psychosenforscher wie Searles (1960) sich mit der nichtmenschlichen Umwelt beschäftigt haben, die für schwerstgestörte Patienten eine Wirksamkeit erhält, die nicht über die Deutungen auf symbolische Kontruktionen, wie unbewußte Phantasien etc., reduziert werden kann, sondern ihre eigenständige trophische, wachstumsfördernde Funktion hat. Auch Winnicott, dem wir den Begriff des "Übergangsraumes" verdanken, hat in seiner Arbeit mit Kindern und seelisch schwer gestörten Patienten die Bedeutung dieser vorsprachlichen und nicht in Beziehungen aufgehenden Wirklichkeit beschrieben. Der Mensch als umweltschaffendes Wesen, beschreibt Mitscherlich (1971, S. 39), braucht eine Daseinsform, in der genügend Reize vorhanden sind, welche zu Objektbeziehungen herausfordernd, aber nicht zu viele Reize, welche desintegrierend wirken, und "die Aufgabe der Planung menschlicher Umwelt - wer immer sie anpacken mag - liegt in der Förderung der integrativen Leistungen". Diese Aufgabe gilt gleichermaßen für die Schaffung einer therapeutischen Umwelt wie für unsere alltägliche Welt, die es besser zu bestehen gilt.

Literatur

Graumann CF (1972) Interaktion und Kommunikation. In: Graumann CF (Hrsg) Handbuch der Psychologie", Bd. 7/2: Sozialpsychologie. Hogrefe, Göttingen

Habermas J (1968) Erkenntnis und Interesse. Suhrkamp, Frankfurt aM

Krampen M, Kächele H (1986) (Hrsg) Umwelt, Gestaltung und Persönlichkeit. Georg Olms Verlag, Hildesheim

Loos G (1986) Spiel-Räume. Fischer, Stuttgart

Mitscherlich A (1971) Thesen zur Stadt der Zunkunft. Suhrkamp, Frankfurt aM

Mühlich-von Staden C (1978) Psychiatrieplanung. Psychiatrie Verlag, Wunstorf

Searles HF (1960) The nonhuman environment. Int Univ Press, New York

Stone L (1967) The psychoanalytic situation and transference: Postscript to an earlier communication. J Am Psychoanal Assoc 15 : 3-58

Thomä H, Kächele H (1985) Lehrbuch der psychoanalytischen Therapie. Band 1: Grundlagen. Springer, Berlin Heidelberg New York Tokyo

Winnicott D (1973) Vom Spiel zur Kreativität. Klett, Stuttgart

Klinik und Forschung unter einem Dach: Synergiegewinne oder Reibungsverluste?

Hans Kordy

Das gibt es so kein zweites Mal in Deutschland: Eine (fast) ausschließlich auf die klinische Arbeit ausgerichtete Gruppe von Therapeuten, die Psychotherapeutische Klinik, und eine (fast) ausschließlich für Forschung angestellte Gruppe von Wissenschaftlern, die FS für Psychotherapie Stuttgart, unter einem Dach. Eine Riesenchance für Forschung und Klinik? Sicher! Klinik und FS haben zweifellos eine Form der Koexistenz gefunden, in der beide Gruppen relativ gute Arbeit leisten; manchmal - meist getragen von persönlichen Beziehungen zwischen einzelnen Mitarbeitern beider Gruppen - kam/kommt es sogar zu einer fruchtbaren Zusammenarbeit. Insgesamt jedoch scheint die Tatsache, daß sich zwei verschiedene Welten in einem Haus begegnen könnten, nichts daran zu ändern, daß es zwei verschiedene Welten sind. Es gibt ein paar Grenzgänger auf beiden Seiten. Die Grenze selbst ist jedoch deutlich. Vielleicht ist es auch gar kein Nachteil, daß beide Gruppen ihre Besonderheiten behaupten; vielleicht ist es auch vielversprechender, wenn der Grenzverkehr geregelt, d. h. der Austausch von Fragestellungen, Ideen und Wissen über die Grenze hinweg gebahnt wird, statt die Illusion zu tradieren, daß die Grenzen aufgelöst werden können?

Für das Verhältnis von Forschung und Klinik wird gerne die sogenannte Junktim-These Freuds bemüht (Freud 1927), nach der in der Psychoanalyse Forschen und Heilen, Wissenschaft und Therapie eine Einheit bildeten. Das ist alles andere als selbstverständlich - sonst wäre die Junktim-These ja auch sinnlos -, denn: "Ich will nur verhütet wissen, daß die Therapie die Wissenschaft erschlägt" heißt es bei Freud im gleichen Artikel (1927). Es mag durchaus Leute geben, die erklären können, was Freud mit diesem Anspruch genau gemeint haben könnte; es mag auch Leute geben, die sich vorstellen können, was Freud heute zu dieser Frage sagen würde - ich will mich weder an dem einen noch an dem anderen versuchen, sondern nur ein paar Anmerkungen zum Verhältnis von Forschern und Heilern riskieren und benutze die Junktim-These lediglich als eine Strukturierungshilfe.

Zum Verhältnis von Forschern und Therapeuten

Forschen und Heilen sind nicht eins, man braucht schon eine große Autorität, um zwei so unterschiedliche Dinge zusammen zu bringen. Die Junktim-These drückt keine Selbstverständlichkeit aus, sondern ist - gleichgültig ob man sie von seiten der psychoanalytischen Therapeuten oder aus der Perspektive "sonstiger Wissenschaftler" betrachtet eine Herausforderung. Forschen und Heilen sind in ihren Besonderheiten nicht allein durch die jeweilige Tätigkeit bestimmt. Es sind die unterschiedlichen Denkweisen und -haltungen, die unterschiedlichen Sozialisationen, die sich bei ihrer Ausführung in je spezifischem Anwendungskontext ausdrücken. Erkenntnisinteressen und der Kreis derer, die potentiell - an diesen Erkenntnissen interessiert sind, überlappen sich nur teilweise; die damit verbundenen Unterschiede in der Sprache bedingen ein Verständigungsproblem. Forschen und Heilen findet in diesem Sinne in verschiedenen Welten statt und es ist eine offenen Frage, ob es nicht einigen wenigen Ausnahmekönnern vorbehalten bleibt, sich in beiden Welten kompetent zu bewegen. Der Herausforderung der Junktim-These kann man sich auf unterschiedliche Weise stellen.

Heilen definiert Forschen

Nicht wenige - vor allem der psychoanalytisch orientierten - Psychotherapeuten weisen die Forderung zurück, sich an einer empirischen Erforschung ihres Tuns zu beteiligen, da diese Art von Wissenschaft (a) die falschen Fragen stelle, (b) ungeeignete Methoden benutze und uninteressante Antworten gäbe. Das mag ja auch aus einer bestimmten Perspektive betrachtet so sein. Aber sollte man nicht im Gegenzug erwarten, daß die richtigen Fragen formuliert, die geeigneten Methoden entwickelt werden und expliziert wird, welche Antworten für wen von Interesse sind? Therapeuten lernen Therapie, meist wohl auch erfolgreich. Die Ausbildung und später die Ausübung dessen, was sie gelernt haben, nimmt sie sehr in Anspruch. Empirische Forschung, speziell statistische Methodik und Denkweise, haben die meisten nicht gelernt. Nicht wenigen sind Mathematik oder logisch stringente Ableitungen sehr fremd und unzugänglich. Auch hermeneutische Methodologie - um nur eine mögliche Alternative zu nennen - ist schwierig und kann nur von einigen wenigen im Schnellkurs erlernt werden. Wie können Therapeuten beides, Heilen und Forschen, leisten, ohne sich zu überfordern oder ihr Anspruchsniveau zu senken? Manche machen es sich leicht und behaupten, daß Heilen immer auch schon Forschen wäre; unter dieser Prämisse wäre eine systematische Forschung, die über Heilen hinausreicht, überflüssig. Mir leuchtet der Wert einer solchen Verteidigungsstrategie durchaus ein: Warum sollte jemand, der genug damit zu tun hat, das, was er gelernt hat, adäquat anzuwenden, darüberhinausgehen und die wenige freie Zeit, die ihm bleibt, für eine Art von Wissenschaft investieren, die er nicht versteht? Die beiden Gründe, die ich sehe, haben (a) mit dem Anspruch von Psychotherapie zu tun, als eine wissenschaftlich begründete Behandlung von anderen Wissenschaftlern ernst genommen zu werden und (b) mit der Notwendigkeit einer kritischen Selbstreflexion. Schaut man die Entwicklung der Disziplin an, so erkennt man unschwer, daß dieses Bemühen um Akzeptanz durchaus gelingen kann. Es gibt inzwischen an den Universitäten regelhaft Abteilungen für Psychotherapie und Psychosomatische Medizin; Psychotherapie ist eine der anerkannten Behandlungsformen unseres Gesundheits- bzw. Versorgungssystems. Aber diese Entwicklung hat zweifellos auch ihren Preis, der insbesondere von einigen kritischen Psychoanalytikern beklagt wird. Sie werfen Psychotherapeuten einen Medico-Zentrismus vor. Die Psychoanalyse habe zwar an Nützlichkeit und Respektabilität gewonnen, dafür aber ihre Kreativität eingebüßt (Eissler 1965, zit. nach Erdheim 1983). Neurose reduziere sich auf Krankheit; Psychotherapie beschränke sich auf Heilen und verzichte auf Erkennen. Nun meinen diese Kritiker sicher nicht die empirisch statistische Art von Wissenschaft, dennoch wird in diesem Vorwurf deutlich, daß auch innerhalb der Psychoanalytiker, in diesem Sinne "theorieimanent", Heilen und Forschen unterschieden werden können und es einer nicht selbstverständlichen Anstrengung bedarf diese beiden zu verbinden. Würde es darüberhinaus nicht eine weitere Chance für die kritische Selbstreflexion bedeuten, wenn man die - meinetwegen kritische - Auseinandersetzung mit anderen, fremden Wissenschaftsbegriffen offen austrüge, anstatt sich durch ein nur die bereits Gläubigen überzeugendes Wissenschaftskonzept auszugrenzen und sich dem Anspruch zu entziehen, die eigenen Erkenntnisinteressen und die dazu passende Methodologie gegenüber konkurrierenden Positionen zu explizieren?

Forschen begründet Heilen

Psychotherapieforschung dient der wissenschaftlichen Begründung psychotherapeutischen Tuns und rechtfertigt damit die konkrete therapeutische Alltagsarbeit (z. B. Westmeyer 1981, Häfner 1990, Meyer et al. 1991). Über Notwendigkeit und Nutzen von PTF besteht weitgehend Einigung. Strittig ist nur, was denn eine "wissenschaftliche Begründung" ist (vgl. etwa die Stellungnahmen der Sprecher derjenigen Therapien, die im Forschungsgutachten zum Therapeutengesetz nicht gut wegkommen). Provozierend an der Formulierung "Forschen begründet Heilen" ist u. a. der Anspruch, daß Heilen von "außen" begründet werden muß; Forschen dient dem Heilen, weil es die Heiler wissenschaftlich "kontrolliert". Und manche der "Kontrolleure" nehmen für sich in Anspruch, die Regeln und Ziele ihrer Arbeit selbst und allein zu bestimmen. Das kann gefährlich werden. Psychotherapieforscher haben eigenständige Erkenntnisinteressen, die über die Interessen derer, die konkrete klinische Arbeit tun wollen, hinausgehen (oder vorbeigehen).

Therapie kann nicht aus den wissenschaftlichen Ergebnissen abgeleitet werden (z. B. Westmeyer 1979); PTF erzeugt keine normative Basis für therapeutisches Tun, aber sie stellt "gute Gründe" bereit, die Therapie als ein begründetes Tun legitimieren können. Mit dieser Beschränkung müssen Forscher leben; die therapeutische Relevanz ihrer Arbeit ist stets indirekt und daher für den Patienten wie Therapeuten i. allg. die zweitwichtigste Sache der Welt.

Das komplizierte Verhältnis von - empirisch-statistischer - Forschung und Klinik hat Quetelet bereits vor mehr als 100 Jahren in seiner grundsätzlichen Problematik recht anschaulich dargestellt:

"Nichts ist lebhafter bestritten worden, wie der Nutzen der Statistik in den medizinischen Wissenschaften; und nach der Art, wie man sich ihrer dort bedient, muß es auch so sein ... Was die Fortschritte der Medizin so langsam und so unsicher macht, das ist, daß die beobachteten Erscheinungen fast immer von unendlich vielen Ursachen abhängen und aus diesem Grunde beinahe nie untereinander vollkommen vergleichbar sind: Ein Arzt behandelt tatsächlich einen Kranken und heilt ihn. Er wird hierauf zu einem zweiten Kranken gerufen, der sich genau in derselben Lage befindet wie der erste, dieselbe Konstitution, dasselbe Alter hat, kurz mit diesem in jeder Hinsicht verglichen werden kann. Der Arzt wird selbstverständlich diejenigen Heilmittel anwenden, mit welchen er bereits Erfolg gehabt hat, und wird die Heilung für sicher halten können, wenn es wahr ist, daß die gleichen Ursachen die gleiche Wirkung hervorbringen. Wäre die Gleichartigkeit bei alllen Menschen ganz genau dieselbe, so würde es einer einzigen gut beobachteten und geheilten Krankheit bedürfen, um in allen Fällen den gleichen Erfolg zu erzielen, wenn dieselbe Krankheit bei anderen Personen ausbricht. Diese vollkommene Gleichartigkeit wird aber vielleicht niemals bestehen ... Ein Arzt wird im Laufe seines Lebens vielleicht nicht zweimal unter absolut gleichen Verhältnissen tätig sein ... Das ist wie mir scheint, der stärkste Einwand, den man gegen die Verwendung der Statistik in den medizinischen Wissenschaften machen kann ..." (Quetelet 1869).

Und dennoch interessieren statistische Gesetze:

"In der Heilkunst gibt es Fragen, die von so vielen verschiedenen Ursachen beeinflußt werden, daß eine befriedigende Lösung derselben vielleicht nie zu erreichen sein wird ... angenommen selbst, daß man für alle komplizierten Fälle genaue Lösungen hätte, so würden sie in der Anwendung ohne jeden Nutzen sein, obgleich sie für die öffentliche Gesundheitspflege außerordentlich wertvoll sein könnten. Sie würden nur einen allgemeinen Wert haben, und es wäre absurd, sie auf die einzelnen Personen anzuwenden, weil man nicht allen sie betreffenden besonderen Umständen Rechnung tragen könnte. Ebenso gut könnte man in einer Sterblichkeitstabelle nachsuchen, in welchem Alter eine bestimmte Person sterben muß. Indessen bezweifelt niemand den Nutzen der Sterblichkeitstabellen bei den medizinischen Untersuchungen" (Quetelet 1869).

Diese Diskussion ist heute genauso aktuell wie damals. Der prinzipielle Unterschied zwischen "Realität" und ihrer wissenschaftlichen Darstellbarkeit ("Theorie") ist heute klarer gefaßt, aber eben nicht aufgelöst. Um diesen Gedanken ein wenig deutlicher zu machen, möchte ich auf eine derzeit hochaktuelle Thematik kurz eingehen, in der die grundsätzlichen Schwierigkeiten noch einmal exemplarisch deutlich werden: Aus unterschiedlichen Gründen sehen viele Therapeuten und Forscher eine Antimonie zwischen Wissenschaft, insbesondere wenn sie Fragen der Ökonomie einbezieht, und Therapie. Daran ist sicher vieles richtig. Das Verhältnis zwischen Wissenschaft, Ökonomie, Politik und Therapie ist kompliziert; dennoch: Therapeutische Maßnahmen sind nur dann durchführbar, wenn sie ökonomisch möglich sind.

"Die Subjektivität des Krankheitsbegriffs, die Therapiefreiheit des Arztes und die beschränkte Wissenschaftlichkeit der Medizin machen es unmöglich, das medizinisch Notwendige stringent abzuleiten ... Es ist unter Bedingungen knapper Mittel nicht zu verantworten, nach wissenschaftlichen Maßstäben unwirksame Behandlungen durchzuführen und u. U. auf wissenschaftlich wirksame Behandlungen aus Mittelmangel zu verzichten" (Sachverständigenrat zur "Konzertierten Aktion im Gesundheitswesen" 1990).

Psychotherapie steht als eine "von vielen" medizinischen Behandlungsmöglichkeiten in einer harten Konkurrenz und muß es sich gefallen lassen, ihre Effektivität und Effizienz mit breit anerkannten Methoden messen zu lassen. Psychotherapie kann dieser Konkurrenz nicht entgehen, wenn sie im Versorgungssystem verankert bleiben soll; sie wird keine Sonderstellung behaupten können, auch wenn vielleicht für die Psychotherapie sich die Frage der Angemessenheit der wissenschaftlichen Methodik und Denkweise in besonderer Weise stellt:

"Ein objektiver Bedarf läßt sich nicht (logisch, H. K.) ableiten. Am nächsten kommt man dem Objektiven, wenn Sachverhalte epidemiologisch gesichert werden können. Das bedeutet, daß mit statistischen Methoden und durch die Beobachtung großer Zahlen von der Erfahrung des Einzelfalles ... abgegangen wird. ... Diese Beschränkung würde aber nicht den individuellen Bedürfnissen der Wissenschaft weder von ihren Grundlagen her noch auf ihre Absichten hin umfassend zu erklären." (Sachverständigenrat zur "Konzertierten Aktion im Gesundheitswesen" 1990).

Dies ist in zweierlei Hinsicht kränkend für Forscher: (a) wegen der angesprochenen Beschränkung ist der Nutzen der Forschung für die Behandlung nur indirekt, dankbare Augen von Patienten sehen Wissenschaftler selten; (b) muß der Forscher um den Therapeuten werben und/oder ihn durch Verweis auf "äußere" Mächte gewinnen, damit dieser ihm einen Zugang zum Forschungsgegenstand Psychotherapie gewährt. Zu selten wird diese Abhängigkeit in einer Zusammenarbeit, die von einem gemeinsamen Erkenntnisinteresse getragen ist, aufgelöst.

Heilen und Forschen als interdisziplinäre Unternehmung

Die Schwierigkeiten professioneller Forschung, insbesondere der Anwendung von Statistik in Psychotherapie und Psychosomatik sind nicht in persönlichen Schwächen oder Voreingenommenheiten der Beteiligten begründet, sondern sie sind prinzipeller Art: Sie sind Konsequenz der unterschiedlichen Profession, der unterschiedlichen Anwendungskontexte und Erklärungsziele.

Forschung in der Psychotherapie und Psychosomatik ist ein interdisziplinäres Geschehen, d. h. *Spezialisten* verschiedener Disziplinen arbeiten zusammen. Die Integration von unterschiedlichem Spezialwissen und nicht etwa der Verzicht darauf charakterisiert m. E. diese interdisziplinäre Arbeit. Notwendige Bedingung ist der wechselseitige Respekt vor dem Forschungspartner, was nicht mit Schonung verwechselt werden sollte - ganz im Gegenteil: Die Darstellung der eigenen Position, der Essentials der eigenen Professionalität darf für die Partner durchaus eine Herausforderung sein.

Bereits in Einführungskursen zur Wissenschaftstheorie lernt man, daß Forschungsgegenstand und Forschungsmethode sich wechselseitig bedingen. Nun ist der Forschungsgegenstand des Psychotherapeuten *in* einer psychotherapeutischen Behandlung ein anderer als der, der z. B. in empirisch-statistischen Studien bearbeitet wird. Das läßt sich nicht ändern, ohne gleichzeitig den Anwendungskontext der statistischen Forschungsmethode zu verlassen und damit die Verbindlichkeit der Forschungsergebnisse aufzugeben.

Die Kontroverse um die "richtige" Methodik einer Wissenschaft ist nicht neu und auch nicht auf die Psychotherapie beschränkt (vgl. das erwähnte Quetelet-Zitat). In der Auseinandersetzung um das Profil der - deutschen - Psychologie nach dem 2. Weltkrieg hat Hofstätter eine Position formuliert, der man sich heute m. E. gut anschließen kann:

"Es ist meiner Ansicht nach keineswegs ausgemacht, daß die Psychologie unbedingt eine empirische und nicht eine spekulative Wissenschaft sein müsse. Personen, Zeitalter und Kulturkreise mögen diese Entscheidung in ihrer Weise treffen. Sofern man sich aber zum Betrieb der Psychologie als einer empirischen Wissenschaft entschlossen hat, meldet sich die Forderung nach einer mathematischen Behandlung sofort an. Die Abgrenzung einer vermuteten Ordnung von Chaos besteht im wesentlichen in der Auszählung der Fälle, welche eine auf die vermutete Ordnung basierte Voraussage bestätigen bzw. nicht bestätigen" (Hofstätter 1953).

Die Entscheidung für oder gegen eine empirische Forschung, in der statistische Methoden eine zentrale Rolle spielen, entscheidet nicht über die Wissenschaftlichkeit des Faches. Interdisziplinarität kann durchaus auch die wechselseitige Ergänzung durch unterschiedliche Methodologien aushalten. Denn es ist ganz offensichtlich, daß eine auf die empirisch-statistische Perspektive beschränkte Forschung für einen Teil der an der PTF Interessierten zentrale Aspekte verfehlt. Noch einmal Hofstätter:

"Für viele Belange der Psychologie genügen Regeln dieser Art durchaus; eine Wesensbetrachtung unserer Wissenschaft muß sich aber die Struktur immer wieder vor Augen halten ... Wir approximieren das Verhalten und die Situation des Einzelindividuums insofern, als es mit anderen Mitgliedern der Gruppe austauschbar ist. Wir verfehlen so aber das eigentlich Individuelle des Lebens" (Hofstätter 1951).

Zum Anwendungskonzept der empirischen PTF

Es gibt unterschiedliche Begründungen für die empirische Beforschung von Psychotherapie. Der Anwendungskontext umfaßt (Extrem-)Positionen wie:

(1) Empirische Forschung stellt Modelle und Methoden für den Erkenntnisprozeß zur Verfügung (Integration von Modell- und Werkzeugfunktion). So wird insbesondere auch Statistik angewendet, weil sie auf die interessierenden Fragen "paßt", ihre Anwendung gegenstandsadäquat ist

(2) Empirische Forschung ist heute notwendig, wenn Wissenschaftler eine Karriere machen wollen, wenn sich eine Therapie wissenschaftlich behaupten will. - Eine empirische Arbeit ohne "Signifikanzen" wird von vielen Wissenschaftlern als unwissenschaftlich abgelehnt. Dabei sind Nicht-Statistiker oft entschiedener als Statistiker. - Empirische PTF wird durchgeführt, weil es opportun ist; nach Überzeugung dieser Anwender ist sie jedoch nicht gegenstandsadäquat und paßt insofern zumindest nicht auf die Erkenntnisinteressen.

Es ist offensichtlich, daß unter der erstgenannten Position die methodologischen Besonderheiten emprischer PTF, insbesondere die charakteristischen Eigenschaften ihrer Modelle, zwingend bekannt sein müssen, damit die Konsequenzen und

Implikationen für die Art der möglichen Erkenntnis mit Verständnis genutzt werden können.

Aber auch unter der zweiten Position erscheint es mir unerläßlich zu wissen, was man tut: Es ist natürlich gar nichts dagegen einzuwenden, daß jemand für seine wissenschaftliche Karriere oder andere Interessen gewisse Konventionen übernimmt. Es ist vielleicht sogar möglich, daß man beispielsweise in der Interpretation den Gegenstand und das Ergebnis seiner empirischen Studie so vorstellt, wie man es ohne statistische Bearbeitung gemacht hätte. Das nennen manche Psychotherapieforscher eine klinische Interpretation statitstischer Befunde. Damit erreicht man sicher viele der Leser, die eine statistisch adäquate Behandlung nicht ansprechen könnte. - Nun halte ich eine klinisch überzeugende Interpretation generell durchaus für eine Möglichkeit, Wissenschaft zu betreiben. Aus langjähriger Zusammenarbeit mit Klinikern weiß ich, daß Kliniker ihre Erfahrung anderen Klinikern weitergeben können (z. B. in Fallseminaren) und daß dies mit einer hohen intersubjektiven Verbindlichkeit geschehen kann. Wenn nun aber die Verbindlichkeit einer klinischen Interpretation von Daten aus der Anwendung statistischer Verfahren abgeleitet wird, müßten sich m. E. gerade die Kliniker wehren.

Rahmenbedingungen für Interdisziplinarität

Interdisziplinäre Zusammenarbeit ist schwierig, insbesondere dann, wenn - wie in der PTF - die Interessen der Partner sehr unterschiedlich sind. Für beide Seiten kann es kränkend sein, im jeweiligen anderen Gebiet als Dilettant zu gelten; es ist lästig und zumindest zeitraubend, den "fachfremden" Partner an das Niveau der eigenen Professionalität heranzuführen. Enorm hilfreich ist es, wenn gemeinsame Erkenntnisinteressen gegeben sind und beide Seiten zumindest mit naiver Neugier über den Zaun gucken. In der empirischen PTF wird die Zusammenarbeit weniger von gemeinsamen Erkenntniszielen als von der Not getragen: Therapeuten müssen, ob sie wollen oder nicht, ihr therapeutisches Tun wissenschaftlich legitimieren; Psychotherapieforscher müssen, ob sie wollen oder nicht, mit Therapeuten kooperieren, weil sie sonst nicht einmal Zugang zu ihrem Forschungsgegenstand hätten und möglicherweise auch keine Leser bzw. Publikum.

Interdisziplinäre Zusammenarbeit ist, ob als Not- oder Interessengemeinschaft, zunächst einmal ein Kommunikationsproblem. Bailar, Statistical Consultant für das New England Journal of Medicine, hat 10 Regeln für Statistiker formuliert, von denen hier nur 4 kurz angesprochen werden sollen:

(1) If you want to engage in communication on a professional level, you must be regarded by the other parties as a professional ... good statistical consultation is not inexpensive; scientist who ask for help should expect to pay a statistician at least as much as they would expect to be paid themselves for a similar investment of time, effort, and skill.

(4) learn the subject matter as well as time permits ... One of the great unfairnesses of life is that statisticians must go much more than halfway in this effort to communicate; our colleagues in other professions will rarely learn the statistical concepts and technical language that would make our role as advisers easier, so we must learn their business, not vice versa.

(5) be firm in your convictions when it matters, and do not automatically adopt the view that the person who generates a set of data is thereby most qualified to interpret it ... make sure that your fellow workers know and understand your objections, and try to thrash out any remaining problems in a truly collaborative fashion. But, in the end, stand your ground when you are sure that others are seriously wrong.

(8) insist on looking at the whole problem ... if time and resources are not adequate for a thorough consultation, the statistician should politely withdraw; shabby science is unethical (Bailar 1986).

Diese Aspekte sind nicht nur für Statistiker und ihre Zusammenarbeit mit statistisch nicht ausgebildeten Wissenschaftlern wichtig, sondern gelten m. E. ohne Einschränkung für die Zusammenarbeit von Forschern und Klinikern in der Psychotherapie. Natürlich kommt es nicht darauf an, daß man sich gegenseitig mit Geld bezahlt, aber die Bereitschaft, vergleichbar viel Zeit und Engagement einzubringen, ist unverzichtbar.

Die strukturellen Verhältnisse in der deutschen Psychotherapielandschaft, hier als Klinik und Forschung begriffen, bringen es mit sich, daß die Forscher meist in der Rolle der Bittsteller sind. Sie stören bei der Therapie, verunsichern Therapeuten und Patienten, beanspruchen zuviel der ohnehin knappen Zeit etc. Empirische PTF ist innerhalb der Therapeutenvereinigungen, insbesondere der psychoanalytischen, nur von bescheidenem Unterhaltungswert; man macht halt mit, weil man muß. Die damit verbundene Entwertung des Forschers erhöht dessen Dialogbereitschaft auch nicht gerade, sie begünstigt Anpassung und Verzicht auf Professionalität oder zur Abgrenzung.

Nun sind Ignoranz und Distanzierung auf beiden Seiten eher ein Ergebnis gruppenpsychologischer Prozesse. Es gibt viele Beispiele für eine Zusammenarbeit zwischen Klinikern und Forschern, die von wechselseitigem Respekt zum Erfolg getragen wird. Damit sich solche persönlichen Beziehungen entwickeln können, muß es Zeit und Raum geben, wo sich beide Seiten wie selbstverständlich begegnen können. In Stuttgart sind zwar Forscher und Therapeuten unter einem Dach, es gibt sogar eine offene Tür zwischen den beiden Gebäudeteilen, in denen die Gruppen arbeiten, aber die Begegnung der Professionen findet eher zufällig statt. Das genügt, um Reibungsverluste gering zu halten, es reicht aber nicht aus, um Synergiegewinne zu erzeugen. Die Klinik muß der Forschung Platz und Zeit einräumen, bei Aus- und Weiterbildung, in den klinischen Konferenzen, auf den Stationen. Kliniker müssen die Präsenz von Forschern in ihrem Alltag ertragen. Professionelle Forscher haben sich damit abzufinden, daß sie bei der therapeutischen Arbeit zunächst einmal unnütz sind, wenn sie nicht gar stören. Es ist eine weitere Ungerechtigkeit des Lebens (Bailar 1986), daß sie im klinischen Alltag den größeren Anteil an Kränkungen tragen müssen.

Räumliche Nähe erhöht die Chance für Berührung; man kann sich wechselseitig bei der Arbeit erfahren, aneinanderstoßen, sich aneinander reiben. Nach 25 Jahren relativ unabhängiger Entwicklung in friedlicher Koexistenz haben beide Gruppen genug Substanz aufgebaut, um Reibungsverluste riskieren zu können und die Chance auf Synergiegewinne zu ergreifen.

Literatur

Bailar JC (1986) Communicating about statistics with a scientific audience. In: Bailar JC, Mosteller F (eds) Medical uses of statistics. NEJM Books, Waltham, Mass

Brede C (1983) Psychoanalyse zwischen Therapie und Wissenschaft. In: Lohmann HM (Hrsg) Das Unbehagen in der Psychoanalyse. Quaram, Frankfurt aM

Erdheim M (1983) Über das Lügen und die Unaufrichtigkeit des Psychoanalytikers. In: Lohmann HM (Hrsg) Das Unbehagen in der Psychoanalyse. Quaram, Frankfurt aM

Freud S (1927) Die Frage der Laienanalyse. GW Bd. 14

Häfner H (1990) Hat die Psychosomatik als eigenes Fach eine Existenzberechtigung? PPmP 40 : 327-336

Höfstätter P (1951) Die Psychologie und das Leben. Humboldt, Wien

Hofstätter P (1953) Psychologie und Mathematik. Studium Generale 6 : 652-662

Meyer AE, Richter R, Grawe K, Schulenburg JG v, Schulte B (1991) Forschungsgutachten zu Fragen eines Psychotherapeutengesetzes im Auftrag des BMJFFG. Universitäts-Krankenhaus Hamburg-Eppendorf

Quetelet A (1869) Soziale Physik. Gustav Fischer, Jena

Sachverständigenrat für die Konzertierte Aktion im Gesundheitswesen (1990) Jahresgutachten 1990: Herausforderungen und Perspektiven der Gesundheitsversorgung. Nomos Verlagsgesellschaft, Baden-Baden

Westmeyer H (1979) Die rationale Rekonstruktion einiger Aspekte psychologischer Praxis In: Albert H, Stapf KH (Hrsg) Theorie und Erfahrung. Klett-Cotta, Stuttgart

Westmeyer H (1981) Allgemeine methodologische Probleme der Indikation in der Psychotherapie. In: Baumann U (Hrsg) Indikation zur Psychotherapie. Urban & Schwarzenberg, München

Anorexie und Bulimie - Eine Krankheit der Frau?

Inez Gitzinger

Wenn ausschließlich statistische Daten betrachtet werden, kann diese Frage mit einem klaren Ja! beantwortet werden. Schließlich kommen auf 1000 Störungen 999 weibliche Patienten und 1 männlicher Patient.

Eßstörungen - gemeint sind Anorexie und Bulimie - sind in den letzten 2 bis 3 Jahren in Deutschland so sprunghaft angestiegen, daß eine wissenschaftliche Auseinandersetzung mit diesen Störungen unbedingt notwendig geworden ist. Bei 100 Diagnosen werden 25% diesem Störungsbild zugeordnet und die Tendenz ist stark ansteigend. Viele Fragestellungen sind inzwischen differenziert und auf internationaler Ebene vielfältigen Analysen unterzogen worden. Allein, warum nun gerade Anorexie fast ausschließlich von Frauen gezeigt wird (bei immerhin 1000 zu 1) und Bulimie zu 100% Frauen vorbehalten zu sein scheint, dieser Frage gehen nur wenige nach.

Viele AutorInnen versuchen immer wieder zu beweisen, daß Sie einen männlichen Patienten behandeln und schenken dieser Ausnahme ganz besonderes Interesse. Wären nicht wenn die geschlechtsspezifische Verhältnisse umgekehrt wären, schon längst intensivere Forschungsmaßnahmen durchgeführt worden?

Wahrscheinlich schon. Und dann auch wieder nicht. Sind es kulturelle Aspekte, die für die Geschlechtsspezifität und Zunahme der Krankheit verantwortlich gemacht werden können? Oder eher Mißbrauch durch "stärkere Andere", oder liegt eine Dynamik zugrunde, die sich aus der "old fashioned" Hysterie entwickelt hat, und wie verhält es sich dann bei den wenigen Männern mit diesem Störungsbild? Diesen Fragen lassen sich unendlich viele Varianten anschließen. Antworten werden noch auf sich warten lassen.

Schönheitsideale und Hungerkünstler

Die Venus von Wilmersdorf - das Sinnbild der Steinzeit - war rund und wäre in unseren Tagen mit Sicherheit als adipöse Störung klassifiziert worden. Die andere - Botticelli's Venus - war dann schon schlanker, aber die Herausgeber heutiger Frauenzeitschriften hätten sie keines Blickes gewürdigt. Die berühmten "60iger Idole" haben sich fast 30 Jahre gehalten: Extrem dünne Frauen, mit großen, hungrigen Augen. Die Puppen mit denen heutige Mädchen spielen entsprechen diesem Idealtyp von Frau, die Puppen der Mädchen vor den "60igern" waren auf andere Weise geschlechtslos.

Aus Paris ist zu hören, daß "weibliche Formen" wieder absolut en vogue sind. Werden dadurch jetzt Eßstörungen endgültig weniger werden?

Und jetzt, da Männermode ähnlichen Gesetzen und Notwendigkeiten unterworfen sind, wie vormals Damenmoden, bedeutet dies, daß davon ausgegangen werden muß, daß männliche Anorexien erheblich zunehmen werden oder sogar männliche Bulimien auftreten werden?

Daß Bedürfnisse und Selbstwert von einander abhängig sind, wurde längst festgestellt; daß mangelnder Selbstwert und Ekel dem eigenen Körper gegenüber zusammenhängen können, ist auch kein Novum mehr. Doch wo bleibt die Antwort?

In Franz Kafkas "Hungerkünstler" (1924) ist es eine wirkliche Kunst, sein männliches Leben ohne Nahrung zu meistern. Welche Nahrung er gemeint haben könnte, ist Gegenstand vieler literarischer Auseinandersetzungen. Männer, die ohne Nahrung auskamen, wurden vor 50 Jahren im Variete vorgeführt und bewundert.

Im Zeitalter der Hexenverfolgung wurden Hexenbestimmungen vorgenommen, indem die Frauen (und vereinzelt auch Männer) u. a. gewogen und vermessen wurden, um so die Gefahr richtig einschätzen zu können. Zur gleichen Zeit wurden auserwählte Frauen, die "ohne" Nahrung auskamen und sich auf Gott beriefen, "heilig" gesprochen.

Im Struwelpeter werden böse Kinder, die das Essen verweigern, unweigerlich mit dem Tod bestraft. Der Suppenkasper ist männlich. Wir haben ihn alle gelesen.

Die Historie der Anorexie kann lange zurückverfolgt werden, die der Bulimie höchstens 40 Jahre.

Ist unsere Kultur schuld an den steigenden Zahlen dieser Störungen?

Kulturelle Aspekte?

Um diese Frage und noch mehr zu beantworten, wurde ein erster Versuch unternommen Lösungsansätze zu finden, durch die Organisation eines "meetings" auf europäischer Ebene mit dem Titel "Why Women? Gender Issues on Eating Disorders". Durchgeführt an der Universität Ulm, mit finanzieller Unterstützung des Ministeriums für Arbeit, Familie und Soziales, Baden-Württemberg, Referat für Frauenfragen, war die Teilnahme von 30 Experten und Expertinnen geplant. Es kamen 75. Enorm war die Resonanz, bei einem Verhältnis von 2/3 weiblichen und 1/3 männlichen Wissenschaftlern aus insgesamt 12 Ländern. Natürlich konnten keine endgültigen Antworten auf die Vielzahl der aufgeworfenen Fragen gegeben werden, aber der Stein ist ins Rollen gebracht ...

Ein kultureller Aspekt betrifft die jeweilige Rollenvorstellung und Identität der Geschlechter. Geschlechterrollenidentität zeichnet sich demanch auch bei den meisten cross-kulturellen Betrachtungen als Stichwort ab. Wobei bis heute keine wirkliche Antwort dazu gefunden wurde, wie diese denn nun zu sein hat, um gerade nicht bulimisch oder anorektisch zu werden. Cross-kulturelle Studien zur Identitätsfrage der Geschlechter sind empirisch kaum durchführbar und bleiben - bislang - eine Domäne philosphisch, essayistischer Betrachtungen.

Ein anderer kultureller Aspekt, die Tochter-Mutter-Beziehung im Konflikt zwischen Loyalität und Autonomie oder Familienkonstellationen und ihre Besonderheiten sind undiskutiert, ihre Auswirkungen empirisch kaum bis gar nicht untersucht.

Feministinnen halten das von Müttern Töchtern weitergegebene Ideal der weiblichen Anspruchslosigkeit für einen wesentlichen Krankheitsauslöser.

Beim Körperbild - ein anderer kultureller Aspekt - von bulimischen und gesunden Frauen im Vergleich konnte festgestellt werden, daß bei beiden Gruppen, die jeweils geltenden ästhetischen Vorstellungen identisch seien. Der Unterschied zwischen bulimischen und gesunden Frauen liegt im Grad der inneren Toleranz gegenüber den aufkommenden Abweichungen.

Ein weiterer kultureller Aspekt betrifft die Tatsache, daß Bulimien nur in westlichen Länder bei weißen Frauen auftreten. Aus England wurde berichtet, daß farbige Frauen, wenn sie versuchen, den Idealen weißer Frauen zu entsprechen, an dieser Störung erkranken. In den osteuropäischen Ländern und der ehemaligen DDR steigt die Anzahl der Bulimiekranken jetzt schnell an. Es muß weiterhin die Frage aufgeworfen werden, wie diese westlichen Ideale hinterfragt werden können. Es müssen Kriterien formuliert werden, die eine Operationalisierung von Variablen zulassen, die eine Durchführung von vergleichenden Studien überhaupt erst ermöglichen.

Sexueller Mißbrauch?

Sexueller Mißbrauch und/oder unerwünschte sexuelle Erfahrungen sind häufig, die Dunkelziffer hoch. Untersuchungen in England und Amerika ergaben bei bulimischen Patientinnen einen höheren Anteil sexuell mißbrauchter Frauen als in den jeweiligen Vergleichsgruppen. Wie kann nun diese Frage in der jeweiligen

Therapie behandelt werden? Natürlich kann nicht bei allen Eßstörungen davon ausgegangen werden, daß sexueller Mißbrauch vorliegt. Da in der therapeutischen Beziehung jedoch offensichtlich ein Klima voller Phantasien über Vertrauensbrüche und Zudringlichkeiten herrscht, muß auch die Frage danach gestellt werden, wer mehr Angst vor diesem Themenbereich hat, die Patientin oder der/die TherapeutIn. Gruppentherapien mit dem Themenschwerpunkt Sexualität, in der über erste Verliebtheit, romantische Phantasien von Traummännern, Liebesenttäuschungen und Eifersucht sowie auch über Verhütung, sexuellen Mißbrauch und unerwünschte, sexuelle Erfahrungen gesprochen wird, scheinen ein hilfreicher und beeindruckender Ansatz zu sein. Schließlich kristallisieren sich Themen zu Intimität und sexuellen Erfahrungen als Dreh- und Angelpunkt beim Übergang in die Pubertät heraus. Diese Themen scheinen die Grundlage mangelnder Selbstachtung der eßgestörten Patientinnen zu bilden. Oder ist die unbewußt/bewußte Freiheit, nicht zu menstruieren, als Protest gegen allzuviele Einschränkungen aus dem sozialen Umfeld heraus zu verstehen? Handelt es sich darum, geringe Selbstwertgefühle, Unbefriedigtsein und Ekel vor dem eigenen Körper, Körperwahr- nehmungsprobleme und deren Bewältigung therapeutisch aufzuarbeiten und die Patientin erwachsen werden zu lassen?

Sollen dann diese Problembereiche eher von weiblichen oder von männlichen Therapeuten bearbeitet werden? Diese Frage löst immer wieder leidenschaftliche Diskussionen aus. Das Repertoire "weiblichen Wissens" vom eigenen Selbst scheint für solche Patientinnen hilfreicher zu sein - so eine These. Oder - eine andere These - sind männliche Therapeuten gerade wegen ihrer Geschlechtlichkeit hilfreicher, oder ist diese Frage unerheblich? Soll auf professionelle Hilfe verzichtet werden und eher Selbsthilfegruppen bevorzugt empfohlen werden? Auf all diese Fragen gibt es keine empirischen Untersuchungen, die bislang eine eindeutige Antwort hätten geben können. Zu neu und zu hoch ist die Dunkelziffer bei dieser Krankheit.

Wenn wir einen Blick auf männliche Patienten werfen, dann scheint es in den englisch sprachigen Ländern so zu sein, daß im Kindesalter mehr Jungen an Anorexie erkranken als Mädchen. Aber spätestens hier stellt sich erneut die Frage, ab welchem Alter von einer Anorexie gesprochen werden kann. Schließlich gelten in England auch noch 40jährige als anorektisch, in Deutschland nicht. Kontrovers lassen sich auch Fragen diskutieren, ob Selbsthilfegruppen unisex sein sollten oder ob Männer zugelassen werden sollten. Tatsache bleibt, daß Bulimikerinnen unter sich sind.

Psychodynamik und Ätiologie

Liegt die Psychodynamik darin, daß Bulimie eine Krankheit von Frauen ist, die daran scheitern, einen narzißtischen Anspruch einzulösen? Unter dem Anspruch, harmonisch verstrikt und leicht abrufbereit zu sein, bietet die Frau von heute alles: Elegante Dame, effiziente Managerin, liebende Mutter und Frau. Da dieses unerreichbare Ideal Unzufriedenheit auslösen muß, kann die Frau eigentlich nur "unersättlich" werden.

Oder ist eher ein Vergleich zwischen hysterischem und bulimischen Krankheitsbild herzustellen?

Die Dynamik wäre durch das beiden Störungsbilder inhärente Erleben veränderter Körperwahrnehmung ähnlich (vgl. Essen 1989), unterscheidet sich jedoch in allzu vielen anderen Bereichen. Schwer festzuschreibende Persönlichkeit und eine tendenzielle, projektive Identifikation fallen in Therapiesituationen besonders auf. Ganz wesentlich scheint in diesem Zusammenhang auch die Art der Konfliktverarbeitung von Bulimikerinnen zu sein, und zwar die vorwiegend unbewußte. An diesem Punkt wird die Bedeutung der Diagnose von Abwehrorganisation, Abwehrmechanismen und deren Konfliktthemen besonders deutlich.

Beispiel für einen empirischen Zugang

Meine eigenen Untersuchungen zur Diagnose von geschlechtsspezifischer, symptombezogener Abwehr ließen interessante Ergebnisse zu. Die Mehrebenendiagnose (perzeptiv, linguistisch, dyadisch) der Abwehr und ihrer Organisation bei Prä- Postmessungen von stationären Patientinnen der Psychotherapeutischen Klinik Stuttgart Sonnenberg, können für die Ebene der unbewußten bis bewußten perzeptiven Abwehr wie folgt grob zusammengefaßt werden.

Geschlechtsspezifische Unterschiede bei allen PatientInnen der Klinik konnten statistisch signifkant festgestellt werden. Die mit der ACT (Abwehrmechanismus Computer Test, Gitzinger 1990) diagnostizierte Abwehr wird wie folgt gewonnen: Der Patientin wird ein bedrohliches, TAT-ähnliches Dia subliminal dargeboten, d.h. die Darbietungszeiten auf dem Computerbildschirm steigen kontinuierlich von 14 msec auf 2000 msec an. Die Patientin erzählt und zeichnet, was sie gesehen hat. Die so erhaltenen 20 Zeichnungen und Protokolle werden von einem unabhängigen Rater, mit einem standardisierten, interaktiven Computerprogramm nach 10 Mechanismen eingestuft: Verdrängung, Isolierung, Verleugnung, Reaktionsbildung, Identifikation mit Aggressor, Wendung gegen das Selbst, Introjektion: Identifikation mit dem Gegengeschlecht, Multiple Identifikation, Projektion und Regression. Die erhaltenen %-Werte der Abwehrmechanismen können einem unbewußten, vorbewußten und bewußtseinsnahen Bereich zugeordnet werden.

Männer vs Frauen

Männliche Patienten zeigten höhere Werte in Reaktionsbildung (REAK) und Wendung gegen das Selbst (WEND) als weibliche Patienten. Frauen zeigten eine höhere Tendenz, bedrohliche Konflikte zu verdrängen und zu verleugnen.

Frauen vs Eßgestörte

Wenn wir einen Blick auf den Vergleich der bulimischen und anorektischen Patientinnen zu den anderen Patientinnen werfen, so fallen in dieser Stichprobe, die Eßgestörten durch die Abwehr auf, die sie nicht haben. Sie zeigen im Gegensatz zu den anderen weiblichen Patientinnen keine Verleugnung (VERL), keine Reaktionsbildung (REAK) und keinerlei Wendung gegen das Selbst (WEND). Hier (REAK/WEND) unterscheiden sie sich stark von männlichen Patienten.

Anorektikerinnen vs Bulimikerinnen

Bei der Frage, ob sich Anorektikerinnen von Bulimikerinnen in ihrer Abwehr unterscheiden, gibt es eine klare Antwort. Verdrängung (VERD) und Projektion (PRO) unterscheiden sich signifikant für beide Gruppen. VERD ist bei bulimischen Patientinnen sehr hoch, während anorektische Patientinnen sehr viele Projektionen zeigen.

Auffällig ist für Bulimikerinnen noch, daß sie in der Abwehr Introjektion: Identifikation mit dem Gegengeschlecht gleich starke Ergebnisse erzielen, wie im Vergleich mit männlichen Patienten der Klinik. Diese Tendenzen unterstreichen die Annahme, daß Bulimikerinnen sich gerne mit dem Gegengeschlecht identifizieren und daß ihre Konfliktbewältigung dann darin besteht, Konflikte nicht wahrhaben zu wollen (VERD).

Bei Anorektikerinnen dieser Untersuchung, wird durch ihre starke projektive Abwehr, die Annahme unterstrichen, daß Konfliktverarbeitung eher auf Objekte nach außen verlegt, und eine Beteiligung am Krankheitsgeschehen meist nicht anerkannt wird (mangelnde Krankheitseinsicht). Beiden Störungsbildern ist gemeinsam, daß sie ihre Konfliktthemen nicht wahrhaben wollen.

Zusammenfassend kann festgehalten werden, daß weibliche Patienten insgesamt eher gelernt haben in ihrer Abwehrart zu verschleiern, zu verharmlosen und zu verändern, was sie gesehen haben.

Diese Art der Abwehrdiagnose kann Therapeuten helfen, resistente Konfliktbereiche schneller und besser zu verstehen. Sie kann der Patientin helfen, Identitätsprobleme sichtbarer und damit verstehbarer werden zu lassen.

Schlußwort

Sie haben das Gefühl, daß in diesem kurzen Beitrag mehr Fragen aufgeworfen als Antworten gefunden wurden? Sie haben recht. Die Frage, ob Eßstörungen eine Krankheit der Frau sind, läßt sich oberflächlich gesehen ganz leicht mit ja beantworten, nähern wir uns jedoch dem Thema differenzierter, stehen wir vor einem Berg unbeantworteter Fragen. Diese Fragen werden immer dringlicher angesichts des zunehmenden Problems. Seit Geburtenkontrolle und Wohlstand in den westlichen Gesellschaften zugenommen haben, stehen Frauen, zum ersten Mal vielleicht, Wahlmöglichkeiten zur Verfügung, die zu fehlenden Rollenvorstellungen und vorübergehender Orientierungslosigkeit führen können. So läßt sich eine letzte Frage stellen, nämlich ob Eßstörungen als Symptome von Frauen in einer Übergangsgesellschaft zu verstehen sind?

Literatur

Dolan B, Gitzinger I (1991) Why woman? Gender issues ans eating disorders. ECEB, London

Essen C v, Habermas T (1989) Hysterie und Bulimie. Ein Vergleich zweier ethnisch-historischer Störungen. In: Kämmerer A, Klingenspor B (Hrsg) Bulimie. Kohlhammer, Stuttgart Berlin Köln

Gitzinger I (1990) Percepzual and linguistic coding of defense mechanisms in a clinical setting. Disk Journal PPmP 6 : 197-199

Kafka F (1924) Sämtliche Erzählungen. Fischer, Frankfurt (1972)

Anorexia nervosa und Bulimie

Symptomatik, Differentialdiagnostik, Pathogenese und Grundlagen der Behandlung

Günter Schmitt

Die Erfahrung zeigt, daß die Abgrenzung der Anorexia nervosa von der Bulimie oft Schwierigkeiten bereitet. Dies insbesondere deshalb, weil es innerhalb der Anorexia nervosa zwei Krankheitsausformungen gibt, eine restriktive und eine bulimische. Letztere imponiert dann leicht als Bulimie, die jedoch deutlich eine andere klinische Entität darstellt. Auch ist der Sprachgebrauch in der Literatur nicht einheitlich, was die Verständigung untereinander erschwert. So wird die Bulimie gelegentlich auch unter der Bezeichnung Bulimia nervosa beschrieben, welchen Terminus jedoch andere Autoren für die bulimische Form der Anorexie verwenden. Der Begriff Bulimiarexie hat sich nicht recht durchgesetzt.

Anorexia nervosa

Die klinische Symptomatik der restriktiven Anorexia nervosa muß nicht ausführlich beschrieben werden. Die Kernsymptome sind ungemein prägnant.

Das DSM-III der American Psychiatric Association (1984) formuliert die diagnostischen Kriterien der Anorexia wie folgt:

-Starke Furcht davor, dick zu werden, die bei fortschreitendem Gewichtsverlust nicht nachläßt.

-Störung des Köperschemas, z. B. die Angabe sich "dick zu fühlen", auch bei Gewichtsverlust.

-Gewichtsverlust von mindestens 25% des ursprünglichen Körpergewichts; bei unter 18jährigen können der Gewichtsverlust und die zu erwartende Gewichtszunahme nach Wachstumstabellen kombiniert werden, um auf 25% zu kommen.

-Die Weigerung, das Körpergewicht über dem nach Alter und Größe berechneten minimalen Normalgewicht zu halten.

-Keine bekannte körperliche Störung, die für den Gewichtsverlust verantwortlich gemacht werden könnte.

Dieser zuletzt genannte differentialdiagnostische Gesichtspunkt ist eigentlich selbstverständlich. Bei nichtanorektischer Gewichtsabnahme bestehen in aller Regel keine Angst vor Übergewicht oder Körperschemastörungen. Grenzt man also von den Formen pathologischer Abmagerung jene somatischer Genese sowie alle jene ab, bei denen trotz einer psychischen Grundkrankheit die Gewichtsabnahme ein sekundäres Phänomen bleibt, so schält sich die Kerngruppe der Magersucht heraus (Mink 1985). Ergänzend zum DSM-III ist anzumerken, daß die Erkrankung in der Regel ich-synton verläuft und deshalb zunächst wenig Krankheitseinsicht gegeben ist.

Es ist nun eine Tatsache, daß es neben dieser restriktiven oder asketischen Form der Magersucht eine weitere gibt, die als bulimische Anorexia nervosa gut bezeichnet ist. Diese Patienten können im Gegensatz zu den restriktiven Anorektikern keine ständige Kontrolle der Nahrungseinschränkungen aufrechterhalten. Sie haben mehr oder weniger häufige Episoden von Eßdurchbrüchen mit Aufnahme großer Nahrungsmengen und in aller Regel nachfolgendem selbstinduziertem Erbrechen. Ca. 50% der Magersüchtigen gehören zu dieser Untergruppe. Hier wird deutlich, daß die Begriffsbildung Anorexia die pathodynamischen Abläufe dieses Krankheitsbildes nicht korrekt zum Ausdruck bringt. Orexis bedeutet im Griechischen das Verlangen, die Begierde, Anorexie also wäre gleichbedeutend mit Begierdelosigkeit und wird häufig mit Appetitlosigkeit gleichgesetzt. Von beidem kann bei der Anorexia nervosa überhaupt keine Rede sein. Wer sich in die psychische Wirklichkeit des restrktiven oder bulimischen Anortektikers vertieft, erkennt sehr schnell, daß er einen verzweiflungsvollen Kampf mit seiner Begierde führt. Der Patient ist, auch wenn er dies nicht ohne weiteres zu erkennen gibt, in Erleben und Denken vollkommen beherrscht von den Themen Nahrung und Hunger. Die Magersüchtigen mit einer bulimischen Symptomatik unterscheiden sich allerdings von den restriktiven, nur fastenden Anorektikerinnen durch größere Extravertiertheit und mangelnde Impulskontrolle, aber auch hinsichtlich häufigerer Selbstmordversuche, sonstigem Suchtverhalten und mitunter Promiskuität (Habermas et al. 1986).

Selbstdarstellung

Zur Verdeutlichung der bulimischen Verlaufsform einer Anorexie zitiere ich mit Zustimmung der Patientin aus deren Selbstdarstellung.

Sie entstammt der gehobenen akademischen Mittelschicht und erkrankte 20jährig, wofür 2 Trennungserlebnisse auslösend waren. Sie verließ mit Aufnahme eines Parkstudiums das Elternhaus, zog aber zunächst mit einem Klassen- kameraden zusammen, von welchem sie sich durch Universitätswechsel dann trennen mußte. Sie vereinsamte innerlich und äußerlich und entwickelte zunächst eine restriktive Anorexie. Es resultierte eine 10jährige Krankheitsgeschichte mit insgesamt 10 Krankenhausaufenthalten und diversen ambulanten Behandlungs- versuchen. Die beiden letzten stationären Behandlungen fanden in der hiesigen Klinik statt mit 14 und 17 Monaten Aufenthaltsdauer und ambulanter Weiterbehandlung. Erst dann kam es zu einer Stabilisierung. Sie nahm 30jährig ihr Studium wieder auf, heiratete, entwickelte einen intensiven Kinderwunsch und wurde schließlich schwanger und Mutter. Sie schreibt:

"Bis zum Abitur war ich ein schlankes, junges Mädchen. Ich wog bei einer Größe von 1, 66 m 52 kg. Im Vergleich zu meiner Schwester (-2) aber wirkte ich rund und üppig, da sie durch ihre Krankheit (die Schwester entwickelte 11jährig einen juvenilen Diabetes) sehr abgezehrt war."

In der vereinsamenden Isolierung von Elternhaus und Freund ließ die Patientin ihre Mahlzeiten immer dürftiger werden, d. h. kalorienärmer mit typischer Bevorzugung von Obst, Gemüse und Quark.

"Daß ich dadurch immer mehr an Gewicht verlor bemerkte ich gar nicht."

Die jetzt noch rationalisierende Begründung, der Diabetes der Schwester, tauchte sogleich auf. Dieser wurde zum zentralen Thema der Familie, mit solidarischer Übernahme der Diät seitens der Mitglieder.

"Wichtig war nur, daß ich unsere geheiligt Diabetesdiät beibehielt. Ich kam mir nur noch edler und moralisch besser vor, da ich ja weitaus weniger Kalorien und Kohlehydrate aß, als ein Diabetiker überhaupt tun darf. Gleichzeitig mit den Kilos schwanden auch meine sexuellen Bedürfnisse. In diesem Sommer begann es, daß ich in eine andere Welt entschwand. Meine ganze Umwelt rückte in den Hintergrund. Was übrig blieb, waren meine Ernährung und ich. Kaum hatte ich eine Mahlzeit hinter mir, kreisten meine Gedanken schon um die nächste: Wie kann ich mit einem Minimum an Kalorien meinen Magen so füllen, daß ich kein Hungergefühl mehr habe?"

Sie hatte inzwischen auf 43 kg abgenommen. Einem Arzt, den sie wegen einer interkurrenten Erkrankung aufsuchte, fiel dies auf. Er redete ihr, so berichtet sie, gut zu, doch zuzunehmen, Schokolade zu essen etc. Das nun war der iatrogene Anstoß zum Einsetzen der bulimischen Symptomatik. Sie selbst hatte Befürchtungen, wegen ihrer Abgelenktheit durch das ständige Hungergefühl, die Zwischenprüfung nicht zu schaffen, verbunden mit dem Gefühl, ihr Hirn benötige Zucker. Sie fährt fort:

"Und hatte der Arzt nicht gesagt, ich muß zunehmen, ich muß Süßigkeiten essen? Es war das erste Mal seit meiner Kindheit, daß ich eine Konditorei betrat. Mir klopfte furchtbar das Herz, als ich auf 2 Stücke Kuchen zeigte. Es war ein herrliches Gefühl. Ich hatte die Erlaubnis, Süßigkeiten zu essen. Von da an kam der Stein ins Rollen. (Sie meint hiermit, daß die Impulsdurchbrüche eskalierten). Ich hatte nur noch ein Ziel, Essen zu verschlingen, und schon rannte ich los. Meine Umwelt war mir in dieser Phase völlig gleichgültig. Ich glaube, ich wäre über Leichen gegangen, um in eine Bäckerei zu kommen."

Das Ganze blieb zunächst ihr Geheimnis, zumal das gierige Verschlingen von Backwaren unästhetische Züge annahm. Schließlich offenbarte sie sich doch dem Hausarzt ihrer Familie. Sie berichtet hierüber:

"Ohne weitere Untersuchung stellte er gleich die Diagnose. Bei einem jugendlichen Diabetes in der Familie sei auch meine Bauchspeicheldrüse nicht ganz in Ordnung, wodurch ich wohl an gelegentlichen Unterzuckerungen leiden würde. Er riet mir, bei solchen Anfällen immer gleich ein Stück Traubenzucker zu essen. Damit meinte er, höre die innere Unruhe von selbst wieder auf. Nach diesem Arztbesuch war ich noch verzweifelter. Ich spürte ganz deutlich, daß diese Diagnose falsch war und ich fühlte mich völlig unverstanden, was die Freßanfälle anbelangte."

Die Patientin verzweifelte zunehmend an ihrer Gewichtszunahme auf 64 kg. Durch Zufall wurde sie dann, wie sie berichtet, von einem Kommilitonen auf die Möglichkeit des Erbrechens hingewiesen. Und sie fing sofort mit selbstinduziertem Erbrechen an, worauf sie in kürzester Zeit wiederum auf 43 kg abnahm. Sie schreibt:

"Ich möchte diesen Vorgang des Essens und Erbrechens noch etwas näher erläutern, da man sich sonst keine Vorstellung davon machen kann, was dabei in mir ablief. Für fast jeden Menschen ist Erbrechen mit Ekel, Unwohlsein und anschließender Zerschlagenheit verbunden. Mir waren diese normalen Empfindungen dabei fremd. Meine Freßanfälle begannen immer mit sehr starker innerer Unruhe. Meine Gedanken kreisten nur noch um Kuchen, und dieser Zustand verstärkte sich fortlaufend. Oft bekam ich sogar Durchfall und rasendes Herzklopfen vor lauter Anspannung und Aufregung. Gleichzeitig verschwand meine ganze Umwelt aus meinem Bewußtsein. Es gab nur noch ein Ziel für mich auf der Welt: Auf der Stelle Berge von Kuchen verschlingen zu wollen. Dieser Sucht konnte ich nicht widerstehen. Oft wie von Sinnen, rannte ich los. Ich kaufte in verschiedenen Bäckereien ein um nur ja nicht aufzufallen. Dann schleppte ich alles nach Hause, verriegelte die Tür und breitete meine Kuchenberge auf dem Fußboden aus, mein Tisch wäre zu klein gewesen. Ich schäme mich noch immer, das zu beschreiben, was dann begann. Ich wurde fast zum Tier, aß nicht mehr manierlich, sondern stopfte gierig mit den Händen ein Stück nach dem anderen in mich hinein. Zum Kauen hatte ich keine Zeit, ich schlang die Bissen hinunter. Diese Freßphase dauerte meist eine Stunde lang. Dann war ich so voll, daß ich nicht mehr aufrecht stehen konnte und daß mein Kreislauf fast zusammenbrach. Mit Mühe schleppte ich mich zur Toilette. Nun folgte der zweite Akt, der für mich genauso lustvoll war wie der erste. Ich steckte mehrere Finger in den Hals und reizte mein Brechzentrum so oft, bis mein Magen bis zum letzten Krümel entleert war. Ich rieb meine Rachenwände manchmal mit solcher Ekstase, daß sie sogar verletzt wurden und bluteten. Es war ein herrliches, lustvolles Gefühl, wie so der ganze Speisebrei meinen Körper verließ, der mich sonst, nach meiner Vorstellung, innerlich regelrecht aufgefressen und zerstört hätte".

Etwas später kam die Patientin dann auf Verlangen ihres Freundes in stationäre psychiatrische Behandlung. Hier wurde erstmals die Diagnose Anorexia nervosa gestellt und zugleich begann ihre Krankenhauskarriere, mit zwischenzeitlichen ambulanten Behandlungsversuchen, die jeweils an ihrem Gewichtsverfall bis auf 30 kg scheiterten. Die notwendig werdenden Wiederauffütterungen ohne weiteres Eingehen auf die Problematik der Patientin vermochten ebensowenig diesen Teufelskreis, wie die Patientin das später nannte, zu unterbrechen. Sie beschreibt dann weitere schreckliche Erfahrungen mit sich selbst und anderen. Ihr Weg mündete schließlich in einem schweren Suizidversuch, der intensivmedizinischen Einsatz erforderlich machte. Anschließend kam sie in die hiesige Klinik.

Anorexie ist also nicht gleichzusetzen mit Bedürfnis- oder Begierdelosigkeit. Auch der restriktive Anorektiker, der nach außen eine solche Fassade bietet, ist in seinem Erleben und Denken bezüglich der Themen Hunger und Nahrung hoch aufgeladen. Hieraus ergeben sich Folgerungen für die Behandlungsstrategie, worauf ich noch eingehen werde.

Bulimie

Die bulimische Anorexie ist nun zu unterscheiden von der Bulimie. Dieses Krankheitsbild wird derzeit vermehrt beobachtet. DSM-III legte den Terminus "Bulimie" fest und formulierte die diagnostischen Kriterien wie folgt:

-Wiederkehrende Phasen von Heißhunger (schnelle Aufnahme einer großen Speisemenge in bestimmter Zeit, gewöhnlich in weniger als zwei Stunden.)
-Mindestens drei der folgenden Merkmale:
1. Aufnahme hochkalorischer, leicht aufzunehmender Speisen in einer großen Menge;
2. unauffälliges Essen während der Episode;
3. Beendigung dieser Episode durch Bauchschmerzen, Schlaf, Unterbrechung

durch andere oder selbstinduziertes Erbrechen;

4. wiederholte Versuche zur Gewichtsabnahme durch strenge Diät oder selbstinduziertes Erbrechen oder die Einnahme von Abführmittel oder Diuretica;

5. häufige Gewichtsschwankungen von mehr als 5 kg infolge von alternieren-
dem hemmungslosem Essen und Fasten.

-Bewußtsein, daß diese Eßgewohnheiten abnorm sind und Furcht, das Essen
nicht willentlich beenden zu können.

-Depressive Verstimmung und Selbstvorwürfe nach den Episoden.

-Die bulimischen Episoden sind nicht auf Anorexia nervosa oder irgendeine bekannte körperliche Störung zurückzuführen.

Erfahrungsgemäß bereitet diese *differentialdiagnostische Abklärung* gelegentlich
Schwierigkeiten, insbesondere auch deshalb, weil zum Untersuchungszeitpunkt
bulimische Anorektiker durchaus Normal- oder Übergewicht aufweisen können.

Wir sehen in der Klinik immer wieder bulimisch-anorektische Patienten, die
von Voruntersuchern diagnostisch ungewidmet worden sind im Sinne der Bulimie.
Dies hat ungünstige Auswirkungen auf diese Patienten, weil ihnen hiermit die
Möglichkeit eröffnet wird, ihre grundlegende Anorexie zu verleugnen. Ich emp-
fehle deshalb gern, darauf zu achten, daß bei den normal- bis leicht untergewichti-
gen Patienten mit Bulimie keine *"anorektische Idealbildung"* vorliegt. Hierunter
verstehe ich, daß das ideale Bild des Anorektikers von sich selbst ein mehr oder
weniger extrem abgemagertes, gewichtsreduziertes Zustandsbild ist. Dieses
Idealbild ist relativ einfach zu explorieren, indem nach dem Wunschgewicht gefragt
wird. Der Patient mit Bulimie hat zwar eine hochgradige Angst vor
Gewichtszunahme (Pudel et al. 1986), hat aber nicht diese ungemein charakteristi-
sche Zielvorstellung des restriktiven oder bulimischen Anorektikers bezogen auf
die Gewichtsreduzierung. Bulimiker geben auf Befragen in aller Regel ein noch im
Toleranzbereich liegendes leichtes Untergewicht als Idealgewicht an, welches im
Durchschnitt bei 90% des Sollgewichts liegt.

Geht es dem Anorektiker um Nahrunseinschränkungen und Abmagerung, wobei es in der bulimischen Form zu Impuzlsdurchbrüchen kommt, so ist der
Bulimiker suchtartig unter Kontrollverlust auf die episodische Aufnahme großer
Nahrungsmengen fixiert. Die Eßanfälle variieren zwischen mehrmals täglich bis
zu einem Anfall in 2 Wochen. Die oft kohlehydratreiche Nahrung wird zumeist allein, heimlich, bevorzugt abends gierig einverleibt. Der Kalorienwert pro Episode
wird mit 3400 bis 4800 angegeben, während eines Tages bis zu 55 000, bezie-
hungsweise pro Abend zwischen 15 000 und 20 000 (Ziolko 1985).
Intermittierender Mißbrauch von Medikamenten, insbesondere von Barbituraten,
Amphetaminen oder Alkohol und Drogen, ist häufig zu beobachten. Im Gegensatz
zum Anorektiker bestehen beim Bulimiker ein deutlich ich-syntones
Krankheitsgefühl, ein hoher Leidensdruck (Pudel et al. 1986) sowie eine gekonnte

Verheimlichungstendenz, die bei der Exploration besonders beachtet werden muß. Oftmals gelingt es den Patienten, ihre Existenz selbst vor nahen Angehörigen verborgen zu halten. Die hohen Kosten für diese Lebensmittel verleiten in Einzelfällen zu Ladendiebstählen.

Häufigkeit und Verlauf

Die Epidemiologie der *Anorexia nervosa* soll nur kurz auf der Basis der Daten von Köhler et al. (1986) referiert werden. Die Prävalenz für Anorexia nervosa liegt hiernach bei 1:100 bis 1:250 der adoleszenten Frauen. Die jährliche Erkrankungsinzidenz beträgt 0, 1 und 0, 6 pro 100 000 Einwohner. Zu 95% erkranken Frauen. Längsschnittuntersuchungen ergeben Mortalitätsraten zwischen 15% und 21%. Wenig untersucht ist die Suizidrate. Sie scheint aber in der Größenordnung der Suizidrate des allgemeinen psychiatrischen Krankengutes zu liegen, d. h. bei 0,2% pro Jahr.

Zur *Bulimie* fehlen bisher exaktere epidemiologische Erhebungen. Die Literaturübersicht läßt Fichter (1985) zu dem Ergebnis kommen, daß nach jetzigem Kenntnisstand etwa 2%-4% aller Frauen zwischen 18 und 35 Jahren an einer Bulimie nach dem DSM-III-Kriterien erkrankt zu sein scheinen. Pudel et al. (1986) schätzen, daß 3% bis 8% der Frauen zwischen 15 und 30 Jahren von der Bulimie betroffen sind. Insgesamt prävalieren auch bei dieser Erkrankung Frauen.

Pathogenese

Der gegenwärtige Stand der Forschung zur Ätiologie und Pathogenese von Anorexia nervosa und Bulimie kann im Rahmen dieser Arbeit nur kursorisch aufgegriffen werden. Dem am Detail interessierten bieten die Arbeiten und Beiträge von Fichter (1985); Garfield et al. (1982, 1986); Köhle et al. (1986) und der Sammelband von Meermann (1981) guten Überblick.

Die Verabsolutierung eindimensionaler Faktoren bleibt unbefriedigend, weil deren mögliche Interdependenz mit anderen Faktoren unberücksichtigt bleibt. Zudem kann die Frage nach psychischen oder somatischen Primärfaktoren erst nach Auftreten der Erkrankung überhaupt gestellt werden (Hellhammer 1981). Wenn die bei der Anorexia nervosa z. B. seit langem bekannten Störungen des Hormonmuster bisweilen die Auffassung begünstigten, daß dieses Leiden eine primär hypothalamische Störung sei, so verweisen Garfinkel et al. (1986) auf die intensiv vorangetriebene Forschung zur Identifizierung von Faktoren, die hierauf bezogen werden können.

Die Autoren kommen zu dem Ergebnis, daß sich heute diese Veränderungen entweder als Ausdruck der emotionellen Störungen, die dem Krankheitsbeginn vorangehen, fassen lassen oder auf den Gewichtsverlust bzw. die reduzierte Nahrungsaufnahme bezogen werden können.

Die primäre Pathogenese der *Anorexia nervosa* kann durch die Psychoanalyse als Untersuchungsmethode als gesichert angesehen werden (Thomä 1961,1981). Es besteht kein Widerspruch zu einer mehrdimensionalen Betrachtungsweise. Gerade das psychoanalytische Konzept von Pathogenese geht, kurz skizziert, von einer solchen aus. Unter dem Begriff der "Ergänzungsreihe" (Freud 1905) können prädisponierende Faktoren in Verbindung mit auslösenden Ereignissen zu einer Bedrohung des Ichs bzw. des Selbstwertgefühls führen. Es kommt hierauf zu einem Versuch der Angsbewältigung. Entweder resultieren hieraus psychoneurotische, funktionelle oder psychosomatische Störungen, oder es werden, im günstigeren Falle, Kräfte zu einer konstruktiven, langfristig förderlichen Bewältigung mobilisiert. Eine pathologische Verarbeitung entwicklungsgeschichtlich sehr früher Konflikte führt in diesem Sinne zu ich-strukturellen oder narzißtischen Persönlichkeitsstörungen. Die psychoanalytische Untersuchungsmethode hat herausgearbeitet, daß unter den von Fichter (1985) ausführlich diskutierten prädisponierenden Faktoren bestimmten Persönlichkeitsmerkmalen als Resultanten einer neurotischen oder ich-strukturellen Entwicklungsstörung vorrangige Bedeutung für die Pathogenese der Anorexia nervosa zukommen.

Die *Bulimia nervosa* ist hinsichtlich ihrer Interpretation, auch psychodynamisch gesehen, weit weniger erforscht. Die primäre Psychogenese des typischen Krankheitsbildes ist jedoch unverkennbar. Ziolko (1985) führt zur Pathodynamik zutreffend aus, daß auf dem Hintergrund der komplexen Bedeutung von Nahrungsaufnahme das dranghafte exzessive Vielessen allgemein mit der Regulierung emotionaler Spannungen, mit der Abwehr von Depressivität, Unlust und Angst zu tun habe. Es werden gewissermaßen die zugrundeliegenden Persönlichkeitsprobleme, die Angst hervorrufenden, inneren virulenten Konflikte durch die Freßanfälle niedergestopft. Dabei liefere das heimliche Vielessen und Verschlingen im Sinne der Freßorgien und das Erbrechen in seiner alimentär-orgiastischen Qualität lustvolle Ersatzbefriedigung. Habermas et al. (1986) sehen in der Bulimie ein symptomatisch definiertes Syndrom, welches im Kontext einer Vielfalt neurotischer Entwicklungen und Perönlichkeitsstörungen auftritt.

Grundlagen der Behandlung

Die Behandlung soll am Beispiel der Anorexia nervosa verdeutlicht werden, weil diese weitaus am häufigsten ärztliche Interventionen notwendig macht. Es ist heute unter Sachkundigen nahezu unbestritten, daß ein rational, d. h. auf Einsicht in das pathodynamische Verständnis des Krankheitsgeschehens und seiner sekundären Folgen begründeter Behandlungsplan gekennzeichnet ist durch Bipolarität bzw. Mehrdimensionalität. Ein solcher Behandlungsplan muß 1. die primären und sekundären Auswirkungen des "toxischen" Hungerzustandes berücksichtigen, er muß 2. kausal orientiert sein und 3. optimalerweise auch die direkte Beeinflussung der Körperschemastörungen ermöglichen. Daß Behandlungsversuche so häufig mißlingen, liegt insbesondere daran, daß nur *eine* Facette des Krankheitsbildes in den Blickpunkt gerückt wird. Die oft notwendig werdende internistische Wiederauffütterung ist für sich genommen keine kausale Behandlung. Aber unrealistisch ist ebenso die abwartende Haltung mancher Psychotherapeuten hinsichtlich der Gewichtszunahme unter der Vorstellung, wenn erst die psychischen Probleme gelöst seien, werde sich die Ernährungsweise schon von selbst bessern.

Hilde Bruch (1980) hat dieser falschen Vorstellung prägnant entgegengehalten: "Mit einem Patienten, der hungert, kann man keine sinnvolle therapeutische Arbeit leisten". Eine anorektische Patientin hat dies auf die Kurzformel gebracht: "therapiefähiges Gewicht". Psychodynamisch interpretiert heißt dies, daß eine Beziehung besteht zwischen Hungerbedürfnis und korrespondierenden Triebimpulsen. Letztere erreichen bei fortschreitendem oder chronischem Fasten die Qualität einer existentiellen Bedrohung der Abwehrstrategien bezüglich der Selbstkontrolle über die pathologisch verzerrt definierte Autonomie mit immenser Verstärkung der Abwehrvorgänge. Es resultiert in Wahrnehmen, Denken und Fühlen eine monothematische Einengung des Patienten auf Essen und Nahrung, bei für die Gegenübertragung des Behandlers gefährlicher scheinbarer Angepaßtheit, z. B. an psychoanalytische Inhalte, im Sinne "lügnerischer Gefälligkeiten", die in Wahrheit dem Widerstand dienen (Thomä 1961).

Es ergibt sich hieraus, daß ambulante Behandlungen leicht an ihre Grenzen geraten, weil hier eventuell notwendig werdende strukturierende Behandlungselemente nicht realisiert werden können. Das Verhalten des Patienten außerhalb der therapeutischen Sitzungen ist im ambulanten Bereich nicht objektiv erfaßbar. Die primäre ambulante Behandlung ist eigentlich nur bei hoch motivierten, mäßig gewichtsreduzierten Patienten von höherem Strukturniveau zu empfehlen.

Für jüngere Patienten, die noch im familiären Kontext leben, kann eine Familientherapie das Mittel der Wahl sein, eine präzise Indikationstellung vorausgesetzt (Selvini-Palazzolo 1982).

Für eine Vielzahl von anorektischen Patienten ergibt sich eine klare Indikation zur stationären Psychotherapie. Hier können am ehesten die erforderlichen mehrdimensionalen Behandlungsvoraussetzungen realisiert werden.

In unserer Klinik hat es sich bewährt, Eßstörungen in homogenen Gruppen mit 4-5 Sitzungen/Woche analytisch zu behandeln. Diese Behandlung wird von Beginn an unterstützt durch ein spezifisch auf die erwähnten Körperwahrnehmungsstörungen gerichtetes Therapieprogramm, sowie ein in der Regel dreimonatiges

Training des Eßverhaltens mit täglich einer Stunde, bis zur Erreichung des Mindestgewichts. Hierzu wird eine vollbilanzierte und kalorisch definierte Zusatznahrung gegeben. Da sowohl anorektische wie bulimische Patienten ein Problem des Maßes haben, erhalten diese ihre sonstigen Mahlzeiten als eine "normale Portion" auf einem Tablett in einem gesonderten Speiseraum, während sonst die Mahlzeiten in der Klinik unportioniert serviert werden. Außerdem befinden sich die Patientinnen fortlaufend in Gestaltungstherapie mit konfliktorientiertem Durcharbeiten des Gemalten und Gestalteten. Alle Therapieformen erstrecken sich über den gesamten Behandlungszeitraum. Nach aller Erfahrung sollte dieser bei diesen schwer psychisch gestörten Patientinnen ca. 9 Monate stationär nicht unterschreiten. Kürzere Behandlungszeiten bringen zwar vordergründig Erfolge, ermöglichen aber nicht die notwendigen Ansätze des inneren Wachstums und der Umorientierung, die zu einer Stabilisierung des erreichten Behandlungserfolges beitragen müssen. Während der Behandlung werden die Eltern oder getrennt alle Väter bzw. Mütter zu ganztägiger gemeinsamer Arbeit eingeladen, was regelmäßig zu einer Intensivierung des Therapieverlaufs beiträgt.

Ein solches komplexes Behandlungsangebot setzt ein sehr tragfähiges und eng zusammenarbeitendes Behandlungsteam voraus, um die vielfältigen Belastungen, die auf Therapeutenseite mit diesen Erkrankungen zusammenhängen, gemeinsam tragbar zu machen, kein Behandlungsangebot jedoch kann die eigentliche Voraussetzung auf seiten des Patienten ersetzen: die Motivation zur Veränderung. Diese ist unverzichtbare Grundlage der Behandlungsindikation.

Zusammenfassung

Es werden Symptomatik und Diagnostik der Anorexia nervosa und Bulimie erörtert unter der Prämisse, daß es sich um 2 verschiedene klinische Entitäten handelt. Hierfür werden differentialdiagnostische Gesichtspunkte vorgetragen mit Bezugnahme auf die *anorektische Idealbildung*". Unter den diskutierten vielschichtigen und interdependenten pathogenetischen Faktoren wird der psychogenetisch-analytische Ansatz akzentuiert. Die Behandlung beider Arten von Eßstörungen erfordert ein rational begründetes methodisches Konzept. Die Epidemiologie wird kurz gestreift.

Literatur

American Psychiatric Association (1984) Diagnostisches und Statistisches Manual Psychischer Störungen DSM-III. Beltz, Weinheim Basel

Bruch H (1980) Der goldene Käfig. Das Rätsel der Magersucht. Fischer, Frankfurt aM

Fichter MM (1985) Magersucht und Bulimia. Springer, Berlin Heidelberg New York Tokyo

Freud S (1905) Drei Abhandlungen zur Sexualtheorie. GW Bd. 5, S. 27-145

Garfinkel PE, Garner DM (1982) Anorexia Nervosa. Brunner & Mazel, New York Montreal

Garfinkel PE, Garner, DM, Rodin G (1986) Anorexia Nervosa, Bulimie. In: Kisker KP et al. (Hrsg) Psychiatrie der Gegenwart, Bd. 1, Springer, Berlin Heidelberg New York Tokyo, S 102-124

Habermas T, Müller M (1986) Das Bulimie-Syndrom: Krankheitsbild, Dynamik und Therapie. Nervenarzt 57: 322-331

Heilhammer D (1981) Psychobiologische Ansätze bei der Anorexia nervosa. In: Meermann R (Hrsg) Anorexia nervosa. Enke, Stuttgart, S 43-55

Köhle K, Simons C (1986) Anorexia nervosa. In: Uexküll T v (Hrsg) Psychosomatische Medizin. Urban & Schwarzenberg, München Wien Baltimore, S 600-640

Meermann R (1981) (Hrsg) Anorexia nervosa. Enke, Stuttgart

Mink N (1985) Psychogene Magersucht. Erfahrungsheilkunde 11: 855-863

Pudel V, Paul T (1986) Bulimie, Epidemiologie, Pathogense, Therapie. Münch Med Wschr 128: 119-122

Selvini-Palazzoli M (1982) Magersucht. Klett-Cotta, Stuttgart

Thomä H (1961) Anorexia nervosa. Huber Klett, Stuttgart

Thomä H (1981) Schriften zur Praxis der Psychoanalyse: Vom spiegelnden zum aktiven Psychoanalytiker. Suhrkamp, Frankfurt aM

Ziolko HU, Schrader HC (1985) Bulimie. Neurol Psychiatrie 53: 231-258

Physiologisch-biochemische Aspekte von Anorexie und Bulimie und ihre Bedeutung für die Psychotherapie

Klaus-Uwe Adam

Im folgenden wird ein Überblick über den heutigen Stand unserer wissenschaftlichen Kenntnis der Gehirnmechanismen gegeben, die allgemein an der Regulation von Nahrungsaufnahme und Körpergewicht beteiligt sind. Ferner werden die Physiologie von Hunger und Sättigung bei Bulimie und Anorexie und schließlich die endokrinologisch-hormonellen Dysfunktionen bis hin zur Neurotransmitterebene vorgestellt und auf aufgrund der Stoffwechselbiochemie postulierte medikamentöse Prinzipien eingegangen.

Die Materie der Befunde ist sehr facettenreich, unübersichtlich und z. T. sogar widersprüchlich. Angefangen von Theorien der Anorexie als Hypophysen- insuffizienz (Simmondsche Kachexie) zu Anfang des Jahrhunderts bis zu den heutigen komplexen pathophysiologischen Vorstellungen wurde eine große Zahl experimenteller Resultate aufgehäuft. So mutet es wie der Versuch eines Pfadschlages im Dschungel der Ergebnisse an, wenn in der Literatur Erklärungsmodelle aufgrund eines einzigen Parameters angestrebt werden, z. B. die Endorphinhypothese der Anorexie oder die monokausalen Konzepte, die sich auf das Cholezstokinin, die Neurotransmitter oder die Hypophysenhormone beziehen. Die meisten Forscherteams suchen einen umfassend erklärenden Ansatz aufgrund ihres Forschungsausschnittes. Eine Integration aller Befunde wird nicht versucht, was auch wegen der Unüberschaubarkeit der Biochemie und der noch zu wenig bekannten Interaktionen kaum möglich erscheint. So mußte auch hier in der Bearbeitung des Stoffes versucht werden, die Kompliziertheit auf die Hauptlinie zu reduzieren und auf das Wesentliche zu vereinfachen. Es muß noch darauf hingewiesen werden, daß nahezu allen Veröffentlichungen über Bulimie und Anorexie die DSM-III bzw. DSM-III-R-Kriterien zugrunde gelegt sind, wobei zu beachten ist, daß im DSM-III-R gegenüber der älteren Version DSM-III die diagnostischen Kriterien insbesondere der Bulimie neu definiert worden sind und als neue Bezeichnung Bulimia nervosa eingeführt worden ist (Wittchen 1989).

Die zentralnervöse Regulation von Nahrungsaufnahme und Körpergewicht

Die Art der Nahrungsaufnahme bzw. ihre Verweigerung und die Schwankungen des Körpergewichts spielen bei den beiden genannten nosologischen Entitäten der Bulimie und Anorexie eine Hauptrolle. Was weiß man heute über Gehirnmechanismen, die an der Steuerung von Nahrungsaufnahme und Körpergewicht beteiligt sind?

Aufgrund verschiedener Befunde am Hypothalamus wurde in den 50er Jahren eine *hypothalamische Theorie* dieses Regulationssystems aufgestellt. Erste Hinweise ergaben sich im Tiermodell, das dann durch beim Menschen gewonnene Daten ausgeweitet werden konnte. Man hatte in Rattenversuchen festgestellt, daß eine Läsion des ventromedialen Hypothalamus zu Hyperphagie und Adipositas führt, hingegen eine Schädigung des dorsolateralen Teils zu Aphagie und Tod. Umgekehrt führte eine elektrische Stimulation des dorsolateralen Hypothalamus bei gesättigten Ratten zur Nahrungsaufnahme, während Reizung des ventromedialen Bereiches das nahrungssuchende Verhalten hemmte. Auch über die zentralen Neurotransmitter ließen sich diese Ergebnisse bestätigen. Mikrospritzen von Noradrenalin und GABA in den medialen Hypothalamus führten bei gesättigten Ratten zur Nahrungsaufnahme, während Reizung des ventromedialen Bereiches das nahrungssuchende Verhalten hemmte. Auch über die zentralen Neurotransmitter ließen sich diese Ergebnisse bestätigen. Dieser Befund stimmt mit den obigen überein, da Noradrenalin und GABA in diesem Zusammenhang inhibitorische Trnsmitter sind, also einen hemmenden Einfluß haben (Grossmann 1989).

Das klingt sehr einfach und klar, und man hat aufgrund dieser Fakten von einem *ventromedialen Sättigungszentrum* gesprochen. Aber die Verhältnisse sind viel komplizierter. So weiß man heute, daß auch Glukose und Insulin regulativ über den Hypothalamus angreifen. Ferner bestehen auch Verbindungen zu anderen Gehirnarealen, die ebenfalls auf diese komplexe Funktion einwirken. So spielen auch die durch den paraventrikulären Nucleus des Hypothalamus führenden Fasern eine Rolle, da eine Schädigung dieser Bündel zu Hyperphagie und Übergewicht führt. Auch das vegetative Nervensystem ist über sympathische und parasympathische Verzweigungen eingeschaltet.

Die weiterführende Hypothese der *hedonistischen Enthemmung* bei Läsionen des ventromedialen Hypothalamus berücksichtigt, daß Sättigung eine sehr relative Angelegenheit und von hedonistischen Faktoren abhängig ist, daß z. B. Tiere zumindest teilweise deshalb übermäßig fressen, weil sie einem Nahrungsangebot trotz Sattheit weniger widerstehen können.

Es wurde auch die Hypothese aufgestellt, daß der Hypothalamus weniger mit Sättigungsprozessen zu tun hat und mehr über *fettregulierende Mechanismen* wirksam ist. Tiere mit ventromedialen Hypothalamus-Läsionen würden nach dieser

Auffassung nicht deshalb an Gewicht zunehmen, weil sie zuviel essen, sondern zuviel essen, weil ein nach oben verstellter Sollwert sie an Gewicht zunehmen läßt. Diese Sollwertinstanz wird im Hypothalamus angesiedelt (Grossmann 1989).

Die Interpretationsschwierigkeiten bei den oben erwähnten Hirnläsionen werden noch dadurch kompliziert, daß hierbei auch sensomotorische und vegetative Bahnen und somit das nahrungssuchende Verhalten, das allgemeine Erregungsniveau und das Kauverhalten beeinflußt werden. So kam es in den Tierversuchen manchmal mehr zu einem Zerbeißen, also zur Erregungsabfuhr über die Kiefermuskulatur, und weniger zur Aufnahme der Nahrung.

Trotz aller Komplikationen wird aber von den meisten Autoren an der Bedeutung des Hypothalamus für Sättigung und Regulierung der Nahrungsaufnahme festgehalten.

Die Wahrnehmung von Hunger und Sättigung bei Bulimie und Anorexie

Wie sieht es nun bei diesen beiden Gruppen mit der Wahrnehmung von Hunger und Sättigung aus? Welche Wahrnehmungsstörungen sind bekannt? Wie sind die dazu gehörigen physiologischen Befunde? Ich gebe hier eine stark verkürzte und globale Darstellung und gehe nicht auf die Vielzahl der Studien bezüglich des Eßverhaltens ein.

Gesichert scheint, daß bulimische und anorektische Patienten eine Beeinträchtigung ihrer Sättigungswahrnehmung aufweisen. Während die Patienten mit Anorexia nervosa eine Testmahlzeit mit einem höheren Sättigungsgefühl begannen und beendeten als die Kontrollgruppe, hatten die bulimischen Patienten nur eine geringe Abnahme ihres Hungergefühls während der Mahlzeit und blieben sehr hungrig im Verlauf und nach dem Ende des Essens. Danach haben Bulimiker eine verzögerte bzw unvollständige Sättigungswahrnehmung, die Anorektiker dagegen scheinen einen generell höheren Sättigungspegel zu haben (Halmi 1989).

Gibt es dazu passende Köperbefunde? Aufschlüsse ergaben die Messung der Geschwindigkeit der Magenentleerung, die bei der Anorexie deutlich verlangsamt ist, während für die Bulimie im allgemeinen normale Werte gefunden wurden. Es gibt also bei den anorektischen Patienten eine z. T. *stark verzögerte Magen-passage*, die aufgrund des Füllungszustandes des Magens zu einem höheren Sättigungsgefühl beiträgt. Daß dieser körperliche Faktor für die Veränderung der psychischen Funktion des Sättigungsgefühls nicht allein verantwortlich sein kann, wird schon durch die weitgehend normalen Befunde bei der Bulimie nahegelegt. Dennoch bleibt die verzögerte Magenentleerung bei der Anorexie, die bei zuvor fastenden anorektischen Patientinnen bis zu 24 Stunden dauert, eine wichtige klinische Tatsache, da bei der chronifizierten Magersucht ein Circulus vitiosus zwischen stagnierender Magenpassage, höherem Sättigungsgefühl und verminderter Nahrungszufuhr entstanden ist (Robinson 1989).

Cholezystokinin und Sättigung

Das Cholezystokinin ist ein Hormon bzw. eine Gruppe von Hormonen, denen als biologisch wirksame Sequenz ein Oktapeptid gemeinsam ist. Es wird nach dem Essen im proximalen Duodenum sezerniert und stimuliert u. a. Gallenblasen- und Pankreasfunktion, wohin es über die Blutbahn gelangt. Cholezystokinin-Peptide wurden nun auch im zentralen Nervensystem gefunden, wobei als Herkunftsort kaum ein peripheres Organ wie das Duodenum in Frage kommt. Diese Substanzen lösen im Tierversuch und beim Menschen eine Hemmung der Nahrungsaufnahme über ein erhöhtes Sattheitsgefühl aus. Da hierfür unphysiologisch hohe Dosen notwendig sind, kann noch nicht beantwortet werden, ob dieses Hormon in vivo eine Rolle bei der Regulation der Nahrungsaufnahme spielt. Eine weitere Wirkung von Cholezystokinin scheint hier von Bedeutung zu sein. Es hemmt nämlich die Magenentleerung beim Menschen. Das Cholezystokinin könnte also über den zentralen Hormonspiegel mit dem Sättigungsgefühl in Verbindung stehen oder über eine verzögerte Magenpassage durch den dann erfolgenden Dehnungsreiz über den Nervus vagus den Impetus für das Ende des Mahles geben. Auch eine Kombination beider Mechanismen ist vorstellbar (Robinson 1989).

Allerdings ist ein solches monokausales, sich nur auf das Cholezystokinin beziehendes Erklärungssystem für die Funktion der Nahrungsaufnahme nicht ausreichend, sondern die Befunde aus anderen Bereichen müssen einbezogen werden.

Interessant ist nun, daß in Studien über Bulimie gefunden wurde, daß hier die Plasmaspiegel von Cholezystokinin nach einer Mahlzeit gegenüber denen von Kontrollpersonen erniedrigt sind. Es wurde schon versucht, einen Zusammenhang zwischen diesem Befund und den Freßanfällen der Bulimiker herzustellen (Geracioti 1988). Der Einsatz von Cholezystokinin als appetithemmendes Medikament bei der Bulimie war aber insgesamt wenig erfolgreich (Herzog 1988).

Die medikamentöse Behandlung des Eßverhaltens

Zum Thema der medikamentösen Beeinflussung des Eßverhaltens müssen weitere Substanzen genannt werden, die hierzu eingesetzt wurden. Man weiß ja von einer Vielzahl von Medikamenten oder Drogen, daß sie den Appetit oder das Körpergewicht beeinflussen, wie z. B. Nikotin, Neuroleptika, Amphetamine (Appetitzügler), Antikonvulsiva und Antidepressiva.

Den Amphetaminen ist von der chemischen Strukturformel her das Fenfluramin oder als noch wirksameres Molekül das d-Fenfluramin verwandt. Es ist seit einiger Zeit bekannt, daß es die Nahrungsaufnahme bei einigen Spezies einschließlich des Menschen hemmt. In experimentellen Untersuchungen konnte auch die Nahrungsaufnahme bei der Bulimie reduziert werden. Nach Gabe von Fenfluramin wurde Nahrung von signifikant weniger Kalorien konsumiert (Robinson 1989). In einer anderen Testreihe an Gesunden nahm der Umfang der Mahlzeiten ab, und die Häufigkeit kleinerer Imbisse reduzierte sich (Hill 1986). In einer großangelegten Studie wurde bei 800 Adipösen über ein Jahr d-Fenfluramin appliziert. Die Gewichtszunahme war allerdings nur in den ersten 6 Monaten bedeutend größer als die der Plazebogruppe (NÄ 1989a). Auch dürfen die Nebenwirkungen dieses Serotonin-Agonisten, wie z. B. Müdigkeit, Diarrhoe, Mundtrockenheit und Polyurie, nicht vergessen werden. Die Wirkung wie auch die Nebenwirkungen scheinen über den zentralen Neurotransmitter Serotonin vermittelt zu werden. Andererseits kann man sich als peripheren Effekt auch eine direkte Hemmung der Magenentleerung - wie beim Cholezystokinin - vorstellen. Für die Bundesrepublik ist jedenfalls die Zulassung dieses Medikamentes beantragt.

Der medikamentöse Versuch der Antagonisierung der Endorphine

Mit der besseren Kenntnis der physiologischen Rolle der Endorphine ergab sich über die Antagonisierung dieser hormonartigen Substanzen des zentralen Nervensystems ein neuer Ansatzpunkt. Es ist das medikamentöse Wirkprinzip der Opiatantagonisten (z. B. Naltrexon) bzw. *Opiatrezeptorantagonisten* (z. B. Naloxon), die die Wirkung der Endorphine, die man als endogene Opiate auffassen kann, neutralisieren. In einer Studie mit Naltrexon bei allerdings nur 8 schwer gestörten Anorektikerinnen soll bezogen auf das Körpergewicht ein positiver Effekt herausgekommen sein. Die Dosierung ist bei diesem kompetitiven Antagonisten sehr schwierig, weil er im Grunde gegen die inneren Endorphine titriert werden muß, wenn man zu einem optimalen Resultat kommen will. In einer anderen Studie mit ebenfalls sehr geringer Probandenzahl über Naltrexon, das in der Bundesrepublik als Arzneimittel noch nicht zugelassen ist, sind bei bulimischen Patienten die gedankliche Überwertigkeit des Essens zurückgedrängt und die Freßanfälle weitgehend kontrolliert worden. in einer Testserie mit Naloxon-Infusionen - im Gegensatz zum Naltrexon kann man das Naloxon nicht oral geben - ist bei Magersüchtigen eine Gewichtszunahme erzielt worden (Marazzi 1989).

Bisher erscheint aber die Effizienz dieser Mittel noch nicht überzeugend gesichert und die Frage der Nebenwirkungen nicht gelöst. Doch möglicherweise können diese Präparate in Zukunft eine unterstützende und zeitlich begrenzte Bedeutung in einem psychotherapeutisch orientierten Gesamtkonzept erlangen.

Die Rolle der Endorphine bei der Anorexia nervosa

In dem Buch *Brain as an Endocrine Organ* (Cohen u. Foa 1989) ist für die Magersucht eine Auto-Addiction-Opioid-Hypothese aufgestellt worden, nach der eine suchtartige Abhängigkeit von endogenen Opioiden, eben den Endorphinen, besteht. Diesem Modell liegen Befunde zugrunde, nach denen die Endorphine bei Patienten mit Anorexia nervosa im Liquor erhöht sind.

Was sind Endorphine und welche physiologische Bedeutung haben sie? Es sind im ZNS, und zwar vermutlich im Hypothalamus oder in der Hypophyse gebildete Moleküle mit Hormonfunktion, in der Wirkung den Opiaten ähnlich, weshalb sie auch als Opioide bezeichnet werden. Chemisch sind es Peptide, und zwar eine ganze Gruppe von Substanzen, zu denen ß-Endorphin, Dynorphin, die Enkephaline, die Neoendorphine und andere gehören.

Diese Endorphine werden nun nicht nur bei der Anorexia nervosa, sondern überhaupt beim Fasten vermehrt ausgeschüttet. Es wird angenommen, daß sie eine homöostatische Adaptation an den Hungerzustand bewirken. Bekannt sind ja als Wirkung, daß sie die Schmerzwahrnehmung herabsetzen, Lethargie und angenehme Müdigkeit verursachen und die Intensität emotionaler Reaktionen herabsetzen, also im Grunde endogene Beruhigungsmittel sind. Darüber hinaus senken sie den Grundumsatz über eine verminderte Schilddrüsenfunktion, einen verminderten Blutdruck, eine verminderte Körpertemperatur und über eine Atemdepression, und sie reduzieren die reproduktive Aktivität über eine Erniedrigung der gonadotropen Hormone LH und FSH. Sie führen aber bei systemischer Injektion zu einer vermehrten Nahrungsaufnahme. Sie regulieren also insgesamt den Metabolismus herunter und aktivieren die Nahrungsaufnahme, was ja sinnvolle Reaktionen bei einem Hungerzustand sind.

Bei normalen Individuen würde also eine Fastenzeit über Ausschüttung von Endorphinen eine Art Euphorie, eine adaptive Herrunterregulierung des Stoffwechsels, aber auch ein Bedürfnis nach Nahrungsaufnahme erzeugen. Die Auto-Addiction-Hypothese nimmt nun vor allem bei Anorektikerinnen ein Überwiegen der Stimmungshebung durch dauernde Verstärkung an, was zu einem Circulus von Abhängigkeit führen soll. Diese Theorie findet auch eine Erklärung für die Freßdurchbrüche, die als ein periodisches Durchbrechen des endorphinbedingten Eßbdürfnisses angesehen werden. Bei Bulimikerinnen wird das Schaukeln zwischen Fasten und Freßanfällen ebenfalls über die Endorphinspiegel zu erklären versucht, wobei unterschiedliche psychologische Einstellungen konzidiert werden.

Nach dieser Theorie besteht die Anorexie aus mehreren Phasen, wobei in der Anfangsphase über bewußte Diäten psychodynamische Faktoren einwirken könnten, während in der chronischen Schlußphase der Defekt nicht mehr allein psychologisch verstanden werden dürfe. Dafür spräche auch die klinische Erfahrung, daß mit zunehmender Dauer des anorektischen Verhaltens das Leiden irreversibel werde. Die Endorphine sollen hier also die Chronifizierung aufrechterhalten. Zusätzlich sei auch die willentlich gesteigerte körperliche Aktivität ein bekannter Stimulus für die Endorphin-Sekretion (Marazzi 1989).

Zur letzten Annahme passen Untersuchungen an Langstreckenläuferinnen, bei denen typische anorektische Hormonveränderungen gefunden wurden, ebenso Zyklus- und Eßstörungen (NÄ 1989b). Man scheint hier auf einen Zusammenhang der Hormonveränderungen aufgrund der übermäßigen körperlichen Aktivität unabhängig vom Kaloriendefizit gestoßen zu sein.

Aufgrund der eben dargestellten Befunde und Wirkungen der Endorphine ist man auf den Gedanken gekommen, diese Wirkungen mit Hilfe geeigneter Substanzen wie Naloxon und Naltrexon zu antagonisieren.

Störungen der Hypothalamus-Hypophyse-Erfolgsorgan-Achse bei Anorexie und Bulimie

Bei den Veränderungen der physiologischen Regelkreise ist insbesondere die Störung der Achse Hypothalamus-Hypophyse-Gonaden von Bedeutung, da hierdurch wichtige Symptome verursacht werden, wie z. B. die Amenorrhoe. Bei der Anorexia nervosa spricht man bezogen auf die Amenorrhoe von einer *hypothalamischen Funktionsstörung*, wobei man die Mangelernährung für die Suppression der GnRH-Ausschüttung verantwortlich macht.

Die Beeinträchtigung des Zyklus bei Bulimie und Anorexie

Untersuchungen über den menstruellen Zyklus bei Bulimie gibt es nur wenige. Dabei weichen die Angaben der Patientinnen über ihren Zyklus stark von den Hormonmessungen ab. Von 15 Patientinnen gaben 4 normale Zyklen an, nach den Hormonmessungen war aber nur bei einer Patientin der Zyklus ungestört. Dabei muß man zwei Gruppen von Zyklusstörungen unterscheiden. Die schwerere Störung ist die der Follikelreifung, wobei es zu keinem Eisprung kommt. Die leichtere ist die Lutealphasenstörung bei normaler Östradiolbildung in der Follikelphase. Bei Störungen der Lutealphase, die vom Östradiolmaximum bis zum Zyklusende reicht, ist aufgrund einer geringradigen Beeinträchtigung der

Gonadotropinsekretion zwar noch eine Follikelreifung möglich, aber die Funktionsfähigkeit des Corpus luteum in der Lutealphase ist vermindert.

Zwar lagen die schwereren Zyklusstörungen bei den niedrigsten Körper- gewichten, aber das Körpergewicht kann nicht alleinige Ursache der gestörten Produktion gonadaler Hormone sein, da auch in der Gruppe der ideal- und normalgewichtigen Patientinnen Störungen beobachtet wurden.

Während in der ersten Gruppe Infertilität aufgrund fehlenden Eisprungs besteht - hier bleiben also die Östradiolwerte unter dem kritischen Wert von 120pg/ml, so daß keine follikuläre Reifung stattfinden kann - ist in der zweiten Gruppe die Lutealphase aufgrund zu niedriger Progesteronwerte gestört, was eine häufige Ursache ist.

Im Unterschied zu Anorektikerinnen, die bei starkem Untergewicht fast eine totale Suppression der Gonadotropinausschüttung zeigen, weisen Bulimikerinnen ohne Follikelreifung nur eine mäßige, wenn auch signifikante Erniedrigung der LH-Werte auf.

In einer Studie kam es bei Patientinnen mit Anorexia nervosa bei Gewichtsnormalisierung ab 87% des Idealgewichtes wieder zu einer normalen zyklischen Gonadenfunktion. Demgegenüber steht die Erfahrung, daß gesunde Frauen mit einem Gewicht zwischen 80 und 100% des Idealgewichts schwanger werden können. Auch das zeigt - ähnlich wie eben bei der Bulimie ausgeführt - daß noch andere Faktoren neben dem Gewicht für einen gestörten Zyklus verantwortlich sind (Pirke 1989).

Hormonveränderungen an Nebennierenrinde und Schilddrüse

Andere signifikante Hormonstörungen liegen in der Störung der *Hypothalamus-Hypophyse-Nebennierenrinde-Achse*. Bei Gesunden unter Fastenbedingungen und bei Anorektikerinnen ist seit langem bekannt, daß der Plasmakortisolspiegel ansteigt. Bei den Bulimikerinnen waren zwar die Cortisolwerte weitgehend normal, es zeigte sich aber ein subklinischer Defekt in der unzureichenden Cortisolsuppression im Dexamethasontest, die je stärker war, je niedriger das Gewicht lag. Die Störungen scheinen hier ein Indikator für eine in den vergangenen Tagen erniedrigte Nahrungszufuhr bzw. abhängig vom erniedrigten Körpergewicht zu sein.

Ebenso in Abhängigkeit vom Untergewicht bzw. unter Fastenbedingungen ist die Schilddrüsenachse gestört, wobei hier erniedrigte T3-Werte auftreten während die T4-Werte meist normal sind. Dabei sind die Basalwerte des thyreotropen Hormons TSH unter die Normgrenze abgefallen. Weitere Störungen bestehen für das Wachstumshormon und die Glukosetoleranz.

Die biochemischen Veränderungen auf Neurotransmitterebene

Die *Neurotransmitter,* die ja u. a. über den Hypothalamus Zugang zu diesem Regulationssystem haben, scheinen die subtilste Wirkebene zu sein. Sie wurden in dieser Arbeit gelegentlich schon gestreift. Die Forschungen auf Neurotransmitterniveau befinden sich erst im Anfangsstadium, so daß hier wenige Hinweise genügen.

Neurotransmitterveränderungen, insbesondere von Noradrenalin und Serotonin, sind schon seit längerem bei depressiven Erkrankungen und Angstsyndromen bekannt, wobei hier ebenfalls eine kausale Verknüpfung gemacht wird und biologische Theorien, z. B. für die endogene Depression, aufgestellt worden sind.

Betrachtet man Psyche und Soma als eine Einheit, so sind natürlich bei den mit solchen massiven psychischen Auffälligkeiten einhergehenden Erkrankungen wie Bulimie und Anorexie auch materielle Substratveränderungen zu erwarten, und zwar auch auf Neurotransmitterebene, die eine der höchsten Steuerungsebenen für körperliche Vorgänge zu sein scheint. Auf diesem subtilen Niveau herrscht äußerste Kompliziertheit, und zum Verständnis der Daten müssen die verschiedenen Neurotransmitter mit ihrer stimulierenden und inhibitorischen Funktion, die verschiedenen Neurotransmitterrezeptoren und die Tatsache, daß viele der Neurotransmitter auch peripher vorkommen und dort weitere Wirkungen verursachen, berücksichtigt werden.

Die Befunde legen nun bei der Anorexie die Annahme eines reduzierten *Noradrenalinumsatzes im ZNS* nahe. Die Bulimie scheint mit einer erniedrigten peripheren und möglicherweise auch zentralen noradrenergen Funktion einherzugehen. Außerdem lassen die Ergebnisse eine *verminderte serotonerge Aktivität* vermuten. Im Einklang damit wird die Hypothese gesehen, daß ein erhöhter Gehirnumsatz an Serotonin mit dem Gefühl der Sattheit korrespondiert.

Diese Neurotransmitter modulieren - wie schon erwähnt - das hypothalamisch-hypophysäre System und können somit zu weitreichenden Wirkungen an den Endorganen beitragen. Teilweise wird in der Literatur konzidiert, daß all diese Neurotransmitterveränderungen möglicherweise allein auf das gestörte Eßverhalten und das Kaloriendefizit zurückzuführen sind, wobei allerdings diesen Substratveränderungen die Rolle einer Perpetuierung der Eßstörung zugesprochen wird (Fava 1989).

Zum heutigen Wissenschaftsverständnis

In der medizinwissenschaftlichen Literatur werden mit großer Selbstverständ- lichkeit Kausalbezüge hergestellt. So wird z. B. sehr schnell eine biochemische Veränderung als Ursache für ein bulimisch-anorektisches Symptom oder gar für die ganze Krankheit angesehen. Dabei ist man sich selten des spekulativen Charakters dieser wissenschaftlichen Hypothese bewußt, weil alternative Vorstellungen im herkömmlichen Wissenschaftsparadigma kaum Platz haben. Oft werden nicht einmal die umgekehrten Kausalitäten bedacht, daß nämlich psychische Vorgänge zu einer Substratveränderung führen können, eine vertraute Auffassung für diejenigen, die einen psychosomatischen oder psychogenetischen Standort haben.

In den neueren Diskussionen über die polaren Paare Psyche und Soma bzw. Materie und Geist taucht noch eine dritte Möglichkeit auf, die Hegelsche Synthese, jenseits des logischen Bipolardenkens, wo nur "tertium non datur" gilt. Gemeint ist die Anschauung, die psychische und somatische Phänomene als gemeinsame Eigenschaften einer dahinterstehenden, nicht direkt erkennbaren Wirklichkeit ansieht, vergleichbar dem Welle-Korpuskel-Modell in der Physik. Diese Auffassung ist auch als *synchronistisch* bezeichnet worden, weil hier die psychischen und somatischen Epiphänomene gleichzeitig auftreten und nicht untereinander kausal abhängig betrachtet werden. Man spricht auch von nicht-kausalen Zusammenhängen. C. A. Meier (1975 und 1988) hat hier die ursprünglich von C. G. Jung (1952) stammende Synchronizitätshypothese zu der Idee einer *Allgemeinen Synchronizitätstheorie* erweitert, die er besonders auf die Beziehung zwischen Körperlichem und Seelischem anwenden will. Das ist ein neues Paradigma, Denkanstöße gebend und anstößig zugleich, aber als wissenschaftliche Spekulation ebenso legitim wie die uns vertrauten Vorstellungsschienen. Behält man diese Alternative im Auge, werden die stark vereinfachenden Erklärungsmodelle der modernen Medizin relativiert, von denen ich einige zusammengefaßt dargestellt habe. So wäre es in vielen Fällen besser, Formulierungen einseitiger Kausalitäten ganz zu vermeiden und statt dessen von begleitenden Erscheinungen zu sprechen, also von einer zunächst wertungsfreien Kopplung von körperlichen und psychischen Befunden. Das Kausalitätsprinzip ist damit nicht aufgegeben, sondern behält seine immense Bedeutung für das Verständnis unserer Wirklichkeit, aber es verliert seinen Allgemeingültigkeitsanspruch, besonders da, wo es zur vorschnellen Interpretation von Fakten mißbraucht wurde.

Die Relevanz der Befunde für die Psychotherapie

Viele der beschriebenen Körperveränderungen bereichern das psychotherapeutisch relevante Wissen über die Krankheitsbilder von Anorexie und Bulimie, so z. B. die Störung der Sättigungswahrnehmung, die verlangsamte Magenpassage, die durch das Untergewicht allein nicht erklärbaren Zyklusstörungen und die über den Hypothalamus vermittelte Steuerung des Sollgewichtes.

Bei der psychotherapeutischen Behandlung von Eßstörungen hat sich die Annahme eines psychischen Sollgewichtes bewährt. Die klinische Erfahrung bei adipösen Patienten der Psychotherapeutischen Klinik Stuttgart-Sonnenberg hat gezeigt, daß das Körpergewicht durch Diäten und Fasten höchstens zeitweise reduziert werden kann, im Grunde aber vom erreichten psychischen Integrationsniveau im Behandlungsprozeß abhängig ist. Erst mit fortschreitender Auflösung von Komplexfeldern und der Integration der im Unbewußten liegenden abgespaltenen Energien konnte sich das Körpergewicht ohne großes Zutun senken, was einer Tieferstellung des psychischen Sollwerts entspricht. Dieser Vorgang scheint auf der somatischen Seite über den Hypothalamus vermittelt zu werden, und man könnte die hypothalamischen Substratveränderungen als somatisches Korrelat einer veränderten psychischen Einstellung betrachten.

Auch bei der Therapie von Anorektikerinnen konnten ähnliche Mechanismen beobachtet werden, diesmal von der Seite des Untergewichts kommend mit einer langsamen, dem Behandlungsverlauf entsprechenden Sollwertverstellung nach oben. Allerdings ist hier die Gewichtsveränderung viel diskontinuierlicher, weil es offenbar ein kritisches Gewicht gibt, wo die körperliche Situation wieder zur Regelblutung disponiert und damit die sexuell-generative Thematik aktualisiert wird, an welcher Stelle sich der psychotherapeutische Prozeß zunächst staut. In der während der stationären analytischen Therapie geführten Gewichtskurve spiegelt sich dies oft in der längerdauernden Gewichtsstagnation an diesem kritischen Punkt. Auch bei einem männlichen Anorektiker konnte Vergleichbares beobachtet werden. Er hatte vor einem bestimmten Gewicht lange Zeit Halt gemacht, das bei ihm mit einem Wiedererwachen der sexuellen Libido verbunden war, die davor ganz geruht hatte und so thematisch weitgehend vermieden werden konnte.

Es ist naheliegend, daß die beobachteten psychischen Sollwertverschiebungen auf körperlicher Ebene durch den Hypothalamus in Verbindung mit Neurotransmitterveränderungen gesteuert werden.

Zusammenfassend ermöglichen die Ergebnisse der naturwissenschaftlich-medizinischen Forschung nicht den zwingenden, ja noch nicht einmal wahrscheinlichen Schluß auf eine primär biologische Störung bei Bulimie und Anorexie. Viele Substratveränderungen müssen sogar eher als eine Folge der psychischen Aberration gesehen werden, so daß man am besten psychische und somatische Abweichungen als korrespondierend gegenüberstellt. Die Kausalbezüge behalten ihre Gültigkeit innerhalb des Systems Psyche, z. B. als psychogenetischer Ansatz, und innerhalb des Systems Körper, z. B. bei den bekannten hormonellen Regelkreisen. Einflußmöglichkeiten ergeben sich über beide Systeme auf das Krankheitsgeschehen.

Bewährt hat sich der psychotherapeutische Zugang, während die biologisch-medikamentöse Einwirkung über Experimente bzw. adjuvative Versuche nicht hinausgekommen ist. Eine überzeugende Behandlungsmöglichkeit zeichnet sich bisher weder durch d-Fenfluramin noch durch Naltrexon ab. Möglicherweise erlangen diese Substanzen, die in der Bundesrepublik noch nicht zugelassen sind, eine begrenzte Bedeutung in einer begleitenden medikamentösen Betreuung bei schweren Fällen, besonders da, wo es Chronifizierungen zu durchbrechen gilt.

Zusammenfassung

Der Artikel gibt einen Überblick über die wichtigsten physiologischen und endokrinologischen Befunde bei Anorexie und Bulimie. Dabei wird auf die zentralnervöse Regulation der Nahrungsaufnahme, das hypothalamisch-hypophysäre System, das Cholezystokinin, die Endorphine und die Neurotransmitter sowie auf in diesem Zusammenhang interessante medikamentöse Wirkprinzipien eingegangen. Die naturwissenschaftliche Forschung relativiert nicht die Bedeutung der Psychotherapie, sondern stärkt sie eher, und die Kenntnis der körperlichen Zusammenhänge stellt eine Bereicherung für den Psychotherapeuten dar.

Literatur

Cohen MP, Foa PP (1989) The brain as an endocrine organ. Springer, Berlin Heidelberg New York Tokyo

Fava M, Copeland PM, Schweiger U, Herzog DB (1989) Neurochemical abnormalities of anorexia nervosa and bulimia nervosa. Am J Psychiatry 146 : 963-971

Geracioti TD, Liddle RA (1988) Impaired cholecystokinin secretion in bulimia nervosa. N Engl J Med 319 : 683-688

Grossmann SP (1989) Gehirnmechanismen bei der Regulierung von Nahrungsaufnahme und Körpergewicht In: Fichter, M (Hrsg) Bulimia nervosa. Enke, Stuttgart, S 116-130

Halmi KA (1989) Die Wahrnehmung von Sättigung bei Bulimia. In: Fichter, M (Hrsg) Bulimia nervosa. Enke, Stuttgart, S 150-156

Herzog DB, Copeland, P M (1988) Bulimia nervosa - psyche and satiety. N Engl J Med 319 : 716-718

Hill AJ, Blundell JE (1986) Model system for investigating the actions of anorectic drugs. Advances in biosciences. Pergamon Press, Oxford, pp 377

Jung CG (1952) Synchronizität als ein Prinzip akausaler Zusammenhänge. In: Jung CG (1987) GW, Bd 8: Die Dynamik des Unbewußten. Walter, Olten Freiburg, S 457-553

Marazzi MA, Luby ED (1989) The neurobiology of anorexia nervosa: An auto-addiction? In: Cohen MP, Foa PP (eds) The brain as an endocrine organ. Springer, Berlin Heidelberg New York Tokyo, pp 46-81

Meier CA (1975) Psychosomatik in Jungscher Sicht. In: Meier CA (Hrsg) Experiment und Symbol. Walter, Olten Freiburg, S 138-156

Meier CA (1988) Science and synchronicity: A conversation with C. A. Meier. Psychol Perspectives 19 : 320-324

NÄ (1989a) Dexfenfluramin kann abnehmen helfen. Die Neue Ärztliche vom 12. 4. 89

NÄ (1989b) Die hormonelle Verwirrung der Dauerleister auf Sparflamme. Die Neue Ärztliche vom 19. 4. 89

Pirke KM (1989) Menstruationszyklus und neuroendokrine Störungen der Gonadenachse bei Bulimia. In: Fichter M (Hrsg) Bulimia nervosa. Enke, Stuttgart, S 219-228

Robinson P (1989) Störungen gastrointestinaler Funktionen bei bulimischen Eßstörungen. In: Fichter M (Hrsg) Bulimia nervosa. Enke, Stuttgart, S 131-149

Wittchen HU, Saß H, Zandig M, Koehler K (1989) Diagnostisches und Statistisches Manual Psychischer Störungen DSM-III-R. Beltz, Weinheim Basel

Matriarchialer Raum und Lebensrealität

Zur stationären Therapie von Anorexie und Bulimie

Theodor Seifert und Gertrud Loos

Das Behandlungskonzept

In der Psychotherapeutischen Klinik Stuttgart-Sonnenberg werden seit Gründung der Kinik 1967 Eßstörungen behandelt, zunächst überwiegend in analytischer Einzelpsychotherapie, später zusammen mit anderen Patienten in der analytischen Gruppe. Die in den letzten Jahren notwendig gewordene Aufnahme zahlreicher eßgestörter anorektischer und bulimischer Patientinnen erzwang ein verändertes Behandlungskonzept. "Erzwang" deshalb, weil die institutionelle Umwelt zunehmend in Mitleidenschaft gezogen wurde und entsprechend abwehrend und kritisch reagierte. Auch aus den Behandlungserfahrungen ergaben sich viele neue Ansatzpunkte, die zu dem im folgenden skizzierten Konzept führten, das seit einigen Jahren praktiziert wird. Es läßt sich kurz durch die Stichworte "geschlossene homogene Gruppe", "längerer stationärer Aufenthalt", "psychoanalytische Grundposition", "Verbindung verschiedener Behandlungsmethoden" und "tragendes therapeutisches Team" kennzeichnen.

Die homogene geschlossene Gruppe

Über die besonderen Widerstände, die bei der Behandlung anorektischer und bulimischer Patientinnen zu ertragen und zu bearbeiten sind, ist viel geschrieben und geklagt worden. So führt z. B. die meist notwendige und verordnete Zusatzernährung unter kontrollierten Bedingungen zu aggressiven Spannungen, v. a. mit dem Pflegebereich, der diese Funktion übernehmen mußte. Opposition, Weigerung oder entsprechend passiv-aggressive Anpassung scheinen das Patientenverhalten zu kennzeichnen. Die Stimmung im Nachtwachenzimmer, in dem eine Schwester oder ein Pfleger 1 Stunde lang die Anwesenheit der Patientinnen während der Nahrungsaufnahme kontrollieren mußte, war meist angespannt und für keinen der Beteiligten angenehm. Hier kommt hinzu, daß dieser aggressive Widerstand meist auch theoretisch in entsprechende, etwa anale Konfliktbereiche eingeordnet, damit scheinbar verstanden und die Patienten auch entsprechend - und zwar von der

Institution! - festgelegt werden. Sie gelten als trotzig, aufsässig, stur und aggressiv. Konflikte scheinen unvermeidlich. Wo bleibt dann aber der Blick für die eigentliche Not, die doch in viel früheren Beziehungserlebnissen anzusetzen ist? Die Folge solcher Festlegungen ist, daß sowohl Patientinnen wie Personal ihre Kräfte und ihre Arbeitsfreude erschöpfen und dazu noch am falschen Ort und am künstlichen Konflikt.

Viele dieser Schwierigkeiten sind mit der Zusammenstellung einer homogenen Gruppe nicht nur überwindbar, sondern sie entfallen überhaupt. Die Gruppe übernimmt eine bergende und tragende, eine mütterliche Funktion, die sich sehr positiv auswirkt. Angesichts vergleichbarer Schicksale und Entwicklungsrückstände entsteht in einer solchen Gruppe eine Nähe zum anderen, die schon in sich die meist jahrelang bestehende leidvolle Isolation überwinden hilft.

Auch die alte und immer wieder zitierte These "Magersüchtige lügen" erweist sich als sehr fragwürdig. Uns erscheint sie heute eher ein Gegenübertragungsproblem im Sinne einer kontinuierlichen Affektabfuhr des therapeutischen Personals mit Hilfe dieser festgelegten Feindbilder zu sein als eine adäquate Beschreibung der Patientinnen. Wie sehr wir die jungen Frauen damit fixieren und ihnen auch unsererseits ein negatives Selbstbild vermitteln, wird erst durch das Erkennen der angedeuteten sozialen Dynamik und ihrer Wirkungen deutlich. Die Selbstkontrollfunktion solcher Gruppen ermöglicht es jeder Patientin, ihre Tricks und andere angstbedingte Manipulationen als jeweils zu sich gehörig anzuerkennen und offen darzulegen. Der Anstoß dazu erfolgt auch meist aus der Gruppe.

Die Gruppe übernimmt in kritischen Situationen eine wichtige Haltefunktion. Eine junge Frau spürt z. B. im Anschluß an die Mahlzeiten einen unwiderstehlichen Drang loszurennen und sich durch den Wald bis zur Erschöpfung zu jagen. Sie hielt sich in ihrer Verzweiflung an Bäumen fest, um wieder zur Ruhe zu kommen. Einige Gruppenmitglieder boten ihr gemeinsame Körperwahrnehmungsübungen direkt nach der Mahlzeit an und führten die Patientin in ganz natürlicher und selbstverständlicher Weise in eine symbiotisch tragende Beziehung zurück. Sie eröffneten ihr damit den Weg zur "Wiederannährung" an verläßliche Personen und damit eine "korrigierende emotionale Neuerfahrung". Damit sind aber auch Heilungsmöglichkeiten insbesondere des Borderline-Anteils der Erkrankung sichtbar.

Die Gruppe ermöglicht eine Sicherheit und Stabilität der Beziehung, Raum für Auseinandersetzungen und Wachstum. Der geschützte und zugleich freie Raum dieser bald in jeder Hinsicht vertrauten Gruppe und ihrer Menschen, ermöglicht die Neubelebung positiver archetypischer Bilder des Mütterlichen und der verläßlichen Beziehung. Plötzlich weiß man wieder, daß man sich einem anderen offen zuwenden kann.

Verbindung verschiedener therapeutischer Ansätze und Methoden

Bis auf die "Körperwahrnehmung", die auch in Einzelsitzungen stattfindet werden alle Behandlungen in der geschilderten Gruppe durchgeführt. Diese trifft sich somit mindestens 7-8 mal wöchentlich jeweils 100 min. Allein dadurch entsteht ein intensives Gruppenklima, eine reiche Gruppenmatrix und ein starker innerer Zusammenhalt. Anfängliche Skepsis wird rasch überwunden. Am Ende der Therapie ist die Gruppe als Ganzes, aber auch insbesondere einige Mitglieder ein verläßlicher Bezugspunkt, der verinnerlicht wird und Selbstvertrauen begründen hilft.

Vom Grundkonzept der Klinik her ist der *analytische Ansatz das Fundament* aller Behandlungsmaßnahmen, aber das Wort ist nicht das alleinige Medium. Da die Erkrankung in die Entwicklungsstadien des noch wortlosen und zugleich körpernahem Ichs zurückreicht, setzen wir mit unserer Therapie soweit wie möglich auch dort an. Der erste kritische Punkt ist dabei die anfänglich verabreichte *Zusatzernährung*, der mit größtem Mißtrauen begegnet wird. Nach den vorliegenden Erfahrungen sind aber z. B. die Ergebnisse dann eindeutig besser, wenn diese 1mal täglich während 60 min unter regressionsfördernden Bedingungen verabreicht wird, als wenn sie 3mal täglich unter strenger Kontrolle mit der Provokation der entsprechenden Kampf- oder Resignations- und Anpassungshaltungen eingenommen wird. Erst gegen Ende der Behandlung ist es unseres Erachtens "Zeit zum Kampf" und die Patientinnen suchen selbst die Möglichkeit, ihre gewachsenen Ich-Kräfte zu erproben. Dann wird der Ärger über die Äußerungen der Therapeuten offen gezeigt, Konflikte werden riskiert. Eine Patientin sagt z. B. , wenn auch zögernd, daß ihr der Therapeut in der Gruppe zu nahe sitzt und bat ihn, seinen Stuhl weiter wegzurücken. Natürlich waren diese Worte mit großer Angst gesagt, was weitere Hinweise für die Behandlung ergab. Die Kampfbereitschaft der Patientinnen und eine entsprechende Erwartungshaltung auf beiden Seiten, die natürlich v. a. anfangs da ist, muß zunächst therapeutisch durch die entsprechenden Regressionsangebote "unterwandert" werden. Die Patientinnen geben diese Haltung gern auf, um sich endlich einmal fallen zu lassen, dies auch in Verbindung mit Nahrungsaufnahme. Die entsprechende therapeutische Sitzung wird von der Kollegin geleitet, die die Körperwahrnehmung durchführt und den Ernährungsvorgang damit in einen neuen Zusammenhang stellt, der der frühen Lebenssituation einigermaßen entspricht und das Körperbild, den Körperbezug und zugleich das Erleben der nahrungsspendenden Bezugsperson neu formt.

Die *analytische Gruppe*, die 4-5mal wöchentlich stattfindet, ist eine wichtige Grundlage des Konzepts. Den Besonderheiten der stationären Psychotherapie entsprechend, werden hier aber auch konkrete Situationen, insbesondere die Gewichtskurven seitens der Therapeuten eingebracht und, v. a. in der Anfangsphase, auch konkrete Probleme des Eßverhaltens angesprochen. So werden von der

Patientin z. B. genaue Einzelheiten erfragt, wenn sie Mahlzeiten außerhalb der Klinik einnehmen möchte. Der Satz "Ich werde ganz normal essen", hat eben für eine Aonorektikerin eine ganz andere Bedeutung als für normale Esser. Einstellung, Zu- und Umgang mit den Mahlzeiten werden damit ein sehr ich-naher Gegenstand der Behandlung. Die Position des Analytikers/Therapeuten wird mehrdeutig, da er einmal die Ordnungs- und Kontrollfunktion, zum anderen die bekannte gewährende und ermöglichende Haltung einnimmt. Gerade ersteres fällt schwer, weil es zur erlernten therapeutischen Haltung im Gegensatz steht.

Die *Gestaltungstherapie* eröffnet den Zugang zu unbewußten Konflikten, Ängsten und Phantasien und hat im Bewußtsein der Patientinnen während der gesamten Therapiezeit als wortlose Ausdrucksform in Farbe und Ton einen zentralen Stellenwert. Die Bilder werden auch dadurch Teil des analytischen Prozesses, daß sie zusammen mit der Gestaltungstherapeutin in der analytischen Gruppe vorgelegt und dort in das Gesamtgeschehen eingefügt werden. Oft bilden gerade die Bilder die entscheidenden Zugänge zur Durcharbeitung alter traumatischer Lebenssituationen. Die Patientinnen werden immer ermutigt, im Laufe der Behandlung entstehende krisenhafte Belastungen, auch Rückfälle ins Symptom, Suizidabsichten und so weiter über Bild und Ton auszudrücken und sich so bewußt zu machen. Wir haben auch den Eindruck, daß die "Bildsitzungen" zu den dichtesten gehören. Dramatische Motive, oft Blut, eiserne Ketten, Explosionen oder Flucht und Abstraktion, lösen bei allen Anwesenden große Betroffenheit aus. Wortlose Stille, Trauer, Wutausbrüche, Tränen, Erleichterung ... Das noch Unsagbare wird über das Bild zum Erlebnis und zur Selbstbegegnung. Die Bilder werden in der Regel in den Patientenzimmern aufgehängt, manche allerdings sofort wieder zerstört, weil das Dargestellte alte Wunden und noch unerträgliche Schmerzen berührt.

Sport und Spiel ermöglichen eine Neuorientierung in weiteren Aspekten des Körpererlebens. Der einseitig als Leistungsinstrument und Kalorienverwerter mißbrauchte Körper wird wieder zum Lebensträger. Das *Trampolinspringen* konfrontiert die Patientinnen z. B. in einmaliger Weise mit ihrer Abhängigkeit vom Körper als auch mit neuen Möglichkeiten, mit diesem meist ekelbesetzten und verachteten Aspekt der Person in eine neue Beziehung zu treten, sich mit ihm anzufreunden und langsam wieder zu identifizieren. Kleinste Körperbewegungen beeinflussen das Springen. "Ich merke, wie notwendig ich meinen Körper brauche, jede Phase meiner Muskeln", sagte eine junge Frau dazu.

Die Körpernähe des Sporttherapeuten, der mit der Patientin auf dem Trampolin steht, ist eine wichtige zusätzlich Erfahrung. Viele Frauen waren einem Mann noch nie so nah. "Daß er hinter mir steht, machte mir erst Riesenangst, aber jetzt kann ich ihm vertrauen". Beim Raufen im Schwimmbad kann man ihn anfassen und, dies wird immer wieder betont, dort oder in einer anderen Therapie auch offen darüber sprechen. Die Beziehung zum anderen Geschlecht ist plötzlich da mit all ihren Ängsten, Spannungen und Sehnsüchten. Auch hier ist der geschützte, einer frühen Familienbeziehung ähnliche therapeutische Raum ein Agens des Heilungsprozesses.

Der *therapeutische Arbeitsversuch*, geleitet und begleitet von der Sozialarbeiterin der Klinik, ist in der 2. Hälfte der Behandlungszeit ein wichtiger Teil mit dem Ziel, eigene Fähigkeiten in einer sozialen Umwelt außerhalb des mütterlichen Raumes der Klinik kennenzulernen, zu entwickeln und zu erproben. Der vermiedene oder mißglückte Absprung vom Elternhaus und die Auseinandersetzung mit überhöhten eigenen Leistungsansprüchen und Minderwertigkeitsgefühlen konstellieren sich und werden in der zugeordneten themenzentrierten Gruppe auf analytischer Verstehensbasis durchgearbeitet. Manchmal handelt es sich um die ersten Schritte in eine neue Welt, öfters um einen Neuanfang, von Angst geprägt, aber meist mit bereichernden Erfahrungen verknüpft. Manchmal gelingt es, einen alten Berufswunsch, z. B. Apothekenhelferin, wieder zu prüfen, wie dies eine Lehrerin tat, die ihren Beruf nach dem der Eltern, die beide Lehrer waren, gewählt hatte.

Die *Vielfalt der Methoden* hat zum Ziel, die entsprechende Vielfalt persönlichen Möglichkeiten zugänglich zu machen und vorzubereiten. Aus der Vielfalt kann eine Ganzheit werden. Medium hierzu ist die unbewußte Phantasie, die zunächst die behandelnden Personen wieder als Einheit sieht, als intakte Familie, als Elternpaar, auch als bedrohliche Therapeutengruppe, in jedem Fall aber als integratives Miteinander. Nach unseren theoretischen Annahmen ist das Selbst in der Frühphase der Entwicklung auf die verschiedenen Personen des sozialen Umfelds projiziert, dem entsprechen dann die realen und phantasierten Abhängigkeiten von Eltern und Geschwistern, von Familie und Heimat. Diese ursprünlich personelle Vielfalt erscheint im Behandlungsteam wieder. Die von früh an vertrauten Personen werden neu erlebt, aber mit dem Analytiker als strengem Vater kann anders umgegangen werden.

Das tragende therapeutische Team - das symbolische Therapeutenelternpaar

Im geschilderten Behandlungskonzept ist eine feste Gruppe für alle, die Patientinnen betreffenden Angelegenheiten zuständig und verantwortlich. Sie trägt die Lasten und Freuden der Therapie, sie schützt und stützt die Behandler und bietet auch ihnen den psychologisch dringend notwendigen geschützten und persönlichen Raum. Von Anfang an ist klar, daß sich diese Gruppe nicht spalten läßt, daß die Zuständigkeiten eindeutig, die innere Verbindung - z. B. als Informationsfluß - gewährleistet ist.

Damit werden "heile Urbilder" hervorgerufen und zur Übertragung angeregt. Natürlich handelt es sich da um "idealisierende Übertragungen", aber diese sind für den Heilungsvorgang unerläßlich, weil damit eine Grundlage für erneuten Glauben an eine vertrauenswürdige Beziehung ermöglicht wird. Die Überhöhung ist durchaus im Sinne der inneren Neuorientierung, sie ist ein Wegstück zum eigenen Selbstwerterleben. Die von den Patientinnen erlebte und immer wieder enttäuschte Sehnsucht nach einer intakten Urbeziehung auf seiten der Eltern, ihre verzweifelten und oft krankheitsauslösenden Bemühungen, die zerbrechende Elternehe zu heilen, werden hierdurch erneut angesprochen und einer Bearbeitung zugänglich. Wesentlich ist dabei, daß "kranke" Objekt- und Beziehungsintrojekte durch die neue zugänglich werdende ursprüngliche Beziehungsfähigkeit zu vertrauenswürdigen Menschen belebt und die so notwendige positive Grundübertragung trotz aller negativen Lebenseinflüsse ermöglicht wird. Das gilt insbesondere für das Therapeutenpaar, das symbolische Elternpaar, das in unserem Setting glücklicherweise zur Verfügung steht und während der neunmonatigen Behandlungszeit die analytische Gruppe leitet. Rasch stellen sich die zu erwartenden Übertragungen mütterlicher und väterlicher Bezugspersonen, sowohl auf persönlichem wie auf archetypischem Niveau ein, die beides ermöglichen: Eine Aufarbeitung alter Ängste und Konflikte und den Aufbau neuer Eltern-Images, die als vertrauenswürdige Personen auch verinnerlicht werden. Es ist oft erschütternd, das Ringen um eine Wiederherstellung des Urvertrauens mitzuerleben. Die vorhin erwähnte Bitte an den Gruppentherapeuten, sich doch weiter wegzusetzen, beinhaltet ja beides: Vertrauen - sonst wäre die Bitte nicht gekommen - und ängstliche Sorge oder Mißtrauen, sonst wäre der Abstand nicht so lebenswichtig.

Die erlebte Zuwendung und wohlwollende Aufmerksamkeit vermittelt den Patientinnen, wie sie sich selbst im Vergleich dazu, entwerten und erniedrigen. In dieser Atmosphäre kann dann von erlebten Vergewaltigungen, von psychischer und physischer Ausbeutung, von Schmerz und archaischer Wut gesprochen, können diese gemalt oder am Xylophon ausgedrückt, kann eigenverantwortlich vielleicht erstmalig dazu gestanden werden. Entscheidend ist, daß damit eine offene und tragfähige Beziehung zum Unbewußten als der Basis des Lebens angeregt und vorbereitet, die Grundlage für positive Selbstbezüge gelegt werden. "Wenn sie am Anfang davon sprachen, freundlich oder zärtlich mit sich umzugehen, so war das für mich, als sprächen sie eine fremde Sprache aus einem neuen Land", sagte eine Patientin rückblickend. Langsam wird diese neue Sprache gelernt, 9 Monate sind dafür aber trotzdem ein kurze Zeit.

Ein besonderes und unerwartetes Ergebnis dieser Teamarbeit ist, daß die meist skeptisch bis ablehnend betrachtete Behandlung von eßgestörten Patientinnen interessant und spannend wird und entsprechend Spaß macht.

Matriarchaler Raum und äußere Realität (Arbeitswelt und Familie)

Die für stationäre Psychotherapie lange Behandlungszeit von 9 Monaten ermöglicht eine Regressionsbewegung, die bei kurzen Aufenthalten unwahrscheinlich ist. Da wirklich Zeit zur Verfügung steht, kann sich das junge und schwache Ich im buchstäblichen Sinne noch einmal "ein-lassen". Inwieweit auch intrauterine Phantasien und Sehnsüchte dabei angeregt werden, ist schwer festzustellen, aufgrund der während der Körperwahrnehmung gemachten Beobachtungen aber zu vermuten. In jedem Fall wird die Rückkehr in den bergenden mütterlichen Raum stimuliert und mit entsprechenden Vorgängen wie Ernährung, Klang Körpernähe und Bildgestaltung differenzierend ausgeformt. Zunächst diffus erscheinende, im Grunde aber sehr klare Übertragungen der ersehnten guten Mutter, bilden die Grundlage, die "fight and flight"-Schutzhaltung wieder zu lockern und aufzugeben, frühe Abhängigkeiten erneut zuzulassen. Dabei scheint es wesentlich, daß Frauen im Therapeutenteam aktiv und in genügender Anzahl vertreten sind.

Vor diesem Hintergrund ist der Schritt hin zur äußeren Realität vorstellbar und akut vollziehbar. Auf die vielfältigen Aspekte des Erlebens und Durcharbeitens, die mit dem therapeutischen Arbeitsversuch an realen von den Patientinnen mit unserer Unterstützung selbstgesuchten Arbeitsplätzen in Stuttgart verbunden sind, sei hier noch einmal hingewiesen. Das Spannungsfeld "mütterlicher Raum und große weite Welt" umfaßt alle Aspekte der frühen Individuationsphasen von Trennung und Wiederannäherung, von Autonomie und Abhängigkeit, von Resignation und Hoffnung.

In diesem Zusammenhang ist es sinnvoll, die Eltern der Patientinnen, entweder als Paare oder getrennt als Gruppe der Väter und Gruppe der Mütter zur Behandlungsgruppe einzuladen, und in gemeinsamen Gruppensitzungen aktualisierte Fragen auch mit Hilfe kleiner einstimmender Übungen noch einmal anzuregen und ansatzweise zu bearbeiten. Diese Sitzungen lassen sich in wenigen Worten nicht schildern. Die Erschütterung, die auf beiden Seiten durchbricht, beeindruckt alle Beteiligten sehr. Liebe, Haß, Sehnsucht, Angst usw. dürfen sich in einer Weise äußern, die vorher nie für möglich gehalten wäre. Erstmalig werden wirkliche Gespräche zwischen Eltern und Töchtern geführt. Beide Seiten erkennen, daß sie einander auch aus ganz anderer Sicht sehen und damit neu kennenlernen können. Es ist ermutigend, wie die in der therapeutischen Situation gewonnenen neuen Haltungen dann im Kontakt mit den Eltern erprobt und im Anschluß daran weiter therapeutisch durchgearbeitet werden können.

Körperwahrnehmung und Musiktherapie

Die Entfremdung von Körper, Seele und Geist ist bei allen Magersüchtigen festzustellen. Sie mißhandeln ihren Körper und negieren ihre Seele. Was allein zählt ist der Geist (Leistung!), den sie überbewerten und nicht erkennen, daß er ohne Köper und Seele ein unbrauchbares Instrument ist. Um ihnen Ungetrenntheit und Ganzheit wieder erfahrbar zu machen, haben wir die Körperwahrnehmung der Musiktherapie integriert. Sie wird vom ersten Tag der Klinikbehandlung praktiziert, und zwar zunächst durch das Einnehmen einer kalorienreichen Zusatznahrung unter meiner Anleitung.

Die Zusatzernährung

Dabei wird autoritärer Druck möglichst vermieden, dafür eine gelassene, beziehungsreiche Atmosphäre hergestellt. Jeder Schluck wird begleitet auf seinem natürlichen Weg in den Magen, die Funktion von Magen und Darm wird erläutert, auch die Beziehung von Gewicht und eigener Wichtigkeit. Es wird viel Freiraum gelassen zum Beobachten und Besprechen der leiblichen und seelischen Befindlichkeit. Widerstände und Magenschmerzen werden sofort durch Entspannungserfahrungen behandelt, Brechreizgefühle werden ernstgenommen, verstanden und überstanden. Dann kommt die Ruhepause. Die Patientinnen legen sich auf den Boden, wickeln sich in ihre Decken, und ich lese vor oder erzähle von Zusammenhängen zwischen Himmel und Erde. Ich lasse auch Gongschläge erklingen, spiele Flöte oder Gitarre. Am liebsten mögen sie, wenn ich summend zwischen ihnen umhergehe, hier mal an einer Decke zupfe, dort mal meine Hände auf kalte Füße lege. Das heißt ich füttere sie mit dem, wonach sie hungern: Zugehörigkeitsgefühl, Gemeintsein, Identifizierungsmöglichkeit. Nach 2 bis 3 Monaten geht diese Eßzeit allmählich und spielerisch in die Musiktherapie, also in die aktive freie Improvisation über.

Die Körperwahrnehmung

Daneben läuft, und zwar als einzige Einzeltherapie im Behandlungsplan, für jede Patientin wöchentlich zweimal eine Körperwahrnehmungsstunde während des gesamten Klinikaufenthaltes. Beabsichtigt ist die Rückkehr in die symbiotische Zweierbeziehung. Hier geht es um Nähe und Distanz, die von der Patientin selber bestimmt werden, um die alten Ängste vor Bemächtigungen zu löschen. Es geht um behutsame Berührungen bei diesen leibfeindlichen jungen Frauen, um ganz reale Handarbeit am Körper. Nur so kann der Körperraum neu erlebt werden, der in einer mißglückten Mutter-Kind-Beziehung zur Unkenntnis des eigenen Leibes geführt hat. Nach langer geduldiger Arbeit kann die Magersüchtige spüren, daß es *ihre* Hände, *ihre* Haut, *ihr* Herz, *ihre* Bewegungen sind und damit auch ihre Verantwortung. Schließlich darf ich auch den Bauch berühren und durch meine begleitende Hand den Atem und damit den Innenraum spürbar machen. Räume sind nur durch Bewegung erfahrbar; und der Atem ist unsere erkennbare innere Bewegung, die Nahtstelle zwischen Willkür und Unwillkür. Atem ist zugleich das Symbol für Nehmen und Geben, für Außenwelt und Innenwelt, für Maß und Gleichgewicht, für periodisches Eingebundensein in den Rhythmus der Welt. Für diese maßgestörten Menschen ist das Erkennen des Atemrhythmus ein großes Erstaunen und leitet über in die Verantwortlichkeit für ihre eigene Periode. Denn unter der Alleinherrschaft des Magens hatte der Uterus seine Funktion eingestellt. Das Wiedereinsetzen der Menstruation ist ein Ziel der Körperwahrnehmung und muß in der liebevollen Zweierbeziehung der weiblichen Begegnung begleitet werden, bis sie angenommen werden kann.

Der Beitrag der Musiktherapie

Welchen Beitrag kann die Musiktherapie in der Anorexiebehandlung leisten? Aus der Entwicklungspsychologie wissen wir, daß das Klangempfinden des Menschen bereits intrauterin belebt wird. In der Geborgenheit des mütterlichen Leibraumes empfängt das Ungeborene etwa 26 Millionen mal den Herzschlag der Mutter, und zwar als Klang-Rhythmus-Bewegung, als motorisch-emotional ungetrenntes Phänomen. Das kann nicht ohne Einfluß auf unser späteres Leben bleiben. Auch in den ersten Lebensmonaten hat das Gehör von allen langsam erwachenden Sinnen größte Bedeutung. Darum arbeitet die Musiktherapie hauptsächlich mit den beiden musikalischen Elementen Klang und Rhythmus. So ist es möglich, Störungsfixierungen zu umgehen und frühe Bereiche anzurühren, die an den unbewußten Erfahrungsraum im Mutterleibe anknüpfen. Klang dringt in frühe perönliche und in transpersonale Regionen ein, so daß extraverbale Schichten wiederbelebt werden können. Die Klangsprache hat eine andere Qualität als die logische Sprache. Sie ist eine analoge, mehrschichtige, vieldeutige, gefühlsreiche Verständigungsform, sie schafft Beziehungen zur eigenen inneren Welt und befähigt zur Kommunikation mit der Umwelt.

Die tragende Kraft des Rhythmus

Musik wird immer im gegenwärtigen Augenblick erlebt, der getragen wird vom Vergangenen und hineinführt in das Kommende. Daraus ergibt sich das Gefühl von Eingebundenheit in größere Zusammenhänge. Das ist es, was den Magersüchtigen fehlt: Ein Teil des Ganzen sein. Dies wird erzeugt durch die tragende Kraft des Rhythmus. Rhythmus ist die Ordnung, die nicht diktiert wird, sondern sich selber reguliert. Das ist natürlich nur möglich im Selbertun und Selbererfahren. Es genügt nicht, den Patientinnen Musikstücke vorzuspielen und zu hoffen, daß eine Bach'sche Fuge heilende Ordnung vermitteln möge - das würde bei Magersüchtigen nur wieder anknüpfen an die verdammte Manipulation und Besserwisserei ihrer Kindheit, durch die sie gekränkt, d. h. krank gemacht wurden. Selbstfindung ist nur möglich in der freien Improvisation, in der jeder Teilnehmer sich sein Instrument selbst wählt und in jeder Sekunde selbst entscheiden muß: Spiele ich mit - wie laut - wie leise - tauche ich unter und gehe damit verloren im Gesamtklang - oder kann ich hörbar werden, vielleicht sogar durch einen eigenen Impuls Einfluß nehmen auf die musikalische Gestaltung? Die Magersüchtigen sind entscheidungsgestörte, maßgestörte, zeitgestörte Menschen, die auf der Symbolebene des Klanges und des Rhythmus Mangelerfahrungen korrigieren können. In der Improvisation gibt es keine Vorschriften, es gibt kein Falsch und kein Richtig, es gibt aber maßvolles Selbertun und die Umwandlung von Passivität in Aktivität, weil Klang und Rhythmus unzensierten Zugang zu den Gefühlen haben. Drei Rhythmusverluste in der Anorexie-Erkrankung möchte ich andeuten:

-Magersüchtige haben ihren natürlichen Rhythmus im Lebenswachstum verloren, sie bleiben körperlich-seelisch im Kindsein stecken und wehren sich gegen das Erwachsenwerden.
-Damit wird auch die Menstruation, die Periode, verhindert und somit die rhythmische Gliederung des Frauenlebens.
-Durch die unnatürliche Nahrungsaufnahme und -abgabe degeneriert allmählich der physiologische Rhythmus der Organbewegung in Magen und Darm, die Peristaltik, die für Transport und Abgabe der Nahrung sorgt.

Musiktherapie kann behilflich sein, den eigenen Rhythmus wiederzufinden. Dabei muß selbstverständlich von der wortlosen Symbolebene in das Gespräch, das nach jeder Improvisation stattfindet, auf die Wortebene übergeleitet werden. Der Musiktherapeut muß verstehen und decodieren können, was er gehört hat und muß Neustrukturierungen anbieten. Das unterstreicht die Bedeutung von Musiktherapie in Verbindung mit Körperwahrnehmung als Vorbereitung und begleitende Maßnahme zu den verbal-analytischen Therapien.

Das Ende der Behandlung

Wenn die Behandlungszeit sich dem Ende zuneigt, fließen diese beiden - nur scheinbar divergenten - Therapieformen Musiktherapie und Körperwahrnehmung ineinander. Wir finden uns dann in einem großen Raum zusammen, in dem Erweiterung auch räumlich erlebt werden kann, wo Klang auch in körperliche Bewegung einfließt, wo Rhythmus ganz ohne Zutun den Tanz entwickelt. Hier wird im Spiel gelernt, mit Raum und Zeit umzugehen, mit Grenzen und Grenzüberschreitungen, mit Gleichgewicht, mit Begegnung und Trennung. Jede Teilnehmerin kann sich einen Mitpatienten männlichen oder weiblichen Geschlechts mitbringen, damit auch das Thema Mitmensch-Partner-Welt zunächst in einer geschützten Umrahmung probebehandelt werden kann. In dieser Zeit der Öffnung nach außen, in der wir in den Analyse-Sitzungen - klar abgesetzt vom analytischen Setting - auch ab und zu offenen, in Zukunftsperspektiven führende Gespräche ansetzen, tauchen die jetzt mutiger gewordenen jungen Frauen auch bei den Discoabenden und geselligen Veranstaltungen auf, wo sie sogar kreativ an der Programmgestaltung und Darstellung teilnehmen, natürlich in unterschiedlicher Intensität.

Bei allen Magersüchtigen ist das Wecken der Kreativität von größter Bedeutung, weil sich ein kommunikatorisches Netzwerk anbietet, das Beziehungen schafft zu sich selber, zu anderen Menschen und zur Realität. Kreativität heißt, die Dinge von verschiedenen Seiten ansehen, neu gewonnene Aspekte und Elemente zu neuen Ergebnissen und Erlebnissen zusammenfügen. Kreativität ist hierarchiefeindlich, sie kann über Schwächen und Fehler lachen; im Gegenteil, sie liebt Abweichungen, Improvisationen, Brechen der Normen. Und das ist den Magersüchtigen notwendig. Sie stammen alle aus spannungsreichen, rigiden, spielfeindlichen Familien, sie müssen wieder lernen, auch Wünsche zu haben, Phantasien zu leben, flexibel zu sein; das wird sie befähigen, auch mit eigenen Veranderungen umzugehen. Das Ziel jeder Erziehung und jeder Psychotherapie sollte sein: Mut zu machen zur Kreativität.

Zusammenfassung

Das analytisch stationäre Behandlungskonzept der Psychotherapeutischen Klinik Stuttgart-Sonnenberg wird dargestellt, die einzelnen methodischen Ansätze erörtert und die Besonderheiten dieser längeren (9-monatigen) stationären Behandlung vor allem hinsichtlich der regressionstördernden Momente und einiger Besonderheiten des Übertragungsgeschehens diskutiert.

Außerdem werden die besonderen Möglichkeiten der Musiktherapie als Behandlungsform der Anorexie (orientiert am Klang/Rhythmus-Erleben), die Körperwahrnehmung mit einbezieht (orientiert am Erleben des Innen- und Außenraumes), dargestellt.

Bulimie von innen - Erlebnisse und Wegstrecken einer Patientin

Sonja Allhäuser

So begann es

Genau kann ich es nicht datieren, aber es sind ungefähr 5 Jahre her, als das Essen für mich aus seiner natürlichen und selbstverständlich-alltäglichen Ebene heraustrat und langsam aber stetig eine immer wichtigere, größere Rolle in meinem Leben spielte und auch längere Zeit die Hauptrolle übernahm. Je stärker ich mich für mein Eßverhalten interessierte und versuchte, dieses unter meine sichere Kontrolle zu bringen, um so unnatürlicher und extremer ging ich mit allem Eßbaren um, nein, besser gesagt: Alles Eßbare begann, mit mir umzugehen, es begleitete mich schließlich ununterbrochen während des ganzen Tages, wartete auf mich, stellte sich mir ständig in den Weg, quälte mich und kämpfte mit mir, ob ich nun wollte oder nicht, die Gedanken ans Essen bohrten sich ständig wie ein Wurm durch meinen Kopf und nahmen anderen Gedanken schnell ihre Lebenschancen. Damals schien ich gar keine andere Möglichkeit zu haben, als den täglichen Kampf mit dem Feind "Essen" aufzunehmen und mit verbissenem Willen verwendete ich meine ganze Energie, um diesen Feind zu besiegen. Die Kampfmethode ging immer mehr ins Absolute, entweder ein "Alles" oder ein "Nichts", ein Mittelweg schien nicht zu existieren. Die Tätigkeiten Essen, Kauen, Schlucken bedeuteten für mich: Du hast verloren, und so versuchte ich, möglichst gar nicht erst damit anzufangen. Je länger ich dies durchhalten konnte, um so fester glaubte ich daran, meinen Feind vielleicht endgültig besiegt zu haben. Doch irgendwann krallte mich das Essen wieder und ließ mich dann nicht mehr los - ohne Ende - ohne Wende. A) Verschlang es mich, b) mußte ich "es" essen, wobei es triumphierend zu mir sprach: "Da spürst du, wer hier der Stärkere ist, ich stopf dich, bis du nicht mehr atmen kannst ...", und das tat mein Feind dann auch mit mir, bis ich mich wirklich kaum noch bewegen konnte. Auf diese Weise endeten die Eßanfälle längere Zeit für mich als absolute Niederlage, bis zu dem Tag an dem ich zu erbrechen begann.

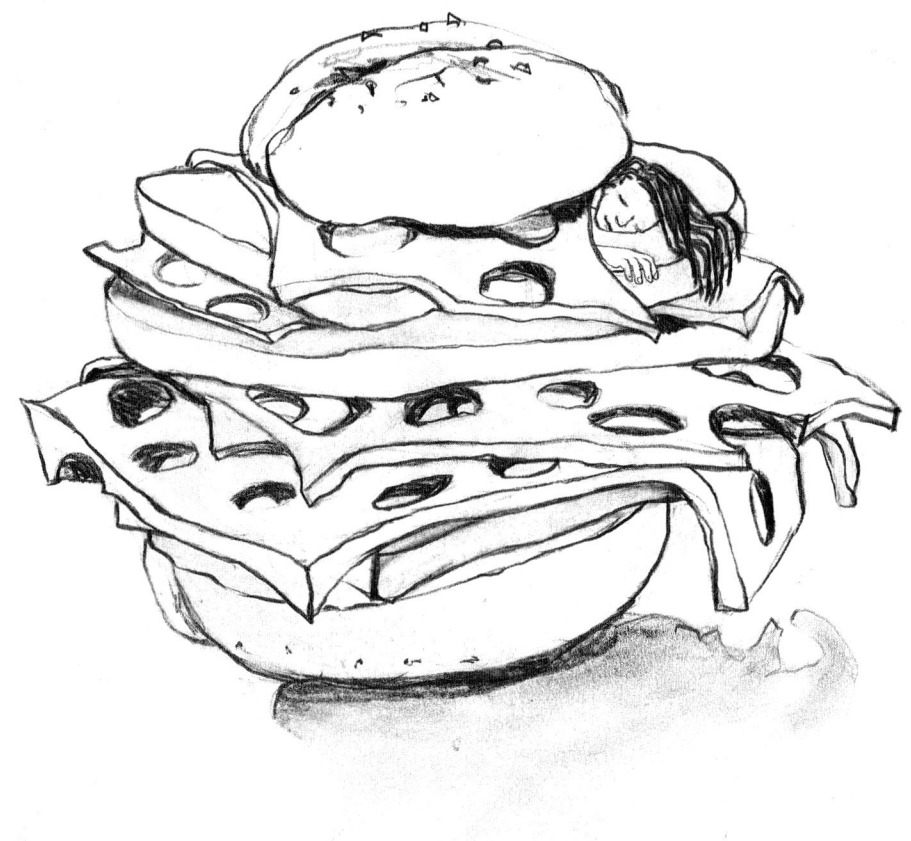

Abb. 1. Vom Essen erdrückt

Betrachte ich den Beginn meiner Bulimie heute, so kommt es mir vor, als ob ich und das Essen, zwei Todfeinde, sich gemeinsam mit Hilfe eines Kompromisses einigten und folgendes Abkommen vereinbarten: "Hiermit findet weiterhin jeden Tag der übliche Kampf zwischen uns statt, doch ab sofort wollen wir uns gegenseitig tägliche Siegesmomente für beide Beteiligten garantieren, die uns das Zusammenleben in Zukunft erleichtern sollen!". Also mit anderen Worten: "OK, du Essen, überwältige mich von Zeit zu Zeit und stopfe mich voll, aber dafür entledige ich mich danach auch wieder von dir, und zwar restlos, und dann sind wir quitt!".

Heute

In diesem Pakt befinde ich mich seit dem, manchmal mehr, manchmal weniger nach seinen Gesetzen lebend. Phasenweise gelingt es mir auch mich recht gut von seinen Vorschriften zu befreien, aber selbst nach 8 Monaten Therapie habe ich mich von meinem Symptom noch nicht ganz trennen können und frage mich oft nach dem Grund dafür. Warum gelingt mir das nicht, jetzt wo ich doch wirklich immer deutlicher spüre, daß das Essen als Nothelfer in allen Lebens- und Gefühlslagen absolut nicht mehr funktioniert. *Es* hat einfach ausgedient, es tröstet, wärmt, streichelt und entspannt mich nicht mehr, sondern raubt mir vielmehr meine jetzt wieder kostbar gewordene Lebenszeit. Mit Hilfe der Therapiegruppe und meiner Therapeuten habe ich hinter mein "einziges Problem im Leben" schauen können und bin dabei so ungeahnt fündig geworden, denn es tauchten plötzlich noch ganz andere Problemberge in meiner Lebenslandschaft auf, die den Berg Essen glattweg in den Schatten stellten. So entlarvte ich mein Essen als meinen täglichen Lebens-Ersatz-Stoff, der mittlerweile immer weniger imstande ist, mich zu befriedigen. Ich habe erfahren, daß ich das, was ich mir so unzählige Male von einem großen, ofenwarmen Fladenbrot erhoffte, nur im richtigen Leben finden kann. Kein noch so frischgebackenes Brot kann mir das geben, was ein wirklich lebendiges Gegenüber - halt ein richtiger Mensch - mir geben kann; Wärme, Nähe, Aufmerksamkeit, Trost, eben viel Gefühl!

Essen als bleibender Lebenspartner? - Partner fürs Leben?

Nach diesen Einsichten scheint es Ihnen vielleicht recht unverständlich, warum es mir noch so schwer fällt, mich von dem Essen als Lebenspartner endgültig zu trennen. Ich werde versuchen es zu beschreiben. Gerade durch die täglichen Leiden und Freuden mit dem Essen über mehrere Jahre hinweg, wurde *es* eine sehr vertraute Sache, an die ich mich gewöhnt habe. Mich erwartet in punkto Symptom nichts Überraschendes, nichts Neues mehr. Man hat seine tagtäglichen, immer wieder gleichen Rituale, auf die man sich verlassen kann, weil man weiß, daß sie funktionieren. Da ich noch wenig sicheren Halt in meinem Leben spüre, ist für mich wohl die Sicherheit des Essens (auch wenn sie mir in Sachen Lebensbewältigung nicht weiterhilft, das weiß ich) noch nicht wegzudenken, denn hier weiß ich, welcher Schritt auf den ersten folgt und was mich erwartet; ich beschreibe Ihnen ein Beispiel: Ich gehe ins Geschäft, lade mir meinen Wagen voll, so viel wie ich will und was ich will, bezahle meine ausgewählten Freunde (z. B. Kekse, Brot, Butter, Schokolade) und nehme sie mit zu mir nach Hause, keiner wird sie mir mehr wegnehmen. Ich muß nie lange nach diesen Freunden suchen, denn ich weiß ja, wo ich sie finde. Habe ich sie erst mal, dann sind sie für mich da und ich kann über sie verfügen, wenn ich will. Sie laufen mir bestimmt nicht weg, da kann ich sicher sein, sie bleiben bei mir, warten auf mich, bis ich sie aufesse und ich muß sie mit niemandem teilen, sie gehören mir ganz alleine. Hinzu kommt, daß sich meine mich ständig begleitenden "Nahrungsmittel" im Laufe der Jahre zu richtigen charakteristischen Persönlichkeiten entwickelt haben, denn je nach Geschmack, Beschaffenheit und Konsistenz scheinen sie mehr oder weniger in der Lage zu sein, auf ganz bestimmte Gefühle eingehen zu können, oder besser gesagt, irgendwann wußte ich ziemlich genau, je nach entsprechender Stimmungslage, welche eßbaren Freunde mir am besten helfen konnten, genau diese aufkommenden Empfindungen kleinzunagen und für einige Zeit aufzulösen. Vielleicht stelle ich Ihnen zur Verdeutlichung einfach mal zwei vor: Ein wirksamer Freund bei Wut und Zorn ist Knäckebrot; ich kämpfe und streite mit jeder spröden Scheibe, während ich sie lautstark zermalme, eine um die andere wird vernichtet und dabei kracht und knackt es - meine Wut scheint langsam zu schwinden. Bin ich traurig und fühle mich einsam, so tröstet mich weiches, frisches Brot mit viel zarter Butter und süßem Nutella, es beruhigt mich mit seinem Geschmack beim Kauen und scheint mich bei jedem Schlucken immerfort von innen zu streicheln. Es reichen meist nicht eine oder zwei Scheiben, ich brauche oft mehr Trost und dazu scheint erst ein ganzes Brot gerade so zu genügen.

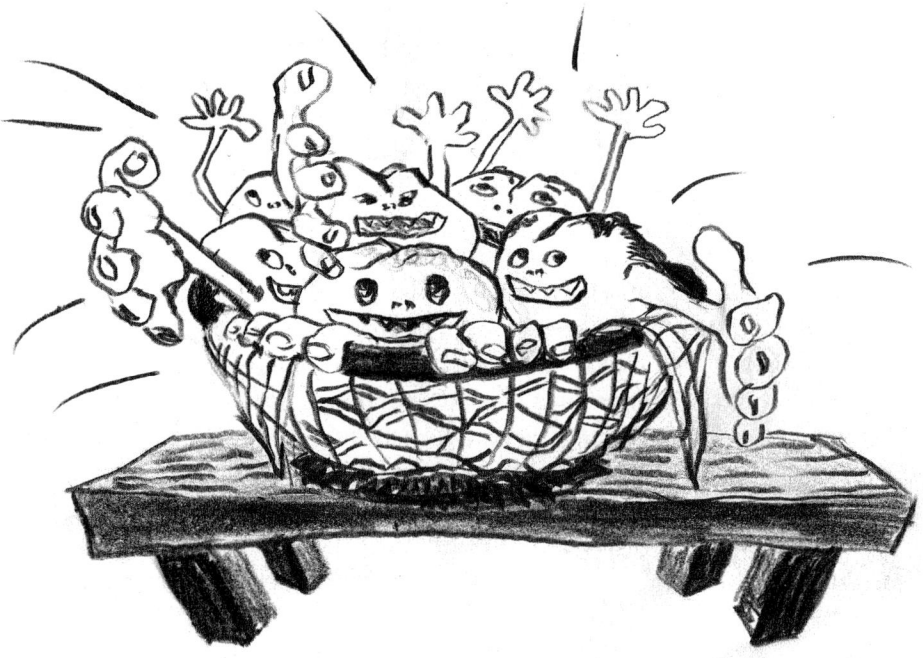

Abb. 2. Die eßbaren Freunde

Lebendige Lebensmittel - Auge in Auge mit frischen Brötchen

Zum Schluß möchte ich Ihnen noch eine Entdeckung beschreiben, die ich während der Therapiezeit gemacht habe und durch die mir bewußt wurde, daß ich bei der Begegnung mit etwas Eßbarem wohl zunächst das gleiche sehe wie jeder andere auch, doch ich empfinde beim Anblick des eßbaren Dings vor mir etwas anderes, ich spüre seine Lebendigkeit, seinen Eigenwillen, ja, auch seine Gefühle, was bei mir schnell Empfindungen mobilisiert. Ich beschreibe Ihnen eine beispielhafte Begegnung. Stellen Sie sich vor: Ein Korb voll frischer Brötchen auf dem Tisch! Was für ein luxuriöser Anblick! Da sitzen sie nun so richtig gemütlich dicht nebeneinander, noch leicht warm und lebendig, sie duften mir brotig-zart entgegen, wie es wirklich nur ganz frisch geborene Brötchen tun können, und nun soll ich eines von ihnen auserwählen, was für eine Aufgabe! Gut, ich sage zu mir: "Hör zu, alle sind die üblichen Freitags-Roggen-Brötchen mit ein und demselben Geschmack, nimm jetzt irgendeines und damit soll's dann gut sein", aber mein Gefühl sagt mir was ganz anderes: Brötchen für Brötchen schaut mich an und kämpft um meine Aufmerksamkeit. Jedes tut dies auf seine Art, denn je länger ich sie betrachte, umso deutlicher zeigen sie alle ihr ganz spezielles Gesicht, individuelle Charakterzüge treten mir entgegen und jedes von ihnen bekommt immer mehr und mehr ein Eigenleben und ich versuche immer verbissener, mir das meinige, das sympathischste auszusuchen - ... das, nein, das dort oben, das ist wohl das dickste, nein besser das daneben, hat viel mehr Kruste, oh dort hinten, das ist das braunste, oder nehme ich besser das helle längliche ... ? - und alle scheinen sie immer lauter durcheinander zu schreien "Nimm mich", "nein, nimm mich", bis ich der Qual der Wahl ein Ende bereite und eines ergreife! Doch was geschieht mit den anderen "Frischlingen"? Werden sie von keinem anderen auserwählt, so muß ich ihr Flehen überhören und ertragen, daß sie übrigbleiben. Ihre Frische wird langsam verfliegen, jede frische Teigpore wird vertrocknen und so wird das einst so weiche Teigstückchen zu einem harten leblosen Etwas absterben. Für mich stirbt *es* wirklich einen Tod.

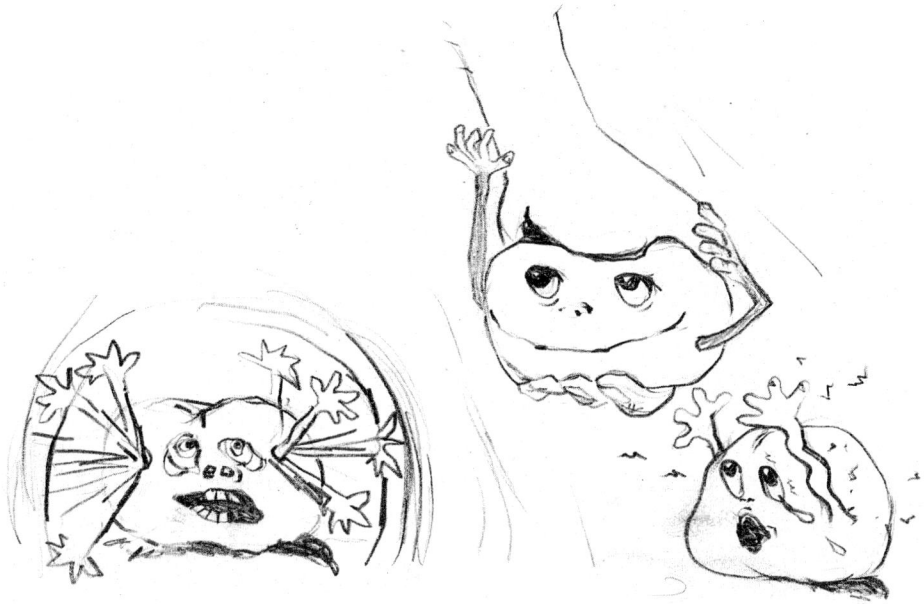

Abb. 3. Nimm mich

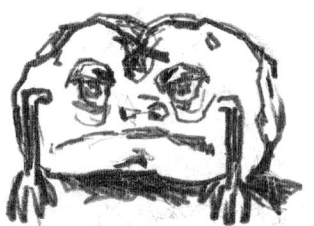

Abb. 4. Todesangst eines Brötchens

Aus der Therapie

Während meiner Therapiezeit in der Psychotherapeutischen Klinik konnten solche Kampfgespräche zwischen mir und dem Essen nur 3 mal pro Tag während der Mahlzeiten geführt werden und dies zum Glück immer nur innerhalb der festgelegten Öffnungsdauer des Speisesaales und zu den selben Zeiten. Zu Beginn fiel es mir schwer, mich an die geregelten Essenszeiten zu gewöhnen. Schließlich bedeutete jede Mahlzeit für mich eine gefährliche Direktkonfrontation mit meinem Freund-Feind Essen, von Angesicht zu Angesicht und es war jedesmal auf's Neue ungewiß, wer diesmal gewinnen würde. Ich hatte mir durch mehrere Jahre hartes Durchhaltetraining angewöhnt, meine erste Tagesmahlzeit möglichst lange herauszuschieben, weil ich ja genau wußte, daß oft schon nach den ersten paar Bissen meine Kontrolle versagte und jeder noch so gemütlich geplante "Zwischendurch-Snack" in einem riesigen Freßanfall endete. Diese Vermeidungstaktik hatte sich als die zuverlässigste Methode herausgestellt, um mich vor der Flut von Eßwaren, die in der Stadt gnadenlos aus allen Richtungen auf mich einströmten, einigermaßen zu schützen. Auf diese Weise hatte ich wenigstens die Möglichkeit, meine erste Hälfte des Tages suchtfrei zu überstehen, bis dann der 2. Tagesabschnitt zwangsläufig durch die dann nicht mehr vermeidbare Eßattacke eingeläutet wurde. Die Angst vor Eßbarem stieg stetig an und ich befand mich damals auf ständiger Flucht, fühlte mich gehetzt und getrieben. Diese Angst habe ich in der Klinik um einige Stufen abbauen können und ich bin dankbar für den erlernten 3-Mahlzeiten-Rhythmus, denn gerade dadurch liegt es in meiner Hand, wann und wo ich meinem Angsterzeuger entgegentrete, ich lege die Essenszeiten fest und fühle mich in den Phasen zwischen den Mahlzeiten wirklich freier, was wohl auch daran liegt, daß mich nicht ständig quälender Hunger ans Essen erinnert. Es ist ein tolles Gefühl, wieder satt sein zu dürfen, morgens einem frischen Brötchen gegenüberzusitzen und es wieder genießen zu können, oder mittags in die Mensa zu gehen und mir nicht nur eine Beilage zu holen, sondern genau das gleiche Tablettessen wie alle anderen Studenten auch.

Es geht weiter ...

9 Monate lebe ich jetzt schon wieder jenseits der Klinik in Düsseldorf. Ich setze mein Kunststudium fort, besuche Philosophie- und Kunstgeschichteseminare, belege einen Tanz- und Filmkurs und alles macht mir wieder richtig Spaß. Die in der Therapie gesammelten Erfahrungen und das dort Erlernte versuche ich in meinem Leben praktisch anzuwenden. Gerade die Umsetzung der Trockenübungen, die ich während der Therapie einstudiert habe, bereitet mir oft noch Probleme im Leben hier draußen und nicht selten meldet sich meine Ungeduld und ich bin unzufrieden,

wenn sich mein Eßverhalten nur zäh und langsam und phasenweise gar nicht zu verbessern scheint. Vergleiche ich jedoch mein Leben vor der stationären Therapie mit meinem jetzigen, dann sehe ich, daß ich durch viele kleine Fortschritte mittlerweile Meilenstrecken vorwärts gekommen bin. Dies bezieht sich natürlich nicht nur auf mein Eßverhalten, sondern viel entscheidender auf meine Art und Weise, wie ich mit Alltagsproblemen umgehe, und wie ich mich im Umgang mit Menschen verhalte. Was mir immer wieder Mut macht, ist das Gefühl, daß ich garantiert nicht rückwärts gehe.

Erfahrungen bei der Behandlung von Anorexie und Bulimie in der heterogenen und homogenen analytischen Gruppe

Friedrich Roller und Jörg-Michael Voigtländer

Vorbemerkung

An der nunmehr 25 Jahre bestehenden Psychotherapeutischen Klinik liegt seit längerer Zeit ein Schwerpunkt der Tätigkeit von uns beiden auf der analytischen Gruppentherapie. Wir haben in dieser Zeit mit verschiedenen Settings gearbeitet: Heterogene Gruppe (Roller) (verschiedene Krankheitsbilder, sowie Männer und Frauen) und homogene Gruppe (Voigtländer) (lauter eßgestörte junge Frauen). Dieser unterschiedliche Ansatz war uns Anlaß, immer wieder unsere Erfahrungen in der Behandlung Eßgestörter, speziell auch magersüchtiger Patientinnen auszutauschen. Darüberhinaus konnten wir einen besonders lebendigen und persönlichen Einblick in die Gruppe des jeweils anderen gewinnen, weil wir uns in Urlaubszeiten gegenseitig vertreten haben. Das heißt, daß jeder von uns zum Gasttherapeuten für die Gruppe des Kollegen wurde und auf einzigartige Weise die Unterschiede der Gruppen und des Settings von innen erleben konnte. Einige der dabei gewonnenen Eindrücke versuchen wir hier in einem Erfahrungsbericht zusammenzufassen, Roller für die heterogene, Voigtländer für die homogene Gruppe.

Behandlung in der heterogenen Gruppe

Berichte und Behandlungsprozeß

Alle Patienten, die sich um Aufnahme in die Psychotherapeutische Klinik bemühen, werden aufgefordert, einen Selbstbericht zu verfassen. Dieser soll die aktuellen Beschwerden und ihre Entstehungsgeschichte enthalten, sowie die Wünsche und Ziele bezüglich der stationären Behandlung wiedergeben. Eine große Anzahl von Patienten nimmt den Bericht zum Anlaß, eine detaillierte Biographie zu schreiben und das erstaunliche dabei ist, in welch hohem Ausmaß ein Teil der Patienten psychodynamische Zusammenhänge bereits im Vorfeld erfassen und auf eine einleuchtende Weise darstellen kann. Diese so oft von bemerkenswerter

Klarsicht geprägte Kenntnis der inneren Welt ist übrigens unabhängig davon, ob diese Patienten nach einer ambulanten Psychotherapie oder ohne jegliche Vorbehandlung in die Klinik kommen.

Überraschenderweise scheint dieses Wissen fast regelmäßig gänzlich der sich bildenden Übertragungsneurose zum Opfer zu fallen. Vielleicht ist dieser Verlust u. a. so zu verstehen, daß die Patienten im Rahmen der rasch eintretenden Regression auf ihre Selbsterkenntnis verzichten zugunsten der Übertragungs-erwartung, der ideale Therapeut könne sie durchschauen und sei im Besitz des eigentlichen Wissens über die Verhältnisse, Bedingtheiten und Zusammenhänge ihrer inneren Welt. Es bedarf dann eines längeren Behandlungsprozesses, bis das Ich des Patienten imstande ist, die Übertragungsbeziehung als Reinszenierung zu erkennen und sich der bereits vor der Behandlung gewonnenen Einsichten zu erinnern. Wenn dies gelingt, steht das erlebende Ich dann einem in die Tiefe blickenden, beobachtenden Ich gegenüber (Sterba 1934) und es kann zum Zusammenspiel beider Ich-Anteile kommen, was sich unter günstigen Bedingungen an Veränderungsschritten ablesen läßt, die einen Neubeginn (Balint 1968) konstituieren. Es kann dann von einem befriedigenden Behandlungsergebnis gesprochen werden, wenn dieser Neubeginn sich auch in der Zeit nach der Entlassung aus der stationären Behandlung niederschlägt. Ein wesentliches Merkmal hierfür ist, daß die Patienten ihre selbstanalytischen Fähigkeiten nicht nur wiedergewonnen haben, sondern vor allem erweitert haben und fähig sind, sie mit oder ohne nachstationäre therapeutische Hilfe zur Konfliktbewältigung einzusetzen. Das Phänomen deutlich wechselnder Fähigkeit zur Selbstanalyse unnd psychodynamischen Hypothesenbildung vor, während und nach der stationären Behandlung würde bestimmt eine gesonderte Untersuchung verdienen, um seine Verlaufsgestalt besser erkennen und verstehen zu können. Hier geht es jedoch um einen Sonderfall, wie er bei der stationären Therapie magersüchtiger Patientinnen aufgefallen ist, die in der heterogenen Gruppe behandelt wurden. Das analytische Potential scheint von diesen Patienten auf besondere und von anderen Patienten auf abweichende Weise entwickelt und im therapeutischen Prozeß umgesetzt zu werden.

Das Setting der heterogenen Gruppe

Zunächst stellen wir das Setting der heterogenen Gruppe im Kontext der Behandlung vor:

Die Patienten treten gewöhnlich nach einem vor allem der Diagnostik, Indikation und Differentialindikation dienenden ca. 10-tägigen Aufenthalt in der Aufnahmeabteilung in die Gruppe ein. Die Symptome der Gruppenmitglieder sind recht unterschiedlich, z.

B. viefältoige phobische Ängste, psychsomatische Beschwerden, Zwangssymptome, depressive Reaktionen, hypochondrische Befürchtungen und schwere Arbeits- störungen, Eßstörungen verschiedener Art und darunter vereinzelt Magersucht etc. Praktisch alle Patienten zeigen deutliche Frühstörungsanteile, was sich in einer teilweise schweren Einschränkung von Ich-Funktionen niederschlägt. Besonders häufig betroffen ist dabei die Affektregulation, die Nähe-, Angst- und Konflikttoleranz sowie die Nähe-Distanzregulation. Das Alter der Patienten streut zwischen 20 und 40 Jahren. Der Anteil weiblicher Patientinnen überwiegt oft etwas. Frei werdende Behandlungpslätze werden meistens rasch wieder besetzt. Die Gruppe hat maximal neun Teilnehmer. Die Behandlung ist hochfrequent; 4x100, 1x50 Minuten pro Woche zuzüglich eines speziellen psychotherapeutischen Programms: Psychodrama, Bewegungstherapie, Körperwahrnehmung und eine sozialtherapeutische Gruppe.

Auch diesmal ist es ein Bericht, über den die magersüchtigen Patientinnen beson- ders in Erscheinung treten: ca. alle zwei Monate schreiben die Patientinnen der of- fenen, heterogenen Gruppe einen sog. *Zwischenbericht*. In diesem wird zusam- mengefaßt, was im Lauf der bisherigen Behandlung erreicht wurde, welche Themen (Symptome, Probleme, Konflikte) in der weiteren Therapie bearbeitet werden sol- len und zu welchem Zeitpunkt die Entlassung möglich erscheint.

Da die stationäre Behandlung meistens eine Zeit von 5 bis 8 Monaten umfaßt, schreiben die Patientinnen gewöhnlich 2 bis 3 Zwischenberichte. Die schriftliche Version erhält der Therapeut, während die Patientinnen der Gruppe frei berichten, um dann zu erfahren, welche Resonanz ihre Selbsteinschätzung bei den Gruppenmitgliedern findet. Bei vielen nicht magersüchtigen Patientinnen lassen sich in den Zwischenberichten Marksteine erkennen auf dem Weg einer schritt- weisen Synthese zwischen erlebendem und beobachtendem Ich, wobei allmählich die bereits im Selbstbericht zutage getretene selbstanalytische Potenz wieder ge- wonnen und schrittweise erweitert wird. Die Magersüchtigen jedoch weisen eine eigentümliche Dichotomie auf, durch welche sie sich deutlich von den meisten an- deren Patienten unterscheiden.

Ihre Zwischenberichte sind vielfach wahre Kabinettstückchen. Sie berichten umfassend und differenziert und scheinen tatsächlich begriffen zu haben, um wel- che zentralen Konflikte und Probleme es bei ihnen geht. Sie zeigen meist Einsicht, was die Pathologie ihres magersüchtigen Schlankheitsideals angeht, und beschreiben kenntnisreich verschiedene Abwehrfunktionen und Konfliktlösungs- strategien, die sich in der bisherigen analytischen Arbeit als Motive herausgestellt haben für die Ausbildung des Symptoms Untergewicht. Entsprechend klingt an, daß es nur noch eine Frage kurzer Zeit sein kann, bis ein normales Gewicht erreicht ist. Auf anderen Gebieten sieht es ganz ähnlich aus: Die fast immer vorhandene pathologische Bindung an die Primärfamilie ist nicht nur bewußt, sondern verschiedene Anteile der Entstehung, des Sinn- und Bedeutungszusammenhangs dieser Bindung werden formuliert. Zum Beispiel beschreiben die Patienten, welche Aufgaben sie bisher für Vater, Mutter und auch die ganze Familie als System erfüllt haben und wie sie auf diese Weise unter anderem die mit der fälligen Ablösung verknüpften Probleme und Konflikte vermieden haben, etwa die ungelösten und deshalb beängstigenden Fragen weiblicher Köperlichkeit und Identität.

Ganz ähnlich wird auch der *Arbeitsbereich* untersucht und die Patientinnen kommen häufig zu dem zutreffenden Ergebnis, daß sie sich als liebe und funktionstüchtige Mädchen oft deutlicher unter ihrem eigentlichen Vermögen bleibend in nachgeordnete, Anpassung erfordende Stellungen begeben haben, um damit den Erwartungen der Eltern zu genügen und die Risiken größerer beruflicher Kompetenz und Eigenverantwortlichkeit zu vermeiden.

Ein solcher Bericht findet bei der Gruppe meistens bewundernde Anerkennung, da er auf "perfekte" Weise dem Ideal eines Zwischenberichtes zu entsprechen scheint. Dabei bleibt die Atmosphäre emotional ziemlich kühl und sachlich in der Gruppe, und vor allem averbale Zeichen wie Gähnen und körperliche Unruhe als Ausdruck von Langeweile und Ungeduld etc. weisen auf einen Mangel hin. Tatsächlich wirkt der Bericht trotz seines reichen Inhalts oft affektiv trocken, abgehoben und aufgesetzt. Dies ist eine Auswirkung der mit dem zwanghaften Perfektionismus einhergehenden Gefühlsferne und fehlenden Lebendigkeit. Durch den perfekten Bericht fühlen sich die Gruppenmitglieder der Möglichkeit beraubt, wesentliches beizutragen. Dieser Vorgang wird dadurch noch verstärkt, daß sich die magersüchtige Patientin meist ganz an den Therapeuten richtet und die Gruppe dabei fast ganz ausblendet. Vor allem aber ist etwas an diesem Bericht deshalb tatsächlich unwirklich, weil er in starkem Kontrast steht zum Bild, das diese magersüchtige Patientin in der Zeit zwischen den Berichten von sich vermittelt.

Helferrolle und Rückzug

Die Fähigkeit, eigene Probleme, Ängste und Symptome zu erfassen und der Vorsatz, an ihnen zu arbeiten, scheint nämlich danach wie weggeblasen zu sein und die Patientin kehrt zu Ihrem "angestammten" Verhalten in der Gruppe zurück, nachdem sie ihren Bericht abgegeben hat: Sie wird zur Helferin der anderen. Sie gibt Anstöße, Ratschläge und Ermunterungen. Ihre Bemerkungen wirken oft klug und durchdacht. Sie erinnert an anstehende Themen und bezieht sich häufig auf frühere Äußerungen des Therapeuten. - Ihre Stimme ist stets mild, leise und weich. Fast immer spricht sie mit einem lächelnden, manchmal etwas verächtlichen Gesicht, offene Aggression scheint es nicht zu geben. Sie sorgt sich um den Gruppenzusammenhalt und setzt sich für gemeinsame Unternehmungen ein. Mimik und Blick vermitteln ihre Suche nach der Anerkennung durch den

Therapeuten. Und wenn sie nicht zu belehrend und ermahnend wird, entsteht tatsächlich die Gefahr, daß sie streckenweise von ihm als Hilfe und Stütze benutzt wird. Sie ist so sehr begabt, seine ausgesprochenen und unausgesprochenen Erwartungen aufzunehmen und zu vertreten, daß ihre charmante Anpassungsfähigkeit und Tüchtigkeit etwas Gewinnendes hat und zum stillschweigenden Einverständnis führt, sich auf sie zu stützen.

Viel seltener vermittelt die Patientin noch ein anderes, zum obigen kontrastierendes Erscheinungsbild: Sie ist ganz in sich zurückgezogen, scheint nicht mehr am Gruppenprozeß teilzuhaben und hat nun einen deutlich depressiven Gesichtsausdruck. Die Folge beider Verhaltensweisen ist es, daß sich die magerssüchtige Patientin mit ihrer leidenden und bedürftigen Seite nicht von sich aus aktiv in die Gruppe einbringt. Sie vermeidet es, sich offen als Patientin zu zeigen und setzt hierfür einen raffinierten und gewandten Widerstand ein. Es bedarf großer Energie und therapeutischen Geschicks, die Patientin mit Hilfe der Gruppe zur Widerstandsanalyse und zu einer Auseinandersetzung mit sich selbst zu gewinnen, und sie versucht, jede Möglichkeit wahrzunehmen, um sich zu entziehen. Dies gelingt in einer Gruppe umso leichter, je mehr die anderen 8 Teilnehmer auf die Gelegenheit warten, von sich selbst zu sprechen.

Zusätzlich entsteht leicht dadurch ein folgenreiches Zusammenspiel im Widerstand, daß die Magersucht von den übrigen Gruppenmitgliedern oft als exotische Krankheit angesehen wird. Diese Einstellung kann die Suche nach der Gemeinsamkeit unter den Patienten verhindern, was deshalb fatal ist, weil sich die Integration des einzelnen in die Gruppe und deren Kohäsion gerade über diesen Prozeß entwickelt: Sobald in dem Konflikt, welcher dem zunächst fremd erscheinenden Symptom des anderen zugrunde liegt, das eigene ungelöste Problem wiedererkannt wird, entsteht ein unmittelbares Erleben gemeinsamen Betroffenseins, das Verständnis, verbindende Beziehung und Zusammenhalt ermöglicht. Wird die Magersucht wegen ihrer Fremdheit nicht auf die sie bedingenden zentralen Konflikte hin untersucht, bleibt die magersüchtige Patientin in der heterogenen Gruppe in einer Außenseiterposition.

Es besteht also die beträchtliche Gefahr, daß diese Patientinnen ihre Chance, an sich selbst zu arbeiten, per Kollusion altruistisch abtreten und stattdessen zum tüchtigen Helfer der anderen und zur zeitweiligen Stütze des Therapeuten werden. Dies steht ganz im Gegensatz zu den einsichtsvollen Zwischenberichten, die jedesmal den Eindruck vermitteln, jetzt gehe der eigentliche Prozeß analytischer Arbeit los. Während es im Therapieverlauf zwar zu Veränderungen im beruflichen Bereich und auch zur äußeren Ablösung vom Elternhaus kommt, entsteht am Schluß der stationären Behandlung doch häufig der Eindruck, daß die Probleme der weiblichen Identität zu kurz gekommen sind und die Patienten im Grunde daran festgehalten haben, keine Frau werden zu wollen. Als Kehrseite der charmanten Anpassung und bemühten Tüchtigkeit findet sich ein kontinuierlicher, von Angst getönter Trotz, mit dem oft ein deutliches Untergewicht bewahrt wird. Das Untergewicht (ca. 10-15% unter dem Idealgewicht) symbolisiert auf der Körperebene u. a. die Vermeidung der Weiblichkeit, selbst wenn die Periode wieder eingesetzt hat. Zwar konnte bei verschiedenen magersüchtigen Patienten eine Entwicklung beobachtet werden, die so weit führte, daß die Patientinnen gegen Ende der Behandlung von einem männlichen Gruppenmitglied nicht nur begehrt wurden, sondern ihrerseits mit Gefühlen der Verliebtheit antworteten. Kamen die sich entwickelnden Liebesgefühle in der Gruppe aber zur Sprache, zog sich die magersüchtige Patientin jeweils unter Scham zurück, vermied fortan das Thema und die Beziehung zum Mann und nahm an Gewicht ab.

Interpretation

Im folgenden wird versucht, über zwei von vielen möglichen Strängen die beschriebenen Phänomene vor allem mit Hilfe der theoretischen Gedanken von Winnicott (1956) zu interpretieren. Die sich daraus ergebenden Überlegungen zum Setting leiten dann über zum zweiten Teil, in dem die Behandlung eßgestörter Patientinnen in einer homogenen Gruppe von Voigtländer dargestellt wird.

Das Verhalten in der Gruppe als Reinszenierung

Im Verhalten der magersüchtigen Patientin in der Gruppe läßt sich der Versuch erkennen, frühkindliche Beziehungserlebnisse auf vielfältige Weise erneut in Szene zu setzen. Im Zentrum steht dabei das Streben der Patientin, sich lieb Kind zu machen beim Therapeuten. Von ihm ausgehende Signale aller Art, über die er Erwartungen, Wünsche, Ziele, eigene Wertvorstellungen und geschmackliche Einstellungen vermittelt, werden von der Patientin auf feinste Weise erfaßt, in das eigene Verhaltens- repertoire teilweise übernommen und bestärkend wiedergegeben. Sie versucht, zum lieben Kind des Therapeuten zu werden, indem sie sein Sprachrohr wird und die Erfüllungsgehilfin seiner Erwartungen. Die Gruppe bleibt dabci mindcstcns solangc völlig ncbcnsächlich und von gcringcr Bcdcutung, bis die Patientin erfaßt hat, daß es auch zu den Wünschen des Therapeuten gehört, sie möge nicht nur ausschließlich zu ihm, sondern auch zu den Gruppenmitgliedern Beziehung aufnehmen.

Mutterbilder

Wahrscheinlich projiziert die Patientin eine mütterliche Repräsentanz auf den Therapeuten und versucht, ihm ein liebes Kind zu sein, wie sie es der Mutter sein wollte und will. Dabei ist die Gruppe, in der sich auch die übrige Familie erkennen läßt, zunächst nur das Mittel zum Zweck, eine gute und scheinbar konfliktfreie Beziehung zur Mutter zu unterhalten.

Das Bild der Mutter der magersüchtigen Patientin geht auf eine frühe Mutter zurück, bei der eine Vielzahl von Hinweisen für einen erheblichen Mangel an Empathie und primärer Mütterlichkeit (Winnicott 1956) sprechen. Bekanntlich ist aber eine differenzierende Einfühlung in die Bedürfnisse des kleinen Kindes, unter Vermittlung von Halt, gefühlsmäßiger Resonanz und angemessener Befriedigung bzw. Frustration die Voraussetzung für eine gesunde seelische Entwicklung und Stabilität, das heißt u. a. für das spätere Zustandekommen eines ausreichend klar konturierten, differenzierten und verläßlichen Selbstbildes. Der vielfach determinierte Mangel an mütterlicher Empathie hat eine von Winnicott beschriebene weitreichende Konsequenz, indem es zu einem grundlegenden Wechsel kommt: Statt daß die Mutter mit liebevoll-warmem und förderndem Interesse den Bedürfnissen des Kindes zur Verfügung steht, paßt sich das Kind an die Bedürfnisse der Mutter an. Es kann nicht das Erleben entwickeln, aus sich selbst heraus zu handeln und zu fühlen, sondern sein Leben besteht bald fast total aus einem Reagieren auf die von außen kommenden Impulse und Bedürfnisse der Mutter. Statt des wahren, eigenen Selbst entwickelt sich ein von außen ferngesteuertes falsches Selbst (Winnicott 1960). Dieses reagierende Verhalten als Ausdruck des falschen Selbst legt die magersüchtige Patient in in der Gruppe überwiegend an den Tag und gleicht dem vernünftigen, klugen und pflegeleichten Mädchen, das von der Mutter oft so lobend beschrieben wird.

Stellenweise scheint es uns auch zum Rollentausch in der Übertragung zu kommen: Die Patientin behandelt die Gruppe wie eine wenig empathische Mutter ihr Kind und fordert über-ich-hafte Anpassung. Sie drängt z. B. andere Patienten in der Gruppe, die im außerhalb der Therapie gepflegten Zwiegespräch mitgeteilten "Geheimnisse" preiszugeben und verweist dabei auf das Ideal totaler Offenheit. Die magersüchtige Patientin scheint sich hier mit dem Therapeuten als Aggressor identifiziert zu haben, den sie wie die Mutter als den Eindringenden und Kontrollierenden sieht.

Das Verhalten in der Gruppe als Abbild der Verdauung der Magersüchtigen

Die beschriebene Dichotomie zwischen von hoher Therapiemotivation getragenem Zwischenbericht einerseits und der gegen die Therapie gerichteten Helferhaltung der magersüchtigen Patientin gegenüber Therapeut und Gruppe andererseits können als Ausdruck ein und desselben Widerstands verstanden werden. Es geht dabei um das Ziel, als leidende und hilfsbedürftige Patientin nicht wirklich in Erscheinung zu treten. Die Patientin verdeckt ihre eigentliche Not durch den vielversprechenden Zwischenbericht nach dem Motto "auf richtigem Weg und alles im Griff" und lenkt dann von sich ab, indem sie sich im Dienst des Therapeuten um die Mitpatienten kümmert. Durch dieses Verhalten tut sie so, als ob sie ihr Stück vom Kuchen bekäme und eher noch mehr als andere am Gruppenprozeß, der gemeinsamen Mahlzeit, beteiligt sei.

Und hier spiegelt sich tatsächlich ihr Eßverhalten. Sie macht sich und anderen vor, genügend zu essen und tut viel, um nicht aufzufallen. Gleichzeitig ist es ihr existentiell wichtig, nicht wirklich etwas aufzunehmen. Das heißt, sie ißt und schluckt zwar, sorgt aber dafür, daß es möglichst nicht zur Verdauung, also zur tatsächlichen Aufnahme der Nahrungsstoffe in ihr Blut = Inneres kommt. Die beredten und zur Hoffnung Anlaß gebenden Berichte erweisen sich nun als besonders wirksames Abwehrmanöver: So wie die Magersüchtige oft aller Welt weismachen will, daß sie sich sattesse, sollen die Zwischenberichte vermitteln, daß sie Erkenntnisse tatsächlich introjiziert und aufgenommen habe. Wahrscheinlich aber handelt es sich um eine Scheinintrojektion und es kommt nicht zur Stillung des Hungers der Magersüchtigen, sondern zur Beziehungsumkehr: Durch ihre Berichte füttert sie die erwartungsvollen, hungrigen Objekte und vermittelt nach außen, gut zu essen und Fortschritte zu machen, so daß sich Therapeut/Mutter gutfühlen können, während die Patientin in Wirklichkeit leer und hungrig bleibt. Es handelt sich hierbei wohl nicht nur um eine Analogie, sondern um eine wichtige symbolische Handlung, in der sich wesentliche Inhalte verdichten:

Die magersüchtige Patientin scheint eine Vorstellung davon zu haben, daß sie ihr eigentliches, ihr wahres Selbst nicht entwickeln und entfalten konnte. In diesem Sinn beschreibt sie übrigens oft ihre Mutter als abschreckendes Beispiel und als einen Menschen, der die eigene Lebensperspektive, ja das ganze Eigenleben den Erwartungen anderer, v. a. des Vaters, aber auch der Großmutter und dem Familienleben geopfert hat und vermittelt dabei, daß sie es der Mutter, was diese Aufgabe des Selbst anbetrifft, auf keinen Fall gleichtun wolle. Dennoch paßt sie sich, scheinbar paradox, in so hohem Maße und unter Selbstverleugnung an. Sie gleicht einem Menschen, der ganz der Willkür eines anderen ausgeliefert ist. Um zu überleben, versucht sie so wenig wie möglich aufzufallen und paßt sich nach außen ganz an. Dies dient gleichzeitig als bestes Versteck für das verborgene

Eigenleben. Auf diese Weise wird das wahre Selbst durch das falsche Selbst, hier das pseudoselbstverständliche Verhalten der Patienten in der Gruppe geschützt (Winnicott 1960).

Würde sich die Patientin als Bedürftige und Leidende in der Gruppe zeigen, wäre das Risiko eines Wiederholungstraumas am größten: Wie in der frühen Situation am Lebensanfang, wäre sie wieder auf ein optimales Maß an empathischem Verstehen angewiesen und deshalb gleichzeitig in größter Gefahr, erneut sich dem Bedürfnis - und Erwartungsdruck des Objekts beugen zu müssen, was sie voll mißtrauischer Gewißheit für unausweichlich hält. Nur scheinbar ordnet sie sich den Erwartungen des Therapeuten unter. In Wirklichkeit hält sie an ihrer Magersucht fest. Solange sie sich weigert zu verdauen, wirklich etwas (Brust, Milch) in sich aufzunehmen, entgeht sie der Gefahr, ihr wahres Selbst erneut zu verlieren oder zu korrumpieren. Die Korruption würde unweigerlich drohen, indem sie mit der Nahrung ("mit der Muttermilch") mütterliche Erwartungen aufnähme, welche ihr das wahre Selbst entfremden, vergiften und zerstören würden. Ihr Untergewicht und anorektisches Ideal dienen ihr als Quelle der Sicherheit, standgehalten zu haben. Gleichzeitig symbolisiert der anorektische Körper das wahre Selbst und dient als Identitätsersatz, da bislang kaum ein kohärentes Bild eines wahren Selbst entstehen konnte. Dies scheint wie der zur Auflösung strebende anorektische Körper eher nonisch definiert zu sein: Die Patientin agiert und stellt ihr Selbst über ihre Krankheit, über ein Nein und eine Weigerung dar. Eine gefügige Pseudounterwerfung nach außen soll dieses Abwehrverhalten verbergen, da angesichts der übermächtigen, totalitären Mutter jeder offene Protest zum Scheitern verurteilt wäre, und deshalb nur der chiffrierte, gewaltlose Widerstand und die Emigration nach innen als Bewahrungsformen des Selbst übrig bleiben.

In den Momenten depressiver Zurückgezogenheit ist am ehesten das Leid zu spüren, nicht wirklich bei sich zu sein, und wie das Kind scheint hier die Patientin zu versuchen, durch Isolation von der Objektwelt sich selbst zu bewahren, um dem ständigen Zwang zu entgehen, auf Außenimpulse reagieren zu müssen (Winnicott 1952).

Als Kind hat die magersüchtige Patientin - leider offenbar vergeblich - die Mutter im Vater gesucht, um den Mangel an Halt und Empathie von seiten der Mutter auszugleichen. Etwas von dieser ehemals vergeblichen Suche scheint die Patientin wieder aufzunehmen, wenn sie sich gegen Ende der Behandlung wagt, zu verlieben oder die Zuneigung eines männlichen Gruppenmitgliedes aufzunehmen. Dabei ist auffällig, wie wichtig es der Patientin ist, die sich anbahnende Beziehung geheim zu halten, und sie sogar an die Bedingung knüpft, daß sie in der Gruppe nicht zur Sprache kommen darf. Dieser Geheimhaltungsschutz soll die neue Beziehung vor der Gruppe bewahren. Denn offensichtlich wird befürchtet, daß es nicht nur zu kontrollierend manipulativen Eingriffen durch die Gruppe kommt, sondern daß die Gruppe diese Beziehung räuberisch zu ihrer, zur

Gruppenangelegenheit macht und sie so vereinnahmt. Vieles weist darauf hin, daß es sich hier um das Abbild eines mißlungenen Triangulierungsversuchs handelt: Die Mutter (Gruppe) kann die sich entwickelnde Beziehung nicht mit Respekt und gewährendem Wohlwollen aus dem nötigen Abstand begleiten (Rohde-Dachser 1987), sondern greift kontrollierend und vereinnahmend ein. Der Vater (männlicher Patient) kann sich nicht genügend gegen die Mutter wehren und die Beziehung nicht wirkungsvoll schützen.

Als Folge davon bricht auch dieser zaghafte Versuch der Entfaltung eines autonomen Impulses, das Begehren, wieder zusammen. Regressiver Rückzug, Vermeidung der Liebesbeziehung und Wiederbelebung der anorektischen Abwehr werden erneut als Schutzwall errichtet.

Offensichtlich kann das Setting der heterogenen Gruppe auf vielfältige Weise zum Verstärker des Widerstandes der magersüchtigen Patientin werden. Im Einsatz für den Therapeuten und die anderen Gruppenmitglieder opfert sie in altruistischer Abtretung ihre Chance, sich mit sich selbst auseinanderzusetzen, und versucht stattdessen voller Angst, ihr wahres Selbst zu verbergen und zu retten. Diese Haltung wird durch die Gruppe bestärkt, wenn sie die Magersucht als uneinfühlbare fremde Störung ansieht und dadurch die Patientin zur Außenseiterin macht. Es schließt sich der Kreis, indem hierdurch die Patientin in ihrer Angst unterstützt wird, Objekten mit fehlender Fähigkeit zu ausreichendem empathischen Verstehen ausgeliefert zu sein und deshalb Gefahr zu laufen, Opfer eines Wiederholungstraumas zu werden. Ob die homogene Gruppe ein günstigeres Behandlungsangebot darstellen könnte, soll im zweiten Teil untersucht werden.

Behandlung in der homogenen Gruppe

Es geht um die Frage, wie wir den Behandlungsrahmen so gestalten können, daß die Patientin ihr wahres Selbst leichter zeigen, sie mehr weibliche Identität entwickeln und sie die von der analytischen Arbeit angebotene Kost besser "verdauen" und somit aufnehmen kann.

Seifert u. Loos (1987) haben weiter oben schon die Wichtigkeit der Schaffung eines matriarchalen Raumes hervorgehoben. Auch sie bevorzugen dafür die homogene Gruppe. Unter "homogen" wird im folgenden verstanden: *Gleichheit im Geschlecht sowie Ähnlichkeit in Krankheitsbild* (Patientinnen mit den Eßstörungen Bulimie und Anorexie) *und Alter* (17 bis ca. 27/28 Jahre).

Homogenität im Alter: Die Spätadoleszenz

Die meisten der an uns überwiesenen Frauen mit diesem Krankehitsbild fallen in die eben genannte Altersstufe, nur wenige müssen wegen zu starker agierender, paranoider oder zwangsneurotischer Anteile einzeltherapeutisch behandelt werden. Faßt man erstere in einer Gruppe zusammen, so ergibt sich eine entängstigende Gemeinsamkeit in der unbewältigten Konfliktthematik der Spätadoleszenz.

Entwicklungsprozesse und Konflikte der Spätadoleszenz

Der Patient in der Spätadoleszenz - hierunter verstehen wir den Zeitraum vom 18. bis zum 25. Lebensjahr - befindet sich nach Krejci u. Bohleber (1982) in einer Zeit der *Umstrukturierung des Körperbildes,* des *Findens eines heterosexuellen Liebesobjekts* (Vorstufen dazu sind Onaniephantasien und das Ausprobieren von Beziehungen ohne allzu große Festlegung), vor allem in einem *Loslösungsprozeß von den Eltern,* wobei die bestehenden Identifizierungen mit den Elternfiguren einer Revision unterzogen werden und es allmählich über grobe Identifizierungen zur *Bildung einer stabilen eigenen Identität* kommt.

In dieser sensiblen Phase der Selbstfindung (bei der z. B. das Verhaften am magersüchtigen Ideal notfallmäßig helfen soll) werden Einzeltherapiesituationen, allmächtiges Auftreten des Therapeuten und klassische Deutungen oftmals oder in labilisierten Situationen als ängstigend und kränkend erlebt. Der Patient bekommt Angst, in der therapeutischen Situation wieder wie bei den Eltern in die infantile Situation zu gelangen. In der therapeutischen Gruppe empfindet er dies geringer. Wenn hier noch darauf geachtet wird, die für die Identitätsbildung notwendige Abgrenzung in den Objektbeziehungen, probeweise Identifizierungen im Sinne von "Versuch und Irrtum" zu fördern und eigenem Gefühl und Vermögen anzupassen, wird der Patient sich auf die Gruppe einlassen. Die Gruppe bietet zudem die Möglichkeit, aus der zuvor bestehenden sozialen Isolierung herauszufinden, vielleicht sogar erstmals einer "peer-group" anzugehören und Solidarität (z. B. auch gegen den Gruppenleiter) zu finden.

Der psychisch Spätadoleszente braucht wie das Kind in der Übungsphase des von Mahler (1978) beschriebenen Trennungs- und Individuierungsprozesses eine tragende Basis, eine "holding function", also einen verläßlichen elterlichen Raum, von dem aus er Erfahrung sammeln, sich übend entfernen kann, dem er sich zum emotionalen Auftanken, zur Rat- und Trostsuche wieder annähern kann.

Der mütterlich-tragende Raum der Gruppe ist Grundbedingung für wachsende Identität und Loslösung, nicht jedoch - zumindest am Anfang - ein Machtkampf um das richtige Gewicht, der, könnte er gewonnen werden, die Autonomie des Patienten weiter schädigen würde. (Wir nehmen deshalb nur Patienten mit bis zu ca. 20% Untergewicht unter Idealgewicht auf, die an anderer Stelle aufgefüttert worden sind).

Der Rückzug vom Objekt

Der kleinste gemeinsame Nenner bei der Betrachtung des Hintergrundes von Anorexie und Bulimie scheint der Rückzug vom Objekt zu sein. Die Anorektikerin weist mit dem Hungern die Abhängigkeit von der Mutter und deren Intrusion und Bemächtigung zurück. Die Bulimikerin verschiebt die Sehnsucht nach dem elterlichen Objekt auf das Essen. Sie ziehen sich zurück, weil sie keine Ambivalenz ertragen, weil sie 1.) meinen, bei oralen, aggressiven oder sexuellen Impulsen die Liebe des Primärobjektes zu verlieren oder es sogar damit zu zerstören, oder 2.) vom Gegenüber enttäuscht sind, weil es keine symbiotischen oder Selbstobjektqualitäten erfüllt. Letzteres heißt, daß das Gegenüber endlich die in der Kindheit vermißten symbiotischen Wünsche nach totalem, wortlosem und selbstlosem Verstandenwerden erfüllen soll, und daß eine maßlose Enttäuschungswut und Trauer aufsteigt, wenn dies nicht ausreichend geschieht. Die Anorektikerin wendet diese Enttäuschungsaggression gegen sich selbst, die Bulimikerin zermalmt entweder das Essen oder tröstet sich ersatzweise mit Süßem.

Frühe Triangulierung

Wie kann nun der spätadoleszenten Patientin geholfen werden, ganzheitliche Objekte mit den dazugehörigen ambivalenten Gefühlen ertragen zu lernen? Im Trennungs-Individuierungsprozeß der Kindheit wird dies durch die "frühe Triangulierung" (Abelin 1971) erleichtert. Die frühe Triangulierung bezeichnet nach Ermann (1985) den Prozeß der Ausweitung der Dyade zur triadischen Sozialbeziehung. Dabei fällt dem Vater (der Großmutter, der Klinik, dem Gruppenleiter, der Stationsschwester, dem Gruppenmitglied, o. ä.) "die Funktion des Dritten zu, der z. B. Distanz ermöglicht, wenn die Symbiose zur Mutter zu eng oder enttäuschend ist", ohne daß die Mutter endgültig verlassen werden muß. "Idealtypisch kann das Kind mit seiner Hilfe lernen, daß die Loslösung von der Mutter nicht illoyal ist", daß aggressive Gefühle gegenüber dem symbiotischen Partner erlaubt und normal sind, daß die Loslösung von der Mutter nicht das Fallen in ein Nichts bedeutet. Der Dritte hat also die Aufgabe, dem Kind zu helfen, über die Unvollkommenheit des dyadischen Partners hinwegzukommen, und die ambivalenten liebenden und aggressiven Gefühle gleichzeitig bestehen zu lassen und ertragen zu können. "Das erfordert einen Dritten, der weder als der eigentliche, der bessere Zweite die Wiederannäherung verhindert, noch durch Überstrenge und Ablehnung übermächtige Angst erzeugt oder durch Rückzug und Schwäche als Alternative untauglich wird" (Ermann 1985). "Dieser Prozeß führt zur Überwindung von Teilobjektbeziehungen und bildet die Voraussetzung für die Fähigkeit zur Objekt- konstanz" (Abelin 1971 zit. n. Ermann 1985). "Erst die wechselseitige Annäherung und Abwendung in der Beziehung zu zwei Menschen, zu beiden Eltern, scheint die schrittweise Aufrichtung und schrittweise Verinnerlichung von zwei für die Triangulierung genügend tragfähigen, ambivalenten Beziehungen zu ermöglichen" (Ermann 1985) und die Struktur eines alternativen inneren Objektes entstehen zu lassen.

Umsetzungen im Gruppensetting

Wenn also die frühe Triangulierung Ambivalenz und Objektkonstanz zu ermöglichen und Spaltungsmechanismen zu überwinden hilft, sollte diese auch in unserem Behandlungssetting auf verschiedenen Ebenen gesehen und benutzt werden. In der Triangulierung versucht die Patientin eine unbefriedigend verlaufene Symbiose zu kompensieren. Die homogenen Gruppe bietet Vorteil, weil sie eher als die heterogenen Gruppe ein frühes symbiotisches Objekt repräsentieren kann, von dem aus eine diesmal gesündere Hinwendung zum triangulären Objekt stattfinden kann. Die Patientin muß die Möglichkeit haben, zu anderen Mitgliedern des therapeutischen Teams und der Gruppe alternative Beziehungen aufzunehmen, um die eben genannten Schritte nachvollziehen zu können. Im Sinne der integrativen stationären Therapie erfüllt jedes therapeutische Mitglied in seinem Interaktionsfeld eine eigene analytisch-therapeutische Aufgabe und jedes Beziehungsfeld stellt einen eigenen Bereich dar (Janssen 1987). Auf dieser Grundlage kann die Patientin verschiedene Beziehungen aufnehmen, triangulieren, und wir können in der Stationskonferenz versuchen, ein Gesamtbild zu gewinnen.

Homogenität im Krankheitsbild

Neben der eben beschriebenen entängstigenden Gemeinsamkeit über die gleiche Altersstufe und die vom Gruppenleiter geförderte peer-group-Bildung spielen zum Abbau von Angst und Scham und somit zum Entwickeln und Zeigen des wahren Selbst natürlich weitere Faktoren eine Rolle. Da alle Gruppenmitglieder eine Eßstörung haben, kann weniger schambesetzt darüber gesprochen werden. In heterogenen Gruppen ist es oft so, daß die Eßsymptomatik von der Patientin selbst gar nicht zum Thema gebracht wird, daß dies dann von Gruppenmitgliedern oder Gruppenleiter forciert und die Patientin eine Verteidigungs- und Widerstandshaltung getrieben wird. Auch werden die nicht eßgestörten Gruppenmitglieder stärker in der Elternübertragung festgehalten, was zu angstvollem Rückzug auf der einen und vorwurfsvoller Ungeduld auf der anderen Seite führen und manchmal schwer aufgelöst werden kann (siehe Teil I).

In der homogenen Gruppe können leichter verschiedene Parameter eingesetzt werden. Man kann vorübergehend oder regelmäßig Gruppenzeiten zur Besprechung der Situation am gemeinsamen Eßtisch oder eines phasenweise geführten Eßtagebuchs einrichten. (Im Eßtagebuch soll das derzeitige Eßverhalten mit Träumen oder Gefühlszuständen in Verbindung gebracht werden). Körperwahrnehmung und Gestaltungstherapie können sich besser der sich homogener darstellenden Thematik der Körperstörung widmen. Es hat sich - was sich in der heterogenen Gruppe sicher nicht entwickelt hätte - ein gemeinsames Photographieren in wenig bekleidetem Zustand eingerichtet, wonach zusammen mit der Gestaltungstherapeutin oder der Abteilungsschwester Selbst- und Fremdwahrnehmung verglichen oder während des stationären Aufenthaltes veränderte Körperformen angeschaut und in ihrer gefühlhaften Auswirkung besprochen werden.

Die Patientinnen haben sich untereinander vorübergehende Hilfsangebote zur Verhinderung von bulimischen Rückzügen, Erbrechen oder anorektischem Essen gemacht, was neben der analytischen Arbeit wichtig ist, um den oft weiterbestehenden Automatismus zu durchbrechen. In einer heterogenen Gruppe wird in dieser Hinsicht weniger an einem Strang gezogen. Zunächst mag man denken, daß in der homogenen Gruppe ein Wettstreit der Magersüchtigen um das tiefste Gewicht entsteht. Dies geschieht wahrscheinlich deshalb nur selten, weil bei 8 Gruppenmitgliedern - noch dazu gemischt mit Bulimikerinnen - immer 1 bis 2 entweder unterwürfig-gehorsame oder echt motivierte Patientinnen dabei sind, die an Gewicht zunehmen wollen. Ensteht es doch, ist es Aufgabe des Therapeuten, das Klima entsprechend zu verändern.

Homogenität im Geschlecht

Es ist unbestritten, daß bei beiden Eßstörungen, besonders bei der Anorexie, eine Störung in der Entwicklung der weiblichen Identität vorliegt. Dies hängt u. a. mit der Ablehnung des mütterlichen Vorbilds zusammen. Entweder war die Mutter z. B. wegen des Geschäftshaushaltes zu wenig verfügbar, wurde hart, kalt und unterdrückend erlebt, oder sie wurde ausgeliefert, angepaßt-unterworfen, krank und schwach empfunden, so daß Patienten - und diese Parentifizierung ist sehr oft anzutreffen - frühzeitig "Mutter für die Mutter" sein mußte. Aus beiden Gründen mußte sie orale, aggressive und generell individuierende Bedürfnisse unterdrücken. In ihrer Not richtete sie sie an den Vater, aber hier entstand die zweite Enttäuschung. Entweder stieß sie ebenfalls auf Unterwerfung oder auf

Abwesenheit, Sexualisierung oder eifersüchtige Verhinderung durch die Mutter. Die bei der Mutter und danach beim Vater vergeblich gesuchte Verbindung zwischen oral-narzißtischer Erfüllung und gleichzeitiger Möglichkeit zu aggressiver Abgrenzung und Individuation/Separation bleibt als süchtige Suche bestehen. In der Gruppe richtet sich ihr dranghaft- saugendes Streben - wenn es gelungen ist, das Angst- oder Schuldgefühle erzeugende Gruppen-Über-Ich diesbezüglich zu mildern- zunächst einmal auf den Therapeuten. Da dieser (zwar in freundlich wohlwollender Weise, aber ...) abstinent bleibt, droht sich das alte Trauma zu wiederholen. Jetzt geht es um die entscheidende Phase in der Therapie. Besteht genügend Kontaktfähigkeit, rückt die Gruppe zusammen. Da sie in der homogenen Gruppe noch dazu nur aus jungen Frauen besteht, nicht durchmischt mit sexualisierenden jungen Männern, entwikkelt sich eine ungewöhnliche Nähe, wie sie für Mädchenfreundschaften der Vorpubertät oder beginnenden Pubertät typisch ist. Es ergeben sich - für manche zum ersten Mal - Paare und Untergruppen, die viel miteinander unternehmen, intensiven Austausch pflegen, sich intimste Dinge erzählen, körperlich warm und zärtlich miteinander sind. Stationärer Rahmen und längere Aufenthaltsdauer (5-9 Monate) bieten Raum dazu.

Homoerotische Verbundenheit

Während in der heterogenen Gruppe die Anorektikerin eher zum Rückzug in eine Sonderposition neigt, entsteht in der homogenen Gruppe eher diese *Phase der homoerotischen Verbundenheit*. Sie ist wichtig und förderlich in verschiedener Hinsicht. Sie erlaubt eine Regression auf die frühen an die Mutter gerichteten Bedürfnisse, quasi einen Neuanfang, der in der Gruppe nicht so gefährlich erscheint wie in der Abhängigkeit von einem einzelnen Therapeuten/in (maligne Regression, Abbruch?). Mit Hilfe der Gruppe als triangulierendem Dritten kommt es jetzt darauf an, die neuen Mutter-Kind-Paare "auszusöhnen". Unweigerlich prallen die Riesen- und Fehlerwartungen aufeinander, führen zu Alles-oder-Nichts-Reaktionen und Rückzug auf die (Eß-)Symptomatik. Der Weg vom pairing in die Triade auch innerhalb der Gruppe muß von Schuldgefühlen befreit und gelernt werden.

Die homoerotische Phase dient auf höherer Ebene der *triangulierenden* Absicherung gegen den Vater und Mann. Sie bereitet den Boden, Abhängigkeitsgefühle aufteilen zu können, Zurückweisung und Kränkung zu verkraften, Hilfe gegen eigene Sexualisierung, Selbstverlust und Unterwerfungsversuche beider Seiten zu bekommen. Je mehr Sicherheit hier entsteht, desto eher wird es gewagt, die ödipal-inzestuösen Ängste und Bedürfnisse am männlichen Therapeuten in aggressiver oder libidinöser Weise abzuhandeln und weniger in die Eßsymptomatik auszuweichen.

Zusammenfassender Vergleich heterogener und homogener Gruppenbehandlung

In der *heterogenen Gruppe* beobachteten wir vermehrten Rückzug in eine Sonderposition, schamhaftes Verstecken des oft noch unbekannten "wahren Selbst" und seine raffinierte Verteidigung durch noch stärkeres Verbergen hinter der Helferhaltung, häufiger auftretenden schweigend-anorektischen Rückzug bei aufkommendem Verliebtsein und ein Zukurzkommen der Probleme der weiblichen Identität.

In der *homogenen Gruppe*, bestehend aus Patientinnen gleichen Alters und Geschlechts mit Anorexie und Bulimie, scheint die Gruppe eher ein heilendes frühes symbiotisches Objekt darstellen zu können, von dem aus eine gesündere Hinwendung zum triangulären Objekt stattfinden kann. Fast regelmäßig stellte sich ein homoerotisches Durchgangsstadium ein, an Hand dessen die an die Mutter gerichteten Sehnsüchte und Abgrenzungsprobleme mit ihren daraus resultierenden und in die Eßsymptomatik umgeleiteten Riesen- und Fehlerwartungen sowie Alles-oder-Nichts-Reaktionen bearbeitet werden können. Gerade diese homoerotische Phase bietet eine solidere Grundlage für eine gesündere Triangulierung und ein leichteres Finden und Zulassen des "wahren Selbst". Die entängstigendere Gemeinsamkeit läßt weniger schambesetzt über Eßstörung, Eifersucht, Probleme der weiblichen Identität, Sexualität, etc. sprechen. Schließlich ist zu erwähnen, daß Parameter (z. B. strukturiertes Besprechen des Eßverhaltens, Eßtagebuch, bestimmte Auflagen zur Veränderung der automatisierten Eßsymptomatik, etc.) leichter einzusetzen sind.

Literatur

Abelin E (1971) The role of the father in separation-individuation process. In: McDevitt JB, Settlage CF (Hrsg) Separation-Individuation. Int. Univ. Press, New York

Balint M (1968) Therapeutische Aspekte der Regression". Klett, Stuttgart

Ermann M (1985) Die Fixierung in der frühen Triangulierung. Forum Psychoanal 1 : 93 110

Janssen PL (1987) Psychoanalytsche Therapie in der Klinik. Klett-Cotta, Stuttgart

Krejci E, Bohleber W (1982) Spätadoleszente Konflikte. Vandenhoeck & Ruprecht, Göttingen

Mahler MS, Pine F, Bergman A (1978) Die psychische Geburt des Menschen. Fischer, Frankfurt aM

Rhode-Dachser C (1987) Die ödipale Konstellation bei narzißtischen Borderline-Störungen. Psyche 41 : 773-799

Seifert T, Loos G (1987) Matriarchaler Raum und Lebensrealität. Prax Psychother Psychosom 32 : 154-162

Sterba RF (1934) Das Schicksal des Ich im therapeutischen Verfahren. Int Z Psychoanal 20 : 66-73

Winnicott DW (1952) Psychosen und Kinderpflege. In: Von der Kinderheilkunde zur Psychoanalyse. Kindler, München

Winnicott DW (1956) Primäre Mütterlichkeit. Kindler, München.

Winnicott DW (1960) Ich-Verzerrung in Form des Wahren und des Falschen Selbst. In: Reifungsprozesse und fördernde Umwelt. Kindler, München

Die Bedeutung der Gestaltungstherapie bei eßgestörten Patientinnen

Klara Schattmayer-Bolle

Ein erster Schritt in der weiblichen Identitätsbildung

Die tiefenpsychologisch fundierte Gestaltungstherapie ist eine Therapieform, bei der das averbale Ausdruckserleben und die präverbale Beziehung vorrangige Bedeutung haben. Da die Psychodynamik der Eßstörungen in diesem Bereich anzusiedeln ist, spielen bildnerische und plastische Gestaltungen bei der Identitätsbildung eßgestörter junger Frauen eine große Rolle. Über den Prozeß der Symbolgestaltung und Symbolbildung kann eine Ablösung von der Eß-Brech-Symptomatik erfolgen und dadurch eine stabilere weibliche Identität konsolidiert werden.

Zur Gestaltungstherapie

Gestaltungen können als *selbst steuerbare Probehandlungen* verstanden werden, als kreative Ich-Leistungen, über die das schwache Ich gestärkt werden kann. In ihnen werden innere und äußere Entwicklungsschritte geleistet. Symbole vermitteln in ganz ursprünglicher Art die Erfassung der Welt in individueller und kollektiver Form.

"Die Gruppe mit ihrer tragenden und spiegelnden mütterlichen Funktion soll so die Loslösung von den frühen Bezugspersonen ermöglichen und über neue verläßliche, positive Beziehungen die Wiederannäherung an positive mütterlich-weibliche Urbilder (archetypische Mutterbilder) ermöglichen. Zu einem wichtigen Zugang wird die Gestaltungstherapie, wo unbewußte Konflikte und Ängste zunächst wortlos in Farbe und Ton ausgedrückt werden können. Das noch Unsagbare wird über das Bild zum Erlebnis und zur Selbstbegegnung. Das Spannungsfeld "mütterlicher Raum und große weite Welt" umfaßt alle Aspekte der frühen Individuationsphasen von Trennung und Wiederannäherung, von Autonomie und Abhängigkeit, von Resignation und Hoffnung" (Seifert u. Loos 1987).

Gehen wir davon aus, daß die Eßstörung ihre Wurzeln in der nach Mahler et al. (1978) frühen Loslösungs- und Individuationsphase hat, so geht es darum, durch eine "Regression im Dienste des Ich" über die Gestaltung diese frühe Phase wiederzubeleben und die Möglichkeit zu geben, Übergangsobjekte zu schaffen, die über die angeregte Symbolbildung die Möglichkeit zur Loslösung bieten.

Auf der Ebene der bildlichen Darstellung gewinnen wir Einblicke in die Intensität von Gefühlen, unmittelbarer und direkter als dies nur über Worte möglich ist. Gestaltungen übernehmen die Funktion der Abbildung von Prozeßhaftem, wo innere Spannung über die Aktivität des Gestaltens und der Phantasie sichtbar gemacht wird und darüber verbalisiert werden kann. Außerdem ist das Bild oder die Tonfigur als *selbstgeschaffenes Gegenüber* anzusehen und daher geeignet, das Selbst zu spiegeln. Und so können Gestaltungen Regulativ für ein überzogenes Ich-Ideal und narzißtische Größenphantasien sein. Ein hohes Ich-Ideal und ein sadistisches Über-Ich, häufig nach außen projeziert, findet sich besonders ausgeprägt bei Eßstörungen. Dabei kann anschaulich gezeigt werden, wie dieser Teil, früher von den Eltern (respektive der Mutter) übernommen, längst zum Bestandteil eigener Kontrolle und Kritik wurde.

Da die Patienten zwischen trotzig-aggressivem Unterlaufen der Regeln oder übergepaßt-passiver Pflichterfüllung schwanken, ist die Einhaltung einer klaren äußeren Struktur notwendig, die eine hinreichende Verläßlichkeit bietet. Innerhalb dieser Grenzen können dann Auseinandersetzungen gewagt werden. In der Gestaltungstherapie wird vorsichtig ein Weg zu den unbewußten Anteilen der Persönlichkeit geschaffen. Die Patienten brauchen häufig diesen Übergangsraum, um sich ängstigenden, destruktiven, aber auch sehnsüchtigen Themen nähern zu können. Sie können sich z. B. beim Umgang mit Fingerfarben und Ton mit ihrem Ekel vor dem Körper auseinandersetzen, ihre verzerrten Wahrnehmungen korrigieren und durch Probehandeln erste neue Körpererfahrungen machen. Hier stellt die Gestaltungstherapie einen Übergang zur Körpertherapie her. Im Verbrauch von riesigen Farb- und Tonmengen wiederholt sich bei Bulimikerinnen die orale Gier, die dann zu starken Schuldgefühlen und in der Folge oft zur Zerstörung der Gestaltungen führt. Da sich dieser circulus vitiosus in der Gruppe und in der Beziehung zur Therapeutin abspielt und nicht hinter verschlossener Toiletten- und Zimmertür, kann er in der Gruppe gemeinsam angeschaut und bearbeitet werden.

Eine wichtige Voraussetzung für die Arbeit mit diesen Patienten ist die jederzeit freie Wählbarkeit des Materials und der Verzicht auf Themenvorgaben. Damit werden die Patienten vor Einengung geschützt und eigenständiges Handeln in der mit Raum und Zeit vorgegebenen Rahmenstruktur ermöglicht. Wünschenswert ist, daß spontanes Spielen mit Farben und Ton wieder möglich wird. Winnicott sagt:

"Psychotherapie geschieht dort, wo zwei Bereiche des Spielens sich überschneiden, der des Patienten und der des Therapeuten. Psychotherapie hat mit zwei Menschen zu tun, die miteinander spielen. Hieraus folgt, daß die Arbeit des Therapeuten, dort wo Spielen nicht möglich ist, darauf ausgerichtet ist, den Patienten aus einem Zustand, in dem er nicht spielen kann, in einen Zustand zu bringen, in dem er zu spielen imstande ist." (Winnicott 1981)

Da Eßgestörte mit einem überaus ambivalenten Mutterbild behaftet sind, ist es meine Aufgabe, einen positiven matriarchalen Raum zu schaffen, in dem neue Erfahrungen möglich sind, und in dem sie eine Identifikationsfigur vorfinden, die mit dem Frau-Sein im Einklang ist. Das heißt, mit der sich automatisch einstellenden negativen oder idealisierenden Übertragung sinnvoll umzugehen, sie in der Regel nicht zu deuten, sondern sich als klares Gegenüber zu verhalten, mit eigenen Phantasien und emotionalen Reaktionen, die dem Entwicklungsstand der Patienten in der Gruppe angemessen sind. Eine große Hilfe sind hier die Gestaltungen, da sie als "Drittes" die Dyade zwischen Patient und Therapeut erweitern und ähnlich einer Landkarte Aufschluß und Orientierung über die Beziehung geben. Wichtig erscheint auch, auf die Übertragung auf die Gestaltungstherapiegruppe als Ganzes hinzuweisen. Battegay (1967) hat es für die analytischen Gruppen so formuliert:

"Auffallend ist auch, daß nicht nur in der individuellen Lebensgeschichte begründete Erinnerungsbilder auftauchen. Es werden im Gruppenverband vielmehr auch archetypisch fixierte Vorstellungen aktiv. Die Einzelnen übertragen auf die gegenwärtige Gruppe ein im kollektiven Unbewußten (Jung) lebendiges Urbild der Gruppengemeinschaft".

Die Gruppe wird zunächst wie die frühe Mutter mit ihren kalten, ungenügenden und verschlingenden Anteilen erlebt. Dies ist nur ein kurzer Hinweis auf vielfältige Übertragungs- und Gegenübertragungsmöglichkeiten, auf die hier nicht näher eingegangen werden kann.

Durch die gewährende Haltung der Gruppenleiterin und das Verstärken der Individualität in den Gestaltungen wandelt sich das negative Bild allmählich und mit den vielfältigen Möglichkeiten einer Gestaltungstherapie kann so aus einem festhaltenden "regressiven Sog" ein "progressiver Schub" für die weitere individuelle Lebensgestaltung werden.

Falldarstellung

Nina und ihre inneren Bilder

Es handelt sich bei Nina um eine 22jährige junge Frau mit der Diagnose Bulimie. Zum Zeitpunkt der Aufnahme war sie idealgewichtig, fühlte sich aber zu dick (anorektisches Ideal). Sie berichtete von exzessiven Eß-Brech-Anfällen, 6-8mal pro Tag. Am meisten störte sie ihr Haarausfall, der aufgrund von Mangelernährungserscheinungen aufgetreten war. Ihr Sozialpädagogikstudium hatte sie abgebrochen, da sie sich durch ihre Symptomatik zu stark beeinträchtigt gefühlt hatte. Um sich selbst zu spüren, hatte sie sich früher ab und zu geschnitten oder Alkohol getrunken, um ihre schlimme Situation zu vergessen. Sie fühlte sich von den anderen Menschen ständig beobachtet und glaubte, diese würden alles über sie wissen.

Zu ihren Eltern sagte sie, die Mutter würde von allen als selbstlos und gut erlebt, während der Vater ihr Angst mache. Er habe sie früher sehr oft verprügelt. Sie war die Jüngste von 4 Geschwistern. Zu den älteren Geschwistern (+10 und +12 Jahre) habe sie kaum Kontakt, aber die nächstältere Schwester (+1) würde sie sehr bewundern, sie sei schön, erfolgreich und beliebt. Sie habe den Eindruck, daß sie in der Familie nie gewollt, sondern immer nur geduldet gewesen sei. In der Schule sei sie still und schüchtern gewesen, habe aber das Abitur gut geschafft.

Sie hatte insgesamt drei kurze Beziehungen zu jungen Männern, von denen sie sexuell mißbraucht und verprügelt wurde. Nur ihr letzter Freund sei lieb gewesen, aber er habe sie verlassen und seither gehe es ihr "brutal" schlecht. Die Symptomatik bestand seit dem 14. Lebensjahr.

Anhand von 8 exemplarisch ausgewählten Bildern während der Therapie entstanden ca. 60 Gestaltungen soll ein Regressions- und ein Rekreationsprozeß aufgezeigt werden, der an anderer Stelle ausführlicher dargestellt wurde (Schattmayer et al. 1989). Dem Konzept der Klinik zufolge werden eßgestörte Patientinnen gemeinsam in Gruppen über einen Zeitraum von etwa 9 Monaten behandelt. Zum Grundkonzept der Behandlung gehört die Integration verschiedener therapeutischer Ansätze wie analytische Gruppe, Körperwahrnehmung, Sport- und Musiktherapie, Familiengespräche und Gestaltungstherapie. Alle haben als Fundament einen tiefenpsychologischen Ansatz. Bis auf die Körperwahrnehmung finden alle Aktivitäten in der Gruppe statt.

Nina wurde zusammen mit sechs anderen Patientinnen in eine geschlossene Eßgestörtengruppe aufgenommen. Zum eingangs erwähnten Therapieangebot gehörten zwei gestaltungstherapeutische Sitzungen, bei deren Besprechungen der Leiter der analytischen Gruppe teilnahm. So bildeten der Analytiker und die Gestaltungstherapeutin ein Elternpaar, das gleichwertig und sich ergänzend eine heilende Basis schuf, im Gegensatz zum pathologischen Familienklima, das die

Patientinnen von zu Hause her kannten. Die einzelnen Gestaltungen bekamen genügend Raum und Wertschätzung, wurden angeschaut, mit Worten nachgemalt und einem Bewußtseinsprozeß zugänglich gemacht.

Ringen um Ganzheit

In der ersten Gruppensitzung malte Nina ein Bild mit sechs kleinen und einer großen Kugel in den Farben Rosa und Blau (Abb. 1). Sie selbst meinte, sie könne nichts dazu sagen, es sei einfach so aus ihr entstanden und es habe ihr gut getan. Die Gruppe phantasierte dazu: "Luftballons", Seifenblasen" oder "Planeten im Weltall". Mir fielen die zarten (Baby-)Farben auf. Das Bild erinnerte mich an Gefühle von Schweben und Leichtigkeit, und es zeigte so viele Kugeln wie Gruppenteilnehmer. Ich sah Nina zart und blaß in der Runde sitzen, mich mit großen traurigen Kinderaugen sehnsüchtig ansehend und "ich weiß nicht ..." sagend. Sie schwankte zwischen intensiven Kontaktbedürfnissen und ängstlich mißtrauischer Zurückhaltung. In mir entstand ein Bild von einer nach vollkommener Ganzheit und nach sehnsüchtiger Verschmelzung suchenden jungen Frau. Die Ganzheit spiegelte sich im Symbol der Kugel wider. Kugeln können sich jeweils nur an einem Punkt berühren. Narzißtische Idealisierung, aber auch Berührungsängste und Näheprobleme ließen sich hieraus vermuten.

In den folgenden Sitzungen wiederholte sich ihr Verhalten. Während der Gestaltungsphase war sie völlig versunken, sie nahm die anderen malenden Gruppenmitglieder nicht wahr, gestaltete intensiv, als würde sie als aktiver Taucher in einem Meer von unbewußten Bildern nach Entdeckungen suchen, aus dem sie zur Besprechung wieder auftauchte und nicht mehr wußte, wo sie sich befunden hatte. Sie beteiligte sich aktiv mit sehr treffenden intuitiven Einfällen bei den Bildern der anderen, während sie zu ihren eigenen Gestaltungen kaum etwas sagen konnte.

Die Phantasien der anderen zu ihren Gestaltungen kommentierte sie mit "ich weiß nicht ...","vielleicht ..." oder "das Bild stimmt einfach so ...".

Eintauchen in die Regression

Wir bekamen nur über Ninas Identifikation mit den anderen Gruppenmitgliedern und über ihre Projektionen auf deren Gestaltungen einen indirekten Einblick in ihre Gefühlswelt. In der Gruppe versuchte sie sich als Mutter, bei der sich die anderen Patientinnen ausweinen konnten. Ihr einfühlsames Verhalten bewirkte, daß sie gemocht und akzeptiert wurde. Durch projektive Identifikation mit den anderen sie ging in die Co-Therapeuten oder Helferrolle verhielt sie sich so, wie sie wünschte, daß mit ihr umgegangen werden solle. Dadurch fühlte sie sich von der Gruppe gehalten und konnte sich entschließen, in eine "bedrohliche Unterwasserlandschaft mit Korallenriff" (Phantasie der Gruppe) einzutauchen (Abb. 2). Ob dieser kopfbetonte Idealkörper, der schon deutlich abgemagert wirkte, dies aushalten würde? Der Schwebezustand könnte als neurotischer Versuch verstanden werden, sich der Intensität der Gruppe anzupassen. Subjektstufig betrachtet, wurden durch den Körper die mit dem psychischen Gesamtorganismus unverbundenen, schwebenden Ich-Funktionen in einer undifferenzierten, durch kräftige Farben ausgedrückten Gefühlswelt dargestellt.

Eine Woche später war die *Regression des Ich* in den Bildern weiter fortgeschritten. Sie versuchte fließende Wasserfarben mit feinem Pinsel zu strukturieren und bannte damit durch die Maltechnik die Gefahr der Auflösung. Ein kleines, embryonales, schneckenartiges, rosa Wesen lag auf einer gelb-roten, der Koralle aus Abb. 2 ähnlichen Blüte, die zur fleischfressenden Pflanze werden konnte. In der rechten Bildhälfte war ein angedeuteter Baum, der an eine Zypresse erinnerte. Die Gruppe wurde zunehmend als bedrohlich erlebt, und die Patientin zog sich zurück. Nur die Therapeutin durfte sie mit ich-stützenden, strukturierten Kommentaren, etwa so, daß sie es sei, der es gelungen sei, dieses Bild so zu malen, begleiten. Die Gruppe wurde von ihr wie die Blume im Bild erlebt, als eine archaische Mutter, der sie ausgeliefert war, und nicht wußte, ob sie trägt oder verschlingt. Ein Gruppenmitglied sagte, der gelb-rote Bereich der Blume beruhige sie, er strahle Geborgenheit aus, während der Baum sie an einen Friedhof erinnere. In dieser Mitteilung, daß die Blüte tragend, sei lag indirekt eine positive Botschaft der Gruppe an Nina. Ich selber empfand den grünen Baum als Hoffnungsschimmer. Die Zypresse ist ein Baum, der bei uns auf Friedhöfen steht, weil ihm die Fähigkeit zugeschrieben wurde, den Körper vor Fäulnis zu bewahren. In der griechischen Mythologie bedeutet die Zypresse "Leben". Bei der Bildbesprechung erlebte ich durch das Auftauchen meiner eigenen inneren Bilder, daß dieser Bereich als Übertragungsangebot an mich und das Therapeutenteam gedacht war.

Sie malte in den folgenden Wochen immer wieder Bilder, in denen ein teilweise auch zerschundener Körper weiter versank. Nina war zu diesem Zeitpunkt etwa drei Monate in der Gruppe. Sie tauchte ab, zog sich von den anderen zurück und versuchte auch in ihrer Freizeit über Malen und Modellieren mit Ton ihre destrukti-

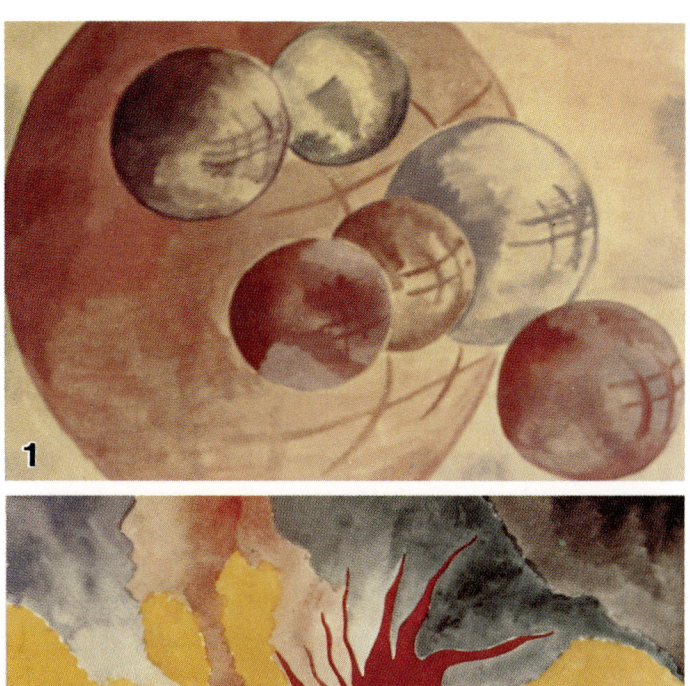

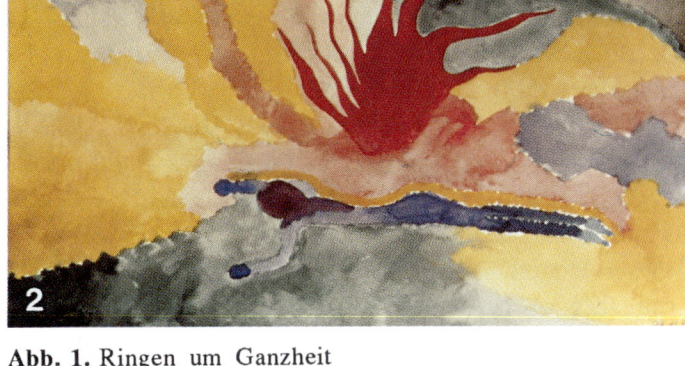

Abb. 1. Ringen um Ganzheit
Abb. 2. Eintauchen in die Regression

ven Impulse zu kanalisieren. Die Gestaltungstherapie als Ganzes wurde zur zulassenden und gewährenden Mutter, die mit ihrer Möglichkeit des Schöpferischen gewährleistete, sie etwas Eigenes schaffen zu lassen.

Die pränatale Dimension

In einem weiteren Bild (Abb. 3) tauchte ein schemenhafter Embryo im violetten Mutterleib auf, der mumienhaft und tief eingebettet wirkte. Auf Nachfragen, was sie über die Zeit ihrer eigenen Schwangerschaft wisse, fuhr sie zu ihrer Mutter, um nachzufragen, da sie ihre dumpfen Gefühle des "Nicht-gewollt-Seins" endlich verstehen wollte. Sie bekam bestätigt, daß sie unerwünscht war und die Schwangerschaft erst nach fünf Monaten bemerkt wurde. Der Kontakt mit realen Bezugspersonen wurde vom Team gefördert, da die Auseinandersetzung mit äußeren Objekten eine Auswirkung auf innere Vorgänge mit sich bringt. Denn erst, wenn Phantasien an der Realität überprüft werden und von den Patienten festegestellt werden kann, daß ihre Vermutungen über frühe Verletzungen angemessen sind, können sie betrauert und Wiedergutmachungsansprüche aufgegeben werden.

Auf dem Bild identifizierte sie sich ausschließlich mit dem Embryo. Die Krankheit diente auch dazu, die Möglichkeit selbst schwanger werden zu können, zu verleugnen. Die "Mumifizierung" schützte vor Vergänglichkeit. Der mumifizierte Embryo war aber eingehüllt in den violetten (Blau und Rot vermischt) mütterlichen Körper. Dies legt die Vermutung nahe, daß sie die ersten fünf Monate, als die Schwangerschaft nicht bemerkt (von der Mutter verleugnet?) wurde, auf diese Art konserviert erlebt hatte. Im therapeutischen Prozeß ging es um das "Sterben", die Rückkehr in die Erde, den Bereich des Uroboros, der Einheitswirklichkeit (Neumann 1974), der männliche und weibliche Züge noch vereinigt hält. Unser gemischtgeschlechtliches Therapeutenteam bot diese Übertragungsmöglichkeit.

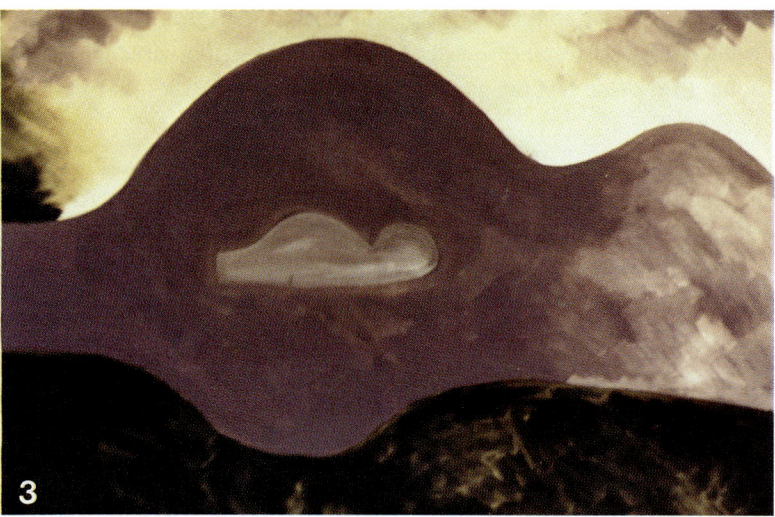

Abb. 3. Die pränatale Dimension

Tod oder Leben

Dieses Wissen, nicht gewollt gewesen zu sein, führte zu Suizidgedanken (Abb. 4) und nur mit Mühe konnte ein Kontakt aufrecht erhalten werden, da sie ihn immer wieder abbrach. Die im Bild angedeutete Nabelschnur (weiß), die die schützende Hülle (schwarz) versorgte, war dementsprechend auch durchtrennt. Der schwarze Embryo im Bild links unten, mit einer weißen Umhüllung, erinnerte wieder an die Mumifizierung und die Symbolik der Zypresse, die das Überstehen der Todesbereichs gewährleisten sollte. Es ging um Alles oder Nichts, um Schwarz oder Weiß. Zu diesem Zeitpunkt versuchten die anderen Gruppenmitglieder, obwohl oft zurückgewiesen, sehr stark, sich um sie zu bemühen; verkörperte sie doch zu diesem Zeitpunkt der Therapie die dunkelsten und depressivsten

Schattenseiten auch der anderen Gruppenmitglieder. Aufgrund der biographischen Situation und der Konstellation in der Familie bot sie sich natürlich im Sinne der Wiederholung für diese Übertragung an, da sie auch für die Mutter die depressiven Seiten gelebt hat.

Auf der Ebene der Ich-Entwicklung wiederholte sich das Trauma der nicht gelungenen "psychischen Geburt" (Mahler et al. 1978). Wenn die Abnabelung zu früh oder zu spät erfolgt, kann es zur Freisetzung von archaischen Aggressionspotentialen kommen. Dies zeigte sich deutlich in einer Serie nur mit Schwarz gemalter Bilder, die sich anschloß.

"Als Todesbereich möchte ich den seelischen Bereich definieren, in den Todessehnsucht, Todesfurcht, Vernichtungsphantasien, die Brutalität des Tötens, die Realität des Todes, Ohnmacht, Schmerz, Erstarrung, Leere und Wahnsinn andererseits gehören und, wie E. Neumann es beschreibt, den negativen Pol des Wandlungscharakters charakterisieren.

Nach Neumann kann gerade hier das paradoxe Umschlagphänomen erfolgen, da die Unterscheidungsfähigkeit des Bewußtseins an den Polpunkten aufhört, das Umschlagen des einen Pols in seinen Gegensatz möglich wird. Die Suizidgefahr ist in diesem Bereich sehr groß ..." (Giera-Krapp 1988, S. 27).

Nach der Konfrontation mit der schwierigen Realität folgten Bilder mit *archaischen Todesund Aggressionssymbolen*. Sie konnte Auseinandersetzung mit dem Tod gerade durch die Bilder mitteilen und dadurch von der Gruppe und dem Therapeutenteam getragen werden. Deshalb kam es auch nicht zu suizidalen Handlungen. Eine kurzfristige medikamentöse Unterstützung war dennoch nötig.

Sie konnte sagen, daß sie ihren Eltern den Tod wünschte, dargestellt in einem Bild mit zwei Särgen. Sie empfand starke Haßgefühle, die sie nach außen gegen ihre Eltern richtete, was sofort starke Schuldgefühle auslöste. In der Folge wurden sie nach innen gegen sich selbst gerichtet. Sie war zwischenzeitlich immer noch suizidal gefährdet und am Tiefpunkt der Krise.

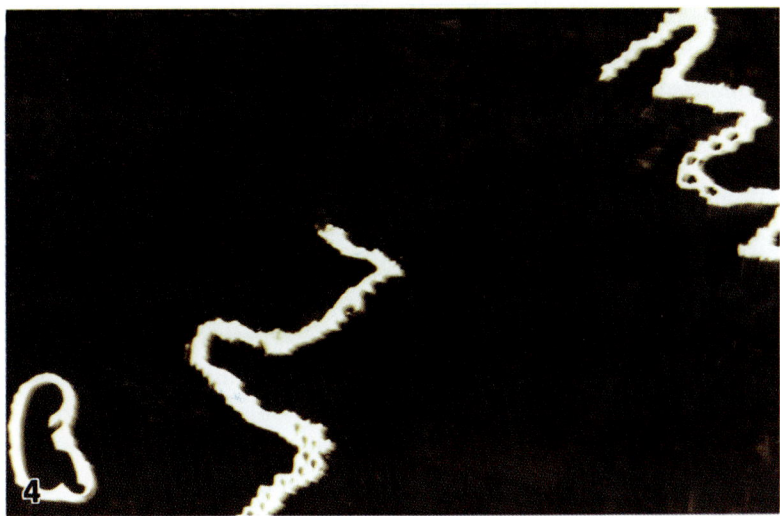

Abb. 4. Tod oder Leben

Die Farbe Rot: Blut, Aggression, Hölle

Nach einigen Wochen kamen im weiteren Prozeß wieder Farben hinzu: Zum auf-
tauchenden Rot (Abb. 5) wurde von ihr und der Gruppe Blut assoziiert, zum Blau
die Nacht, das Rosa wurde dem Körper zugeordnet. Ihre massiven Haßgefühle führten weg von Suizidalität, vorübergehend hin zu frei flottierenden Ängsten, gefärbt
mit paranoiden Panikgefühlen, Depersonalisation und Derealisation. Das dunkle
Blau symbolisierte hier im Bild die Nacht, aus der der Teufel kam und mit verschiedenen Mordwerkzeugen ihren Körper mißhandelte. Der Teufel mit einem spit-
zen männlichen Geschlechtsteil der männliche Aspekt im Bild bot keine Hilfe zur
Errettung oder Befreiung (keine Triangulierungsmöglichkeit), im Gegenteil, er be-
drohte sie zusätzlich. Die Patientin blieb im negativen Mutterbereich (Nacht), die
gute Mutter schützte sie nicht vor dem Zerstörer. Es ging um körperlich erfahrene
Aggression in der Familie und gleichzeitig war es ein Innenbild ihrer Psyche, dadurch aber auch eine Gefährdung durch die gegen sich selbst gerichteten

Aggressionen. Bildlich dargestellt wurde die Zerstückelung eines menschlichen Körpers, zugleich wurden aber auch psychische Funktionen zerstückelt. Immerhin war Nina inzwischen in der Lage, die Gestaltungstherapie als Übergangsraum zu benutzen und wenn sie sich nachts bedroht und allein fühlte, gestaltete sie wie eine "Besessene" und hielt sich so, wie sie sagte, am Leben. Sie konnte die schöpferische Kraft nützen, diese Dämonen zu bannen. Auch Reiter (1984) bezog sich darauf, als er sagte, daß das "therapeutische Beziehungsgeflecht Übergangsobjekte braucht, die eine schrittweise Operationalisierungsmöglichkeit enthalten, archaische Gefühle stückweise in absorptionsfähige Symbole einfließen zu lassen" (a.a.O., S. 170).

Die Farbe Rot und das Symbol des Teufels waren Inhalte einiger Gestaltungen hintereinander. Der Teufel, fast identisch mit dem auf Abb. 5, nur jetzt in intensivem Rot gemalt und das ganze Papierformat ausfüllend, tötete mit spitzem Geschlechtsteil ein kleines Baby. Der Säugling war absolut unterlegen und ausgeliefert. Der Teufel wurde mit dem Vater gleichgesetzt. Ahnungen von sexuellem Mißbrauch tauchten auf. Da die Patientin von ihrer Mutter sehr religiös erzogen wurde, war der Teufel Symbol für alles Böse und Übel in der Welt. Hier tauchte die väterliche Sexualität viel zu früh als vernichtende Energie auf. Der Teufel repräsentierte den negativen Bereich, die "böse Mutter". Daß der Vater innerpsychisch die "böse Mutter" repräsentiert, ist etwas, was bei Eßgestörten häufig beobachtet werden kann. Die im Bild dargestellte Macht-Ohnmacht-Situation wiederholte sich auf verschiedenen Ebenen. Durch die Symptomatik des Fressens und Erbrechens ging Nina ja mit ihrem Körper als dem bösen Objekt genauso um. Jedes lustvolle Bedürfnis, sei es Essen, Sexualität oder die Sehnsucht nach einer Beziehung wurde von ihr in entsprechender Weise bekämpft und abgetötet. Sie war aber auch Opfer dieses Teufelskreises. Mit Beziehungsangeboten aus der Gruppe ging sie wie der Teufel mit dem Baby um. Da war Nina nicht Opfer, sondern Täter. Als Therapeutin fühlte ich mich zeitweise hilflos ihrem Beharren auf der Opferrolle und der depressiven Position ausgeliefert. In mir löste dies Ärger und das Gefühl des "Ausgelaugtseins" aus.

Im Teufel konnte man auch einen Vampir erkennen, dessen Ernährung und Aggressivität im Aussaugen des Blutes, bzw. Lebenssaftes der anderen besteht. Sanfte Konfrontation mit dieser Seite löste in ihr einerseits Wut aus, aber auch ein wenig Selbsterkenntnis. Die Neigung, sich mit ihr und ihrem schlimmen Schicksal zu identifizieren, war im Therapeutenteam sehr groß und sicher auch nötig, aber dies barg auch eine Gefahr in sich. Deshalb war es sehr wichtig, sie auf die Subjektstufigkeit ihrer Täterseite aufmerksam zu machen. Dadurch wurde, wenn auch gegen Übertragungspersonen, ihre aggressive Seite und damit ihre potenten Fähigkeiten mobilisiert. Die Teufelsbilder, meist in Rot und Schwarz gemalt, fanden ihren Abschluß in einem weiteren Bild: "Schlachtfeld, die Schlacht ist zu Ende". Sie hatte zum ersten Mal mit den Fingern gemalt, dabei etwas

Angenehmes gespürt, mit weichen Bewegungen Linien in die nasse Farbe gemacht, dadurch Rot und Schwarz verbunden. Es war ein Gefühlsbild, in dem eine Beziehung hergestellt wurde.

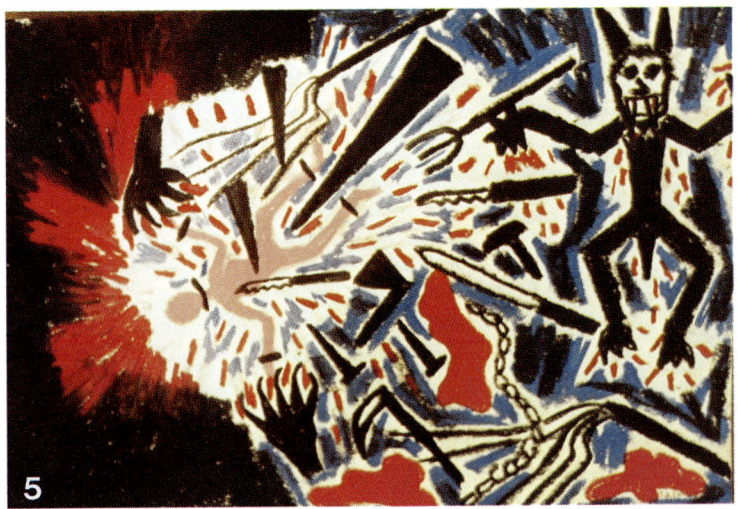

Abb. 5. Die Farbe Rot: Blut, Aggression, Hölle

Als Gegenbild malte sie die "Sehnsucht nach dem Himmel", ein Sterntalermädchen auf der Milchstraße. Die anderen Gruppenmitglieder tauchten als Sterne auf. Im Verlauf dieser Gruppensitzung konnte sie Kontakt zu den anderen Sternen sprich Gruppenmitgliedern aufnehmen. Diese wirklich gespürte Beziehungsaufnahme löste sie aus der Suizidalität.

Auftauchen und Landsuche

Ihr Ringen um Integration der lange voneinander getrennten, abgespaltenen Teile zeigte sich deutlich in Abb. 6. Im Zentrum sind die rosa Kugeln vom Anfang, ebenso ein Teil der plakativen Welle, die Sterne, das Skelett aus den "schwarzen Bildern" und ein Auge, in dem sich mittlerweile Farben spiegelten. Es war sowohl wohlwollend als auch kontrollierend, neben hoffnungsvollen Tagen folgten auch depressive, resignierende Stunden. Ungefähr sieben Monate der Therapiezeit war vorbei.

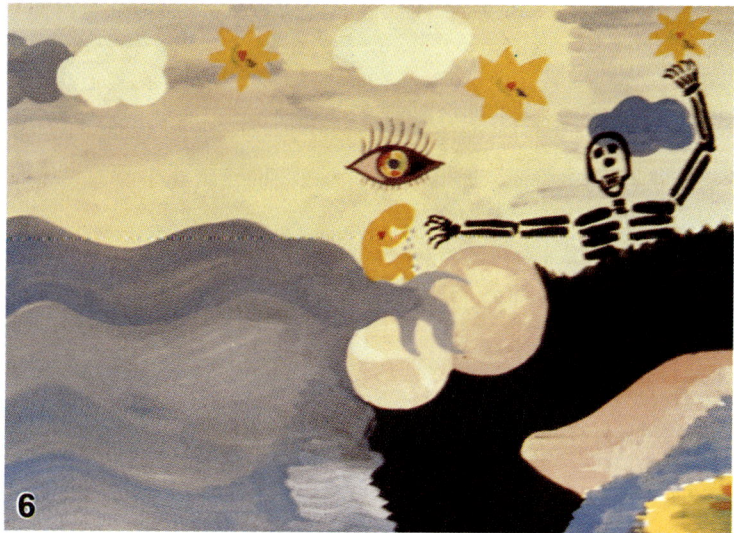

Abb. 6. Auftauchen und Landsuche

Trennung

Reale Dinge, wie Beruf und Wohnung standen zur Klärung an, wie auch die Vorbereitung auf die Entlassung, die ihr Angst machte. Die bevorstehende Trennung wurde von ihr in Abb. 7 dargestellt. Sie sagte, sie bringe die violette Wolke in der Mitte oben mit der Gestaltungstherapeutin in Verbindung, von der sie Gutes bekomme. Zu dem darunterliegenden Auge falle ihr nur ihre schreckliche Mutter ein. Anhand des Bildes, das einen durchaus lebensfähigen Säugling zeigte, kamen wir auf ihre Lebensfähigkeit zu sprechen und daß die böse kontrollierende Mutter, als Auge, Arm und Schere gemalt, bei der Trennung behilflich sein könnte. Hier ging es wieder darum, ihr aufzuzeigen, daß Aggressivität auch positiv genützt werden konnte. Die violette Wolke enthielt neben Nährendem auch Ambivalentes, und das Auge war nicht böse, sondern hatte Verbindung zum Herzen. Subjektstufig betrachtet war ja auch sie es, die mit Kopfentscheidungen sich immer wieder die Verbindungen zum Gefühl abschnitt. Beim Besprechen der Bilder bestand immer noch die Gefahr der Spaltung. Die Muttersymbole waren ambivalent. Die im Bild schon hergestellte Verbindung mußte verbal immer wieder heftig abgewehrt werden. Sie versuchte mir zu beweisen, daß alles schrecklich sei und andere Betrachtungsweisen als ihre eigenen lösten heftige Wutreaktionen aus. Diese Funktion hatte auch der Suppentopf in der linken Bildhälfte. Mit ihm verwies sie auf ihre Eß-Brech-Symptomatik, die deutlich weniger geworden war, aber manchmal trotzig als Mittel zur Spannungsabfuhr benutzt wurde. In ihm spiegelte sich die Farbigkeit des restlichen Bildes, wie auch alles Leben zu Beginn der Therapie in der Symptomatik gebunden war.

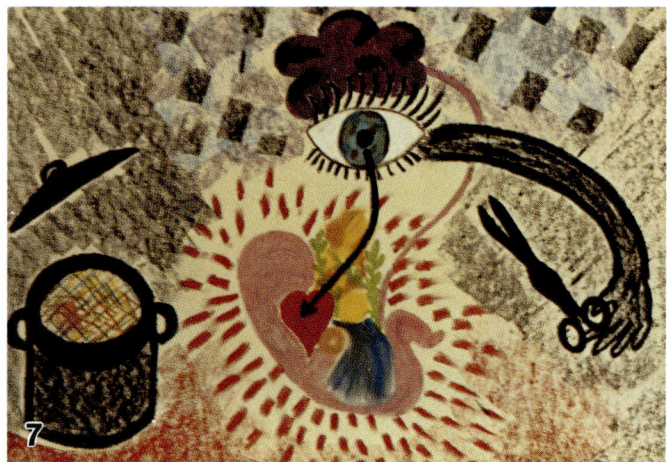

Abb. 7. Trennung

Geburt

In einer der letzten Sitzungen fügte Nina entspannt die Farben Rosa, Blau und
Gelb-Rot ohne feste Figurgebung aneinander (Abb. 8). Ein Blick von ihr auf ein
anderes Bild löste bei ihr derartige Wut aus, daß sie rechts und links Teile abriß
und die Kontur schwarz umrahmte. Diese Wut wurde durch eine bildlich dargestellte Beziehung ausgelöst. Sie hatte gespürt, daß sie große Sehnsucht danach
habe, sich aber sehr unfähig fühlte. Beim Betrachten ihrer Gestaltungen konnte ich
ihr aufzeigen, daß diese Wut etwas Gutes bewirkt habe. Diese Aggression hatte ihr
zur Formgebung eines Torsos verholfen mit einem Uterus im Bauch, in dem nun
die kleine Figur gut aufgehoben ist, umgeben von der Farbe Violett, die davor die
Gestaltungstherapeutin symbolisiert hatte.

Zur letzten Stunde kam sie mit einem Abschiedsgeschenk, ein in Watte ge-
packter, für mich modellierter Säugling aus Ton in einem "Meritene"-Karton.
"Meritene" ist eine hochkalorische Zusatznahrung, die Nina zeiweise bekommen
hatte. Sie hatte den Karton zurechtgeschnitten, da das Bettchen genau quadratisch
sein sollte. Als sie bereits gegangen war, habe ich erst gelesen, was auf dem
Bettchen stand: "Merité", d. h. der Verdienst. Es war unser beider Verdienst. Die
Bilder und der in sich schlüssige Verlauf kamen aus ihr, ich habe sie begleitet.

Zu Beginn der Behandlung stand die Kugel als Ganzheitssymbol, am Ende das
Quadrat in Form eines Bettchens mit einem Kind. Nach C. G. Jung symbolisiert
das Quadrat die Materie, den Leib und die Realität (zit. n. Riedel 1985). Die
Therapie hatte offenbar etwas zu tun mit der "Quadratur des Kreises", wobei sich
die allgemeine Ganzheit der Kugel zum Schluß im Kind materialisiert hatte, gehalten im Quadrat. Die Symbolik wurde Nina während der Behandlung nicht gedeutet.

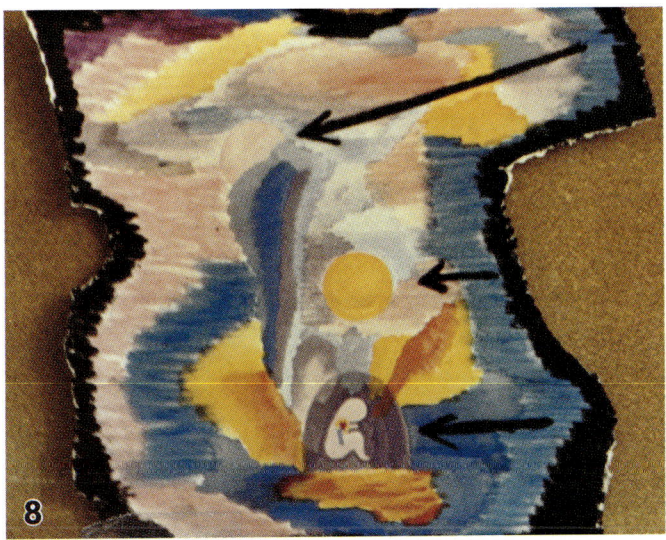

Abb. 8. Geburt

Schlußbemerkungen

Abschließend soll der Gesamtprozeß betrachtet und mit der Frage der weiblichen Identitätsbildung verknüpft werden.

Durch die Gestaltungstherapie wurden Fähigkeiten der Patientin, nämlich ihre Kreativität, sich bildnerisch und plastisch auszudrücken, für den Heilungsprozeß aktiviert. Diese Fähigkeiten standen in engem Zusammenhang mit ihrer Entwicklung, in deren Verlauf sie sich gebildet haben, evtl. sich sogar bilden mußten, damit sie überleben konnte. Deswegen konnte sie sich auch mit den Gestaltungen identisch fühlen. Am Anfang konnte Nina nur sagen, daß die Bilder "stimmen". Eine bewußte Auseinandersetzung war noch nicht möglich, vielleicht auch nicht nötig. Möglich war ihr die projektive Identifizierung mit den Gruppenmitgliedern und deren Gestaltungen. Dadurch wurde die Patientengruppe in der Anfangszeit zur schützenden Hülle, die Abwehrformen von Projektion und Identifikation durften bestehen bleiben. Durch freies Gestalten ohne Thema wurde ihrem Autonomiebedürfnis und ihrem Nähe-Distanz-Konflikt Rechnung getragen. Gefährlich wurde die Gruppe, nachdem durch langsames Fortschreiten der Regression ihre eigene Bedürftigkeit offensichtlich wurde und sie die Helferrolle verloren hatte.

Das Eintauchen in den Todesbereich war entsprechend der frühen Störung nötig und erforderte die Regression in pränatale Zustände. Und um einen dauerhaften Therapieerfolg möglich zu machen, mußte ihr dies zugemutet werden. Daß pränatale Bewußtseinszustände die "Kristallationskeime für später bewußt erlebte Sehnsüchte, Wünsche und Ängste" sein können, wurde von Bolle (1988) beschrieben, der auch umfangreiches Bildmaterial verwertete. Die Möglichkeit zu dieser tiefen Regression wurde Nina bereits durch die Entscheidung, sie an diese Klinik mit ihrem psychoanalytisch orientierten Therapieansatz aufzunehmen, eingeräumt.

In der Gestaltungstherapie bildete sich der Regressions- und Rekreationsprozeß, der auf die gesamte Behandlung bezogen war, am deutlichsten ab. Aber es fand nicht nur eine Abbildung im Sinne einer diagnostischen Beobachtung statt, sondern die averbale Form der Gestaltungstherapie ermöglichte über die zutage tretende Symbolik eine intensiv gefühlshafte Auseinandersetzung mit ihrer eigenen Lebensgeschichte.

Weiterhin fällt auf, daß in fast allen Gestaltungen der Körper in erwachsener oder kindlicher Form aufgetaucht ist. Wie eingangs beschrieben, ist er ja auch das Organ, an dem sich die Eß-Brech-Sucht in vielfältiger Weise festmacht, er ist psychosomatischer Austragungsort und narzißtisch überbesetzt. In den Gestaltungen war er Symbol für ihren eigenen kranken Körper.

Der Körper bedeutet wohl das "zentrale Ich" als Träger des Selbstwertgefühls und der eigenen Identität unter dem Aspekt der Wandlung vom falschen zum wahren Selbst. Des weiteren ist er Symbol für die Patientin als Ganzes im Sinne der Leib-Seele-Einheit, als einmaliges menschliches Wesen. Und er ist Sinnbild für ihre Seele als dem Zentrum des Selbst.

Daß es bei Nina um eine tiefe Persönlichkeitsstörung ging, die sich nicht nur auf die Ablehnung der weiblichen Identität erstreckte, zeigten eindrücklich ihre Bilder. In resignativen und zweifelnden Stunden haben wir uns gefragt, wie bei einer so schlimmen Urbeziehungsstörung ein positiver Lebenswille aktiviert werden könnte. Wir haben uns auf die positiven Aspekte des Archetypus des Weiblichen verlassen, hier repräsentiert durch die positiven, heilenden Kräfte der Gruppe. Dadurch konnte sich eine Wandlung vollziehen. Die in der Symptomatik und der Destruktivität gebundene Energie konnte langsam in Lebensenergie umgewandelt werden. Ihr Körper wollte leben und konnte somit als gutes Objekt integriert werden. Im Verlauf einer so schwierigen Behandlung konnten nur sehr kleine Schritte erwartet werden. Der erste Schritt zu einer weiblichen Identität ist die Aussöhnung mit der archaischen Mutter, dem Eingestehen der Verschmelzungswünsche und der eigenen oralen Bedürftigkeit, dem Annehmen und Nähren des eigenen kleinen Kindes. Ein weiterer Schritt ist dann die Auseinandersetzung mit der ödipalen Situation und das Aufnehmen von befriedigenden, auch sexuellen Beziehungen. Die Gestaltungstherapie kann im Verlauf einer Therapie mit Eß-Störungen folgendes beitragen:

-Möglichkeit des averbalen Ausdrucks,
-Bildung und Umgang mit Symbolen als Hilfe zur frühen Loslösung und als Brücke von Unbewußtem zu Bewußtem,
-Regression im Dienste des Ich,
-Impulsund Konfliktaktualisierung und -darstellung,
-Probehandeln auf Bildebene,
-Ich-Bildung und Ich-Stützung,
-Hinweise auf Genese, Bilder dienen als Landkarte,
-Integration des positiv Mütterlichen und Zugang zu eigenen Köpergefühlen.

Zusammenfassung

In der Gestaltungstherapie haben das averbale Ausdruckserleben und die präverbale Beziehung eine vorrangige Bedeutung. Durch Gestaltungen können "Regressionen im Dienste des Ich" auf sehr frühe Stufen der psychischen Entwicklung gefördert werden. Über den Prozeß der Symbolgestaltung und Symbolbildung werden Übertragungsobjekte geschaffen, die als selbstgeschaffenes Gegenüber anzusehen und daher besonders geeignet sind, das Selbst zu spiegeln. Am Beispiel des

Bildprozesses einer schwer eßgestörten Patientin werden die ersten Schritte der weiblichen Identitätsbildung über eine tiefe Regression aufgezeigt.

Ich möchte mich bei Nina recht herzlich für die innere Begegnung und für die Bereitstellung der Bilder bedanken.

Literatur

Battegay R (1967) Der Mensch in der Gruppe. Huber, Bern

Bolle RH (1988) Am Ursprung der Sehnsucht. Verlag für Wissenschaft und Bildung, Stuttgart Berlin

Giera-Krapp M (1988) Konstellation des gut-bösen Mutterarchtypus bei der Behandlung früher Störungen. Analytische Psychologie 19: 26-47

Mahler MS, Pine E, Bergmann A (1978) Die psychische Geburt des Menschen. Fischer, Frankfurt aM

Neumann E (1974) Die große Mutter. Walter, Olten

Reiter A (1984) Vampirmotiv als Aggressionsausdruck bei Depressiven. In: Hartwig H v, Menzen KH (Hrsg) Kunst-Therapie. Ästhetik und Kommunikation. Berlin

Riedel I (1985) Formen. Kreuz, Stuttgart

Schattmayer K, Schrode H, van Veen B (1989) Gestaltungstherapie in der psychotherapeutischen Klinik. Verlag Deutscher Arbeitskreis Gestaltungstherapie, Stuttgart

Seifert T, Loos G (1987) Matriarchaler Raum und Lebensrealität. Zur stationären Psychotherapie der Anorexie und Bulimie. Prax Psychother Psychosom 32: 154-162

Winnicott DW (1981) Vom Spiel zur Kreativität. Klett-Cotta, Frankfurt aM Stuttgart

Atem- und Leibtherapie - ein Weg zum Heilsein

Hubert Krizan

> "Der Reifungsprozeß ist ein Prozeß des
> fortgesetzten Formwandels.
> Der Mensch ist nur in dem Maße heil,
> als seine Gesamtverfassung den
> ungestörten Wandlungsprozeß gewährleistet."
> *(K. Graf Dürckheim 1988)*

Atem- und Leibtherapie

Atemtherapie gilt als eine der ältesten Heilkünste, wurde lange Zeit als Geheimlehre nur von Eingeweihten praktiziert und nur in bestimmten, der breiten Öffentlichkeit nicht zugänglichen Kreisen gelehrt. Heute steht Atemtherapie und Atempflege im Mittelpunkt vieler moderner Heilverfahren. Es scheint, als sei die Zeit reif geworden zu sein für den bewußten Umgang mit dem Atem.

In vielen alten Sprachen wurde das Wort "Atem" gleichbedeutend verwendet für Hauch, Wind, Seele, Geist, Gott, Gedanke, Wort, Zwerchfell, Stimme. Wir kennen den Atem auch als "Pneuma Hagion" - als "Atmung, die der Gottheit geweiht ist", in den Upanischaden ist der Atem der "Zusammenbringer", "Atman" steht in seiner Bedeutung für "Geistmensch". Haich (1972) schreibt in ihrem Buch "Die Einweihung": "... solange *du* ein- und ausatmest bist du mit deinem Körper identisch. Die Wahrheit aber ist, daß *nicht du* es bist, der atmet, sondern *dein Körper*. Dein Körper lebt, weil das höhere *Selbst - Gott* - seinen eigenen Hauch in ihn hineinbläst. Wir alle leben nur, weil unser körperliches Wesen den *Hauch Gottes* einatmet. Du weißt, daß Gott, das *Selbst* in dir ist. Dein Körper atmet also dein *Selbst - dich* - ein, und das gibt dem Körper das Leben. Solange du glaubst, daß du es bist, der atmet, bist du in deinem Bewußtsein mit deinem Körper identisch, nicht aber mit deinem Selbst. Wenn du jedoch in *deinem Bewußtsein* erlebst, daß *dein Körper dich selbst einatmet und wieder dich im Ausatmen freiläßt,* dann kannst du die große Umwandlung erleben, daß du ... aus dem belebten Körper - *du selbst wirst.*" (Langguth).

Alles deutet darauf hin, daß schon früher dem Atem über seine reine Stoffwechselfunktion hinaus eine Bedeutung zukam, die sich auf den Menschen als Einheit von Leib-Seele-Geist bezog.

Als Teilbereich der Kranken- und Heilgymnastik wird Atemtherapie in der Behandlung von Krankheiten eingesetzt, so z. B. bei Atemwegserkrankungen wie Bronchialasthma, Lungenemphysem etc., aber auch bei Herz-Kreislaufstörungen, Bandscheibenschäden, stimmlicher Insuffizienz u.s.w. Dieser Bereich der Atemtherapie beschäftigt sich vornehmlich mit vorhandenen Krankheiten und entsprechenden Heilungsversuchen, einschließlich Prophylaxe, Regeneration und Rehabilitation.

Neben diesem Teilbereich der Atemtherapie innerhalb der Krankengymnaystik gibt es in Deutschland mittlerweile etwa 20 Institute, an denen Atemtherapie als eigenständige Therapieform gelehrt und praktiziert wird. Diese sind seit 1960 in einem Dachverband der Bezeichnung AfA (Arbeitsgemeinschaft für Atempflege e.V.) zusammengeschlossen. Den Lehrweisen der verschiedenen Atemschulen liegt die Auffassung zugrunde, daß es genauer betrachtet keinen Menschen gibt, der "verkehrt" atmet, obwohl wir natürlich feststellen können, daß beispielsweise die Atemfrequenz, Atemamplitude, das Atemausbreitungsgebiet, also die meßbaren Parameter des Atems nach unseren wissenschaftlichen Erkenntnissen nicht in Ordnung sind. Auch die Tatsache, daß durch eingeschränkte Atembewegung der Stoffwechsel, der Kreislauf- und Lymphstrom, die Drüsenfunktionen, das harmonische Zusammenspiel aller Organe negative Auswirkungen zeigen, kann nicht zum Schluß führen, daß das "falsche Atmen" allein die Ursache sei.

Der Atem verhält sich in jedem Augenblick entsprechend unserer momentanenen Situation, d. h. jeder Gedanke, jedes Gefühl, auch jede Außen- und Innenwahrnehmung verändert sofort den Atem. Das Atemverhalten ist sehr spontan, variabel, individuell und zeigt an, wie der Mensch zu sich und zu seiner Umwelt in Beziehung steht: Wie der Mensch gestimmt ist, in welcher Weise er den Anforderungen seiner Umwelt begegnet, wie er "leibt und lebt" so atmet er auch. Atemverhalten steht somit in engster Beziehung zur körperlich-seelisch-geistigen Gesamtsituation, und die Fehlformen des Atems zeigen sich als Störung des psychosomatischen Gleichgewichts.

Auch das veränderte Bewußtsein im Hinblick auf Gesundheit und Krankheit hat die Entwicklung der Atemtherapie beeinflußt. In allen wissenschaftlichen Disziplinen haben Forschungsergebnisse zum Umdenken und zur Neuorientierung aufgerufen. In der Medizin führten Erkenntnisse zur Einsicht, daß Gesundheit nicht mehr auf eine mechanische Funktion reduziert werden kann, sondern daß sie auf komplexen Wechselwirkungen von körperlichen, seelischen, geistigen, sozialen und ökologischen Aspekten beruht. Immer mehr verbreitete sich auch die Einsicht der Sinnhaftigkeit von Krankheit. Sie wurde als "Informationsträger" erkannt mit der Möglichkeit, bei entsprechender fragender Hinwendung etwas über uns selbst zu erfahren, über die Situation, in der wir uns befinden, oder auch über den nächsten Schritt, der getan werden will im Verlauf unserer Entwicklung. Die Grunderfahrung vom Atem als Ausdruck einer zuständlichen psychosomatischen

Realität, sowie die Grundauffassung von Gesundheit und Krankheit führten folgerichtig zu dem Anliegen, den Menschen als Ganzes in den Mittelpunkt atemtherapeutischer Behandlung zu stellen und nicht primär seine Erkrankung oder Symptomatik.

In der Atemtherapie heute geht es also nicht primär darum, wieder "richtig" atmen zu lernen. Atemtherapie ist vielmehr eine *Therapie mit Hilfe des Atems*. Es ist eine Begleitung des Patienten auf dem Weg seiner persönlichen Reifung und Entwicklung im Sinne des Individuationsprozesses. Die Veränderung der Atemweise wie auch der Atemfehlformen ergibt sich als Frucht der Arbeit aus dem Ausgleich und der Harmonisierung aller Strebungen, wenn der Patient sich seiner selbst bewußt wird und immer mehr als Person in Erscheinung tritt.

Atemübungen dienen dazu, dem Patienten seinen individuellen Atemrhythmus erfahrbar werden zu lassen. Das Erleben des individuellen Atemrhythmus ist eine Begegnung mit sich selbst, so wie der Mensch jetzt im Augenblick da ist. Die Übungsweise ist, sich mit wachem Bewußtsein und größtmöglicher Aufmerksamkeit diesem So-Sein anzuvertrauen und dieser inneren Lebensbewegung nachzuspüren. Die Qualität dieser atmenden Bewegung wird als Ausdruck unseres körperlich-seelisch-geistigen Seins erfahrbar.

C. G. Jung wie auch Karlfried Graf Dürckheim weisen darauf hin, daß Ursachen der Neurosen unserer Zeit in der "verschütteten Religiosität" und im "fehlenden Bezogensein auf die transzendente Realität" zu suchen sind. Auch sind die Neurosen innig mit den Problemen unserer Zeit verknüpft; die Neurotiker nehmen an den herrschenden Zeitströmungen teil und bilden diese im eigenen Konflikt ab. Damit wird der anscheinend individuelle Konflikt des Kranken als ein allgemeiner Konflikt des Menschen innerhalb seines Lebens in seiner Umgebung und in seiner Zeit erkennbar. Die Situation des Patienten spiegelt eine kollektive Situation wider, innerhalb derer er im Prozeß seiner Wandlung nach Verwirklichung der eigenen Gestalt sucht. Dabei handelt es sich um den individuellen Weg der Selbstverwirklichung, den der Mensch gemäß der ihm eigenen Bestimmung durchläuft. Es geht dabei auch bei schweren Neuroseerkrankungen um die ganz existentielle Frage: Wer bin ich - und was will ich. In der Auseinandersetzung mit jeder Krankheit bilden die Themen: Autonomie, Identität, Sinnfindung und Selbstgestaltung aus dem eigenen Wesen die wichtigsten Faktoren, mit denen sich der Patient aktiv auseinandersetzen muß. Mit Hilfe der Atemtherapie können wir dem Patienten ermöglichen, einen neuen Zugang zu seinem Wesen zu finden und sich an seine innerste Existenz anzuschließen. Der Atem ist dabei Mittler auf dem Weg zur Heilung nach innen und verhilft dazu, sich in allen Lebenssituationen auch nach außen hin neu zu gestalten. Der Atem ist das Unmittelbarste in unserem Erleben und wird häufig als "medicina universalis"erfahren.

Grundlagen der Atemarbeit

Der "Erfahrbare Atem"

In der Atem- und Leibtherapie wird unterschieden zwischen dem *willkürlichen Atem*, den wir bewußt steuern, dem *unbewußten Atem*, der sich auch ohne unsere Beachtung vollzieht und dem *erfahrbaren Atem*, der im wesentlichen getragen wird von der Anwesenheit meiner selbst im Atemvorgang. Der Schlüssel für diese Arbeit heißt: *Wir lassen den Atem kommen - wir lassen ihn gehen - und warten, bis er von selbst wiederkommt.*

Wenn es uns gelingt, diesen Atemrhythmus bewußt zu erleben, werden wir Zeuge unserer unbewußten Atembewegung, ohne deren Ablauf zu stören.

Dabei spielt das Wort "lassen" eine große Rolle. Es beinhaltet das "Sich-niederlassen", "Sich-einlassen", das "Los-lassen" und das "Zu-lassen". "Gelassenheit" bedeutet, uns im Vertrauen einzulassen auf das, was uns im Augenblick zukommt. Es ist die Grundlage, auf der alles weitere aufbaut - es ist auch die Voraussetzung für den "Erfahrbaren Atem". (Dieser Begriff ist kennzeichnend für diejenigen Schulen, an denen Atemarbeit nach I. Middendorf gelehrt und praktiziert wird.)

Hingabe und Achtsamkeit

Atem heißt leben - dem Atem lauschen heißt dem Leben lauschen, sich ganz vorbehaltlos dem ruhigen Da-Sein, der Stille, der Bewegung hingeben, sich sammeln auf das, was ist - und nicht denken, was sein sollte - und mit empfangender Achtsamkeit wahrnehmen, was geschieht und was sich verändert. Es ist ein Sich-einlassen auf eine Innenwahrnehmung, und es entsteht ein Dialog zwischen mir als Wahrnehmendem und dem Wahrgenommenen, ein inneres Gespräch. Vielleicht kommen Worte dazu, vielleicht bleibt es ein Selbstgespräch ohne Worte - in Bildern, in fließenden Wahrneh- mungen. Wir können dabei unseren Leib als konkrete Wirklichkeit erspüren, und er sagt uns etwas darüber, wie wir da sind, was es für uns bedeutet, daß wir uns jetzt - hier - so wahrnehmen. Hingabe und Achtsamkeit sind die beiden Seelenqualitäten, die uns ermöglichen, etwas über uns zu erfahren.

Stellen sie sich bitte vor, Sie sitzen mit einer Gruppe von Menschen in einem Kreis auf Hockern:

Wie empfinden Sie die Füße auf dem Grund, auf dem sie stehen, gibt er Halt, können Sie sich dem Boden anvertrauen, sich von ihm tragen lassen?

Es sind Fragen nach dem eigenen Stehvermögen, nach der Standfestigkeit und dem Vertrauen zu "Mutter Erde".

Wie sitzen sie auf ihrem Hocker, spüren sie die Sitzfläche, können sie sich in Ihrem Becken niederlassen, den Bauch-Beckenraum wie ein Gefäß, wie eine geöffnete Schale empfinden, aus deren erdbezogenem Schwerpunkt Ihre Aufrichtung aufwächst?

Wie richtet sich Ihre Wirbelsäule auf, ist da eine Strebung, die, ähnlich dem Wachsen von Pflanzen, aus dem dunklen Wurzelraum aufsteigt zum Licht, bis zum Scheitel und darüber hinaus?

Sein Gleichgewicht suchen - immer wieder neu, es hat keinen Bestand. Beweglichkeit, Stabilität, Orientierung im Raum - das gibt mir Halt - jetzt - hier - und in der Welt.

Was macht der Atem, wie bewegt er sich in ihrem Leib, das Weiterwerden im Einatmen - das Schmalwerden im Ausatmen - die Ruhe danach?

Fließen lassen - der Atem sucht sich seinen Weg selbst wie ein Fluß - wohin mag er sich ausbreiten?-

Den Atem kommen lassen - ihn wieder gehen lassen - und warten, bis er von selbst wiederkommt.

Sammeln - Empfinden - Atmen

Umschließen sich körperliche und seelische Vorgänge zu einer Einheit, erfahren wir uns als Leib, der wir sind - im Gegensatz zum Körper, den wir haben. Das Leibliche offenbart sich uns als Verdichtung von Wesenskräften und Ichkräften. Das können wir aber erst erfahren, wenn wir bewußt in unserem Leib anwesend sind. Dies wird geübt durch: Sammeln - Empfinden - Atmen. Sammeln wir uns in eine bestimmte Leibgegend und sind dort anwesend, können wir diesen Leibraum klarer empfinden und die Atembewegung wird deutlicher und umfangreicher. Mit Hilfe von Dehnungen und atemanregenden Bewegungen wird das Empdindungsbewußtsein für den Atem entwickelt. Über die Wahrnehmung der Atembewegung empfinden wir unseren Leib raumhaft, können uns übend drei Hauptatemräume erschließen und die Veschiedenartigkeit dieser Räume erfahren.

Der untere Atemraum.

Er umfaßt Becken, Beine und Füße und lebt als Fundament unserer Leiblichkeit aus der Erdkraft. Wir können ihn als tragenden Grund, warm, bergend, schützend, auch treibend und impulshaft erleben, als Raum der Triebe und unserer körperlichen Fruchtbarkeit. Aus ihm steigt unsere Lebenskraft auf und speist uns ganzheitlich (Middendorf 1985).

Der mittlere Atemraum.

Er umfaßt die Leibgegend zwischen Nabel und Brustkorb. Es ist der Raum, in dem sich das Zwerchfell bewegt. In ihm liegt unsere zentrale Mitte, in der wir uns in Ruhe sammeln können und aus der wir Kraft unserer Substanz als Person leben. Es ist der Raum des Austausches zwischen Innen und Außen, zwischen mir und der Welt, der Raum, aus dem heraus ich persönlich dem Du begegne.

Der obere Atemraum.

Er umfaßt Schultergürtel, Hals, Kopf, Arme und Hände. In ihm empfinden wir viel zarter und sanfter, nehmen mit all unseren Sinnen Eindrücke auf und entfalten unsere seelisch-geistigen Bewußtseinskräfte (Middendorf 1985).

Die Kräfte des oberen Atemraums strömen dem unteren Raum zu, verbinden sich mit den aufsteigenden Kräften und fließen aus unserer persönlichen Mitte - dem Raum unseres Herzens - in die Begegnung.

Sind alle drei Räume gründlich erarbeitet, können wir uns an die sich in diesen Räumen sammelnde Atemkraft anschließen und ihr im Ausatmen *Gestalt und Richtung* geben. Die Fülle des Einatmens wandelt sich im Ausatmen zu einer strömenden Kraft, die unsere Lebensäußerungen speist, sei es, daß sie in eine Bewegung oder Tätigkeit einfließt, in ein Gespräch, oder mich innerlich zur Leibgestalt ausformt, in der ich in der Ruhe nach dem Ausatem den transzendenten Zustand des Seins erfahren kann (Atemmeditation).

Atembewegung und Bewegung aus dem Atem lassen Innenraum und Außenraum entstehen. Wir finden Halt im Zentrum unseres Innenraums, in der Substanz unserer atmenden Mitte, und können entsprechend unseren Ich- und Wesenkräften die Grenzen unseres Außenraumes erweitern, ohne uns im Außen zu verlieren. Innenraum und Außenraum entsprechen einander und wir können deren Einheit spüren.

Atembehandlung

In der Atembehandlung ist es noch gezielter möglich, den Patienten auf dem Weg seiner persönlichen Reifung zu begleiten. Die Hand des Therapeuten berührt, hält, streicht, wärmt und lockt den Patienten geduldig in seine Leibräume, die vielleicht schon lange, abgetrennt von seiner Lebendigkeit, brachliegen, oft gar nicht mehr empfunden werden können, sich tot, abgeschnitten oder nicht dazugehörig anfühlen; auch der Atem hat sich daraus zurückgezogen. Es geht darum, diese isolierten Körperbereiche wieder zu beleben und zu integrieren - mit allem, was sich dabei an seelischen Wahrnehmungen und geistigen Einsichten meldet. Vielleicht melden sich durchlittenes Leid, Traumen aus früher Kindheit, Ängste des Verlassenseins, des Ungeborgenseins, Gefühle von vergeudeten Lebensjahren oder Sinnlosigkeit und können atmend in der Mitte eingebunden werden. Häufig sind es auch Erfahrungen aus der vorsprachlichen Zeit, die noch gar nicht ins Wort wollen und können. Vielleichet ergeben sich im Laufe der Zeit Möglichkeiten, das bisher Unaussprechliche auszusprechen und anzuvertrauen. In jedem Fall ereignet sich Wandlung. Sie wird sichtbar in sich ausbreitenden Atembewegungen und sich ausgestaltenden Atemräumen, in einer Gesamtausstrahlung, die erkennen läßt, daß sich etwas Wesentliches ereignet. Dies geschieht meist in der Stille, im Verborgenen. Es sind Initiationen, in welchen der Patient sich für das "Geheime" öffnen kann, das in ihm lebt und nach Erlösung drängt. Die Hand des Therapeuten wird aus einem tieferen Abgeschlossensein an das, was sich gegenwärtig ereignet, von der Intuition geleitet. Es ist aber nicht unsicheres Suchen, sondern lebt aus klarem, wachem Bewußtsein. Wahrnehmung aller körperlicher Veränderungen und seelischer Regungen, sowie empathisches Mitleben fördern eine von eigenen Belangen freie therapeutische Begegnung.

Der Atem bindet das Vergangene ein, bereitet das Kommende vor und gestaltet uns ganz im Gegenwärtigen. Der Moment dieses Werdens ist der Augenblick, in dem ich meiner selbst bewußt bin im "Erfahrbaren Atem". Im Sammeln-Empfinden-Atmen bilden sich Substanz und wesenhafte Ich-Kraft.

"Der Erfahrbare Atem ist durch die Anwesenheit meiner selbst ein bedeutender Schritt in die Verantwortung und verlangt, daß sich der Mensch entscheidet und bereit ist, sich zu entwickeln, sich zu heilen und sich zum Wesentlichen hin zu öffnen. Die Wahrnehmung der Atembewegung, die hier in direkter Verbindung mit der Empfindung steht, ist unerbittlich und verlangt, daß ich mich stelle: sie verlangt meine innere Antwort. Ich werde also in der gesamten Persönlichkeit gefordert. Am *Leitseil des Atems* wächst das Leibliche zum Seelischen und Geistigen, so daß eine Mitte entsteht, die Ego und Wesen umschließt zu einer neuen Ich-Kraft, die gleichzeitig Substanz und Verwirklichung ist" (Middendorf 1985).

Atem und Stimme (Vokal-Atemraumarbeit)

Die Vokal-Atemraumarbeit umfaßt das Bilden eines Atemraumes im Kontemplieren eines Vokals, das "schweigende Singen" und das Tönen eines Vokals oder mehrerer Vokalverbindungen. In dieser therapeutischen Arbeit wird jeder einzelne Vokal, ob er gesungen oder im Ein- und Ausatmen nur schweigend Kontempliert wird, als Schwingung im Leib wirksam und in seiner psycho-physischen Auswirkung erfahrbar. Es zeigt sich, daß die Schwingungen der einzelnen Vokale als spezifische Qualität in entsprechenden Leibräumen wirksam sind: Jeder Vokal hat gesetzmäßig seinen ihm eigenen Wirkungsbereich in seinem ihm zugehörenden Leibraum.

Das Erleben dieses Atemraumes läßt die psychische Qualität erfahrbar werden, die dem jeweiligen Vokal zugehört.

Das "U" schwingt besonders im Bauch-Beckenraum, füllt diesen bis etwa vier cm unterhalb des Nabels aus. Es hat eine Schwingung, die weich und dunkel, kompakt, manchmal aber auch schwer, in die Tiefe ziehend, lastend erlebt wird. Als weiblicher Vokal (Yin-Laut) füllt er die von oben geöffnete Schale - das Bauch Beckengefäß. Seine Qualität ist das Empfangende, das Aufnehmende Prinzip, das Weibliche, das Mütterlich-nährende, Pflegende, Schützende.

Wenn der Patient mit den Schwingungen des Vokals "U" übt und sich in diesen deutlich werdenden Leibraum einfühlt, kann er etwas über sich und seine Beziehung zu diesem Leibraum erfahren, er kann lernen, sich in diesem Raum "niederzulassen", kann ihn als seinen Lebensraum wieder neu entdecken und in sein Körperbild integrieren.

Der helle Vokal "I" schwingt besonders im oberen Schultergürtel, Hals und Kopf und kann als schwingende Energie auch zylinderförmig bis in den Beckenboden hinunter erlebt werden. Er hat sehr hohe Schwingungsfrequenz, die auch die gesamte Wirbelsäule durchströmt - vom Steißbein bis zum Scheitel und in seinem "Aufrichtecharakter" eine innere Beziehung zur "Vertikalen" entstehen läßt.

Das "O" als "Herzlaut" hat einen geschlossenen und umschließenden Charakter. Als Laut der "Introversion" sammelt und zentriert er die Energien zur Mitte hin - im Gegensatz zum Vokal "E", dem Laut der Extraversion, auch "Seelenlaut" genannt. Seine Atemraumbewegung wird horizontalisch-elliptisch, in den Außenraum erweiternd und hell empfunden. So kann der Vokal "O" zentrieren, auf eine Mitte hin sammeln, der Vokal "E" eine Beziehung zum Außenraum schaffen. Im Wechsel der Vokale "O" und "E" kann der Patient sich dem Außenraum öffnen, wieder zum Innenraum zurückkehren und dabei Ausgleich und Flexibilität im Umgang mit Innenwelt und Außenwelt erarbeiten.

Die Arbeit mit den Vokalatemräumen in gesammelter Aufmerksamkeit und im Erspüren der Atembewegung macht ganzkörperlich durchlässig und "schwingungsfähig", die Schwingungen breiten sich im ganzen Köper "heilend" aus, beleben und harmonisieren ihnen zugeordnete Organe und regen diese in ihren Funktionen an. Wir kennen diese Wirkung von den Mantra-Übungen, die ursprünglich geistige Laute sind und ihre Bedeutung als der gesamten Schöpfung zugrunde liegenden Elemente haben.

Atemmassage

Eine weitere Behandlungsmöglichkeit ist die Atemmassage. Die Haut ist unser räumlich ausgedehntestes, hochempfindliches Sinnesorgan, mit dem wir ständig mit unserer Umwelt im Austausch sind. "Schon der Säugling hat das Urbedürfnis, sanft berührt und gestreichelt zu werden. Seine Haut ist hungrig nach Berührung und Empfindungen" schreibt Leboyer (1979) in seinem Buch "Sanfte Hände". Wie mit jeder Sinnesqualität, eröffnen sich uns über die Berührung neue Erfahrungsdimensionen. Der Hautkontakt ist wie eine "Urnahrung" und wir erleben heute, wie verkümmert dieser Berührungssinn geworden ist; wir erleben den Mangel und die für viele Menschen schmerzliche Entbehrung echten liebevollen körperlichen Kontaktes.

In der Atemmassage wird die Wirkung des Sinnesorgans Haut bewußt miteinbezogen. Sie wird in der Regel wohltuend und entspannend, aber vor allem stabilisierend und ganzheitlich harmonisierend erlebt. Der Patient kann seine momentane Begegnungsmöglichkeit erfahren, aber auch die sich während der Behandlung verändernden Begegnungsqualitäten. Dies können Erfahrungen von innerer Abwehr oder Flucht sein, von unsicherem fragendem Herantasten, von neugierigem Ausprobieren, bis hin zu lustvoller, kraftvoll- elastischer oder auch spielerisch-kämpferischer Begegnung.

Durch Ansprache verschiedener atemwirksamer Punkte auf den Meridianlinien kann sich ein Gefühl von "Rundum-Lebendigkeit", Kraftfülle und Reagibilität einstellen, verbunden mit dem Wunsch, aktiv-tätig mit der Welt umzugehen, und getragen von der inneren Gefühlssicherheit, diese auch zu vermögen.

Die Hände setzen wohldosierte Widerstände, sie fordern den Patienten zu aktiver Begegnung heraus. Wann wie lange und mit welcher Intensität diese Widerstände gesetzt werden hängt in jedem Moment davon ab, wie der Patient innerlich und äußerlich der Hand entgegenwächst; es bilden sich im gleichen Moment Atemkraft und Atemfülle, die Muskeln reagieren elastisch-anschmiegsam, der ganze Mensch ist in der Begegnung, er stellt sich im Ganzen der Forderung und wächst daran.

Atemarbeit in der Psychotonik

Indirekte Atembeeinflussung erfolgt über Tonusveränderung, Empfindungs- und Wahrnehmungsarbeit, sowie durch "Modifikation des motorischen, kommunikativen, emotionellen und ethischen Verhaltens" (Glaser 1990)). Mit Hilfe pneumographischer Aufzeichnungen ist es gelungen, die wechselseitige Bedingtheit von Atemverhalten und intentionalem Umweltbezug nachzuweisen. Alle Atemreaktionen spiegeln dabei die Art und Weise der Auseinandersetzung und des "In-der-Welt-seins" des Menschen. Dabei wird die Verknüpfung von Lebensgefühl und

intentionaler Einstellung im Atemverhalten sichtbar. Drei häufige Begegnungs-
weisen sollen das verdeutlichen:

Fluchtverhalten.
Der Mensch entzieht sich den Anforderungen der Umwelt. Es zeigt sich weiche,
sehr nachgiebige und kraftlose Muskulatur, Engegefühl und reduzierte
Atembewegungen mit Ausatemtendenz.

Abwehrverhalten.
Der Mensch stemmt sich mit Härte gegen das, was auf ihn zukommt. es zeigt sich
hartes unelastisches Muskelgewebe, Engegefühl, bei dem sich der Mensch wie in
seinem Panzer gefangen erlebt, hoher Energieverbrauch bei wenig Leistung und
sehr verhaltener bis stockender Atem.

Natürliches Begegnungsverhalten.
Der Mensch begegnet seiner Umwelt unvoreingenommen offen, vermag seine eigenen Bedürfnisse mit denen der Anderen abzustimmen und verhält sich den gegebenen Situationen gemäß flexibel. Es zeigt sich elastisch-kraftvolle Muskulatur,
die den Einwirkungen von außen geschmeidig und abfedernd begegnet. Der Atem
reagiert jeweils entsprechend den Anforderungen, die biologische Homöostase wird
dabei nicht gestört.

Erschlafftes Gewebe oder ein hoher Grad partieller Muskelspannung zeigt sich
bei Flucht- oder Abwehrverhalten, verbunden mit den meßbaren Fehlformen des
Atems, dem Gefühl von Einengung und mühsamer, unbefriedigender
Lebensbewältigung. Elastisch-reagibles Muskelgewebe deutet auf positive, beja-
hende Auseinandersetzung mit der Umwelt hin. Die Energien werden fließend emp-
funden, der Atem steht in jedem Moment in notwendiger Fülle und Kraft zur
Verfügung und ermöglicht lustbetonte, mühelose Bewältigung der
Lebensanforderungen. Eutone Begegnungsweise wird zur natürlichen, die
Entwicklung fördernden Begegnungsweise, die immer mit der Hinwendung auf ein
lebendiges Objekt verbunden ist; dabei spürt der Mensch über seine Körpergrenze
hinaus (Transsensus) und dehnt sich seinem Bezugsobjekt entgegen (Obtentus).
Eine solche Zuwendungs- oder Hinwendungsbewegung vollzieht sich über eine
Lösungsdirektive auf der Basis einer vorausgegangenen allgemeinen Tonisierung
der Muskulatur. Dies ereignet sich durch Alpha-Hemmung auf der Objektseite, mit
reziproker Alpha-Aktivität auf der Gegenseite. Der Leibraum erfährt Lösung und
Weite, der Atem wird dabei freier, leichter und umfangreicher erlebt. Dieser
Vorgang der *intentionalen Objektbeziehung* vermittelt uns Freiheit im Atmen und
Bewegen, wie auch psychophysische Stabilität und Elastizität.

Da die schulmedizinisch-wissenschaftliche Forschung bisher meist nur die
Erfahrungen mit muskulärer Abwehr- und Fluchtreaktion, nicht aber mit den

Mustern der Zuwendungs- und Intentionsbewegung gemacht, da diese ausschließ-
lich in muskulären Lösungsvorgängen - also bei Alpha-Hemmung - stattfinden.
Daß sich natürliche und gesunde Bewegung durch Intentionalität auszeichnet, die
auch wesentlicher Faktor für Gesundungsprozesse bei Erkrankungen im Atem- und
Bewegungsbereich ist, kann zwar im Labor nachgewiesen werden, wird aber durch
Erfahrung bestätigt. Beispielsweise dadurch, daß in der therapeutischen
Entwicklung der Fähigkeit zur intentionalen Begegnung selbst zerebrale motori-
sche Ausfallserscheinungen rehabilitiert werden können.

Atem und Lebensenergie

Die intentionale Fähigkeit des Menschen, durch Zuwendung eine Beziehung zu
seiner Umwelt herstellen zu können, ist Voraussetzung dafür, daß sich der Mensch
positiv entwickeln kann. Der Vollzug einer solchen positiven Begegnungsweise
zeigt sich leiblich in den oben beschriebenen Lösungsketten durch Alpha-
Hemmung auf der Begegnungsseite , sowie im freiwerdenden Atem, sich vergrö-
ßernden Atemraum und einer speziellen Vitalisierung, die einer jeweiligen
Verhaltensthematik entspricht.

Die sich im Prozeß der intentionalen Begegnung einstellende Transsensus- und
Obtentusreaktion aktiviert Energien im Menschen, die sich erfahrungsgemäß deut-
lich unterscheiden, je nach dem, in welchen Leibgegenden sich diese
Lösungsketten ereignen. Dabei lassen sich bei Lösungsketten im Verlauf der sechs
Meridianpaare auch sechs "Grundformen archaischer Intentionen"
(Evolutionsformen, Glaser) differenzieren, die ihrer Qualität nach bestimmten
Verhaltensstrukturen entsprechen und auch Verhaltensweisen zu intendieren im-
stande sind. Diese Energien entsprechen folgenden charakteristischen
Lebensthemen:

Konzeption (Aufnehmen) - Herz- und Nierenmeridian
Dynamik (In-Gang-setzen) - Dünndarm- und Blasenmeridian
Diffusion (Austauschen) - Kreislauf- und Lebermeridian
Rhythmik (Wandeln) - Gallenblasenmeridian und Dreifacherwärmer
Abundation (Überfließen) - Milz-Pankreas- und Lungenmeridian
Direktive (Entscheiden) - Magen- und Dickdarmmeridian

Bei pathologischen Entwicklungen liegen immer Kontraktionsvorgänge in entsprechenden Linienverläufen vor (Involutionsformen). Sie zeigen dem
Therapeuten, welche Lebensthemen nicht gelebt werden können, welche
Entwicklungen gefördert und nachgeholt werden müssen, damit der Patient seinem
altersgemäßen Entwicklungsstand entgegenreifen kann. Ob sich im Verlauf der

Energiebahnen Lösungs- oder Kontraktionsvorgänge ereignen, hängt davon ab, wie der Mensch seiner Umwelt begegnen kann und sich mit ihr auseinanderzusetzen vermag. Der Therapeut ermöglicht dem Patienten, diese potentiellen archaischen Intentionen in der Begegnung mit ihm selbst nachzuentwickeln, oder verhilft ihm mit einer Gruppe von Menschen, die als lebendiges Gegenüber induzierend auf ihn wirkt, diese Fähigkeiten als gesundes Verhaltensmuster in sein Leben zu integrieren.

Atemarbeit und Psychotherapie

Grundlage an der Psychotherapeutischen Klinik ist die Analytisch-Psychotherapeutische Arbeit. Erfahrungsgemäß ist es sehr hilfreich, parallel dazu Atem- und Leib- therapie anzubieten; dadurch ist es möglich, sowohl psychische als auch somatische Anteile besonders effektiv zu bearbeiten.

Wie im analytischen Prozeß wird auch in der Atem- und Leibtherapie unmittelbare, den inneren Menschen wandelnde Arbeit geleistet. Es ist eine stille Art der Behandlung, eine primär nonverbale Arbeit, in der eine Vertrauensgemeinschaft von Therapeut und Patient geboren wird, in welcher sich heilende Begegnung ereignen kann. Begegnungen mit eigenen Wesensbereichen und Bewegungen aus den Tiefenschichten dürfen nicht zu früh ins Wort genommen werden. Dies gilt besonders bei frühgestörten Patienten, die oft über Worte noch nicht oder nur schwer erreichbar sind. Die frühen Erfahrungen der Kindheit können meist leichter und schneller in der Behandlung des Körpers erlebt und bearbeitet werden. In der körperorientierten Arbeit erlebt sich der Patient sehr spontan und unverstellt, die Selbstwahrnehmung über den Körper ist ehrlich, direkt und intensiv.

Atem- und Leibarbeit schließt den Patienten an die Ursubstanz seines psychischen Seins an: Er tritt in Verbindung mit den Wirkkräften seines Grundes und begegnet seinen eigenen, dem Wesenskern imanenten und sein Leben gestaltenden Kräften aus dem Unbewußten. Bei diesen Verinnerlichungsvorgängen werden oft lange schon gestaute Energien freigesetzt und archtypische Bildkräfte evoziert. Diese hochpotenzierten, nach Verwirklichung strebenden Kräfte werden durch gezielte Übungen eingebunden und kanalisiert. Das ich-hafte Wollen tritt zurück und überläßt sich der Führung der heilenden Instanz, deren Heilkraft und Wirkung aus der Rückverbindung an die transzendente Qualität des Seins, aus der Verbindung mit den eigenen Wesenskräften und aus der Gestaltung der im Wesen angelegten Individualität resultiert. Im Erleben dieser Rückverbindung (Religio) empfindet der Patient die Sinnhaftigkeit seiner leib-seelischen Prozesse. Der Therapeut übernimmt im Übertragungsgeschehen den Archetyp des Heilenden, des "Priesterarztes". Diese Qualität wird vom Patienten verinnerlicht, und er erfährt dieses heilende Prinzp in sich selbst als den "inneren Arzt", als den "göttlichen

Kern" aus dem heraus er sich in der Welt zu gestalten vermag. Die heutigen Krankheiten erscheinen so vielschichtig und "unberechenbar", daß sie sich nur noch mit Mühe in die bekannten Krankheitsbilder und Krankheitsverläufe einordnen lassen. Es scheint, daß die Patienten heute primär am Getrenntsein von ihrem eigenen Grund leiden, daran erkranken und deshalb Heilung auch nur durch dieses Wiederanschließen an ihr individuelles Sein möglich ist.

Das sich Wiederanschließen an die eigene Identität und das Leben nach den eigenen Gesetzen (Autonomie) sind deshalb auch Kernpunkte der Arbeit am Atem. Dabei ist der Atem selbst Bindeglied zwischen Soma und Psyche. Atmend - und im Erleben des eigenen Atemrhythmus - kann sich der Mensch sowohl als Gewordener als auch als Werdender erleben, wobei sich die Wandlung der psychophysischen Gegebenheiten im Moment des Inneseins - im Moment des bewußten Seins im "Erfahrbaren Atem" ereignet.

An der Schwelle zwischen Psyche und Soma kann der Atem harmonisierend und heilend auf den Körper einwirken und alle Organe und Organfunktionen positiv beeinflussen. Der Mensch wird sich seines Leibes bewußt, erfährt sich darin kraftvoll, aktiv und lebensbejahend und erlebt seine Impulse und Antriebe als sinnvollen Lebensausdruck. Bei Patienten mit schweren psychischen oder psychosomatischen Erkrankungen - besonders auch bei frühgestörten Patienten - kann die bewußte Atem- und Leibarbeit zu einer Wiederbelebung traumatischer Ereignisse führen und kündigt sich durch vielerlei spontane Körperreaktionen (Zucken einzelner Körperteile, unbewußte Bewegungen der Extremitäten, Zittern am ganzen Körper etc.), durch Atemveränderungen (Atemanhalten, schweres oder schnelles Atmen bis zu Hyperventi-lationsphänomenen), wie auch durch Störungen des vegetativen Nervensystems (Schweißbildung, Erröten, Hitzewallungen, Kälteschauer, Unwohlsein, Schwindelgefühl, Brechreiz etc.) an. Fühlt sich der Patient im therapeutischen Raum sicher genug und ist bereit, sich diesen psychosomatischen Reaktionen bewußt zuzuwenden, wird ihm recht schnell und deutlich der Hintergrund seiner unbewußten Problematik erkennbar werden. Das kann sich in stiller Betroffenheit, in leisem Weinen, lautem Schluchzen, Schreien, Schlagen etc. äußern. Dieser Vorgang hat Widerfahrnischarakter und ist ein wichtiger Schritt im gesamten Heilungsprozeß (Katharsis).

Atem- und Leibtherapie in der Behandlung eßgestörter Patientinnen

In der Behandlung eßgestörter Patientinnen kommt der Atem- und Leibtherapie eine zentrale Bedeutung zu. Der Ablehnung der *Leib*lichkeit enspricht die Ablehnung der *Weib*lichkeit, der Zusammenhang zwischen dem Leiblichen und dem Weiblichen ist deutlich erkennbar. Dies zeigt sich körperlich in der

Ablehnung der weiblichen Formen - besonders der Brust, des Bauch-Beckenraumes, sowie der Oberschenkel und psychisch im Verlust der weiblichen Identität und der Ablehnung des Weiblichen und Mütterlichen schlechthin. Es wirkt der Archetyp der negativen Mutter; die Tochter (einer solchen "Hexenmutter") empfindet sich als Objekt, das Erwartungen zu erfüllen hat und Leistung erbringen muß, in der Hoffnung, dafür ein Mindestmaß an Anerkennung und Daseinsberechtigung zu erhalten. Die vorhandenen weiblichen Anteile werden unterdrückt, ins Unbewußte verdrängt und treiben dort als Komplexe ihr unbeherrschbares Unwesen. Aber auch der Bezug zum Vater ist elementar belastet: auch er hat kein gutes Verhältnis zum Weiblichen und vermittelt der Tochter, daß das Weibliche etwas Unannehmbares, Beängstigendes, Zu-Verurteilendes und Wertloses sei.

Der Weg der Befreiung liegt im Annehmen des weiblichen Mysteriums und in der Hingabe an das *Leben*, das ohne Bewußtwerdung und Integration des *Leib*es nicht möglich ist. Auch kollektiv gesehen fordert das aus der menschlichen Bewußtseinsentwicklung verdrängte Weibliche sein Recht: Im Krankheitsbild der Eßstörungen drückt sich die Verleugnung der weiblichen Werte in unserer Gesellschaft aus. Früher wurden Frauen als Trägerinnen eines Naturbewußtseins als Hexen verbrannt. Heute finden wir Antriebskräfte zur Integration des weiblichen Bewußtseins in den Frauenbewegungen, der neuen Frauenkultur und Frauenspiritualität.

Voraussetzung dafür, daß die heilenden Kräfte aus dem Unbewußten der Frau wirksam werden können, ist, daß sie in ihrer Individualität ernstgenommen werden (sowohl vom Therapeuten als auch von sich selbst).

Der *Becken-Bauchraum* ist der am meisten abgelehnte Leibraum; er wird nicht mehr als Raum der Geborgenheit erfahren, da der Frau die Erfahrung des mütterlichen Urgrunds in sich selbst verbaut ist. Am Beginn der Behandlung steht deshalb das allmähliche "Wiedereinwohnen" in diesen Leibraum, das Sich-Neuentdecken und Erleben in diesem abgeschnittenen und unannehmbar scheinenden Körperbereich. Wird der Atem im Bauchraum erlebt, ist das häufig mit viel Angst und Reanimation traumatischer Erlebnisse verbunden. Langsam bildet sich dort Vertrauen und tragfähige Atemkraft, an die auch die Beine und Füße angeschlossen werden können. Ist es zu Beginn noch nicht möglich, durch manuelle Behandlungen den Bauchraum ins Bewußtsein zu nehmen, kann dies über Reflexzonenarbeit am Fuß vorbereitet werden; die Organe des Bauch-Beckengefäßes werden durch Massage bestimmter Fußzonen aktiviert, dabei kommen die Patienten bereits indirekt mit diesem Leibraum in Kontakt.

Den Bereich der *Persönlichen Mitte* empfinden Frauen häufig als gähnende Leere; auch er ist angstbesetzt. Die Zwerchfellbewegung ist sehr reduziert, die Atembewegung kaum spürbar, mit den entsprechenden Folgen für alle Organe, die durch kräftige Zwerchfellbewegung massiert und dadurch aktiviert werden sollten.

Im *Herzraum*, meist von starken "Panzerungen" geschützt (Verkrampfung und

Starre in Rücken und Brustkorb), werden die vielen verdrängten Gefühle und Verletzungen festgehalten. Weiches Massieren und Bewußtwerden dieses Leibraumes ermöglicht den Frauen, sich wieder dem "Fließen" ihrer Gefühle zu öffnen. Viel Erschütterung, Trauer und Schmerz kommt zum Ausdruck und die Frauen können langsam unter Wut und Tränen von diesen Belastungen Abschied nehmen.

Auch im *Hals* ist viel Enge: die "Kehle ist zugeschnürt". In ihm wird das zwanghafte Hineinstopfen und Erbrechen erlitten. Würgende, beklemmende Gefühle können sich im Öffnen des Kehlraumes befreien. Die Schilddrüsenfunktion ist stark beeinflußt und wirkt sich negativ auf das hormonelle Gleichgewicht aus.

Aufgrund des mangelnden Gegründetseins im Bauch-Beckenraum sind die Schultern hochgezogen; der gesamte Schultergürtel erscheint verkrampft und blockiert die Verbindung zu Hals und Kopf, Armen und Händen.

Auch der *Rücken* als der eigene "Hintergrund" steckt voll Spannungen und Angst vor Unbekanntem, Unheimlichem und Unkontrollierbarem.

Aus dem viele Jahre durchlittenen Mangel an Angenommensein, ungestilltem Verlangen nach Geborgenheit und verlorenem Vertrauen heraus sind die Patientinnen oft so sehr "verhungert", daß sie zunächst eine längere Phase des "Bekommens" und "Ernährens" brauchen, um wieder einen eigenen Stand zu finden. Der Therapeut vertritt deshalb zunächst das Mütterliche in der Patientin; die Intention der Behandlung ist dabei: Lösen, beleben, wärmen, pflegen, schützen, nähren. Das bedeutet, daß zunächst keine Forderungen gestellt und "Leistungen" abverlangt werden dürfen. Es bedarf vieler Geduld auf beiden Seiten, Motivation zur Lebensbejahung als einen entscheidenden Heilfaktor aufzurufen. Der Atem als feinstoffliche Nahrung hilft dabei, Lebens- Wachstums- und Gestaltungskräfte zu inkorporieren. Wandelt sich dann langsam die anfänglich ablehnende Haltung dem Körper gegenüber in ein Mögen, wächst damit auch die Bereitschaft, Pflege und Verantwortung für ihn zu übernehmen, und die Patientinnen können die nährende, mütterliche Haltung allmählich sich selbst gegenüber einnehmen. In auftretenden Krisen wird die in der Atem- und Leibarbeit erfahrene neue Leibwirklichkeit zum Teil wieder von dem außen bestimmten Soll-Bild verdeckt. Es ist ein langer und mühsamer Prozeß, bis die alten, tief eingegrabenen Verletzungen und Erfahrungen aufgearbeitet sind. Die Patientinnen können aufgrund ihrer zumeist hohen Intelligenz recht bald viel Verstehen von den Hintergründen und Nöten, die zu ihrer Krankheit geführt haben, doch wird ihnen in der Atem- und Leibarbeit erfahrbar, daß ihre Erkenntnis erst dann integriert ist, wenn sie "durch den Leib gegangen" ist.

Literatur

Glaser V (1990) Eutonie, 3. Aufl. Haug-Verlag

Graf-Dürckheim K (1988) Weg der Übung - Geschenk der Gande, Frankfurter Vorträge Bd. 1. N. F. Weitz-Verlag

Haich E (1972) Die Einweihung. Drei-Eichen-Verlag

Langguth V. Atem- und Selbsterfahrung. Institut für Atemtherapie und Ganzheitliches Heilen. Selbstverlag

Leboyer F (1979) Sanfte Hände. Kösel, München

Middendorf I (1985) Der Erfahrbare Atem. Junfermann, Paderborn

Empirische Persönlichkeitsdiagnostik von eßgestörten Patientinnen - Einblick in die Forschung

Rita Hettinger

Als die Forschungsstelle für Psychotherapie sich dazu entschloß, eine multizentrische Studie zur psychodynamischen Therapie von Eßstörungen zu initiieren, wurde parallel dazu die Studie an der Psychotherapeutischen Klinik Stuttgart durchgeführt. Diese sollte der Vorbereitung der multizentrischen Studie dienen sowie auch der Planung von Untersuchungsteilen, welche einzelne Kliniken zusätzlich durchführen möchten und die insbesondere die Erforschung spezieller Zusammenhänge von Persönlichkeit und Abwehr mit Eßstörungen aus einem psychoanalytischen Blickwinkel heraus zum Gegenstand haben.

Diagnostik der Eßstörungen mit dem DSM-III-R - offene Fragen

Obgleich die Anorexia nervosa schon sehr lange in der wissenschaftlichen Literatur beschrieben wird, wurden erst durch Feighner et al. (1972) zuverlässige Kriterien für die Diagnose dieser schweren psychosomatischen Erkrankung vorgelegt. Vorher hatten verschiedene Experten mehr oder weniger ihre eigenen Vorstellungen von den Merkmalen dieses Krankheitsbildes, wobei sie sich auf verschiedene, zum Teil recht differenzierte Darstellungen klinischer Kasuistiken berufen konnten. Da aber mit den Feighner-Kriterien Unklarheiten noch nicht ausgeräumt waren, was besonders eine vergleichende wissenschaftliche Beforschung der Anorexia nervosa erschwert, stützen sich viele Wissenschaftler auf die 1980 formulierten DSM-III Kriterien, die seit 1987 als revidierte DSM-III-R Kriterien vorliegen (Wittchen 1989).

Auch bei der Bulimia nervosa handelt es sich nicht um ein früher unbekanntes Krankheitsbild, siehe z. B. Schulte u. Böhme-Bloem (1990). Die Bulimie wurde aber meist als Symptom anderer Erkrankungen, hauptsächlich der Anorexia nervosa, verstanden. Erst Ende der 70er Jahre wurde unter dem Einfluß von Russell (1979) die Bezeichung Bulimia nervosa geprägt und erste diagnostische Kriterien definiert. Allerdings verstand Russell dieses Syndrom noch als späte Folge einer Anorexia nervosa. Danach setzte es sich durch, die Bulimia nervosa als eigenständiges Krankheitsbild anzusehen. Auch hierfür liegen nun DSM-III-R Kriterien vor, womit eine Verständigung auch in bezug auf die Diagnose dieser Eßstörung erleichtert wird.

Außer den Diagnosen Bulimia nervosa, Anorexia nervosa (gegebenenfalls auch als Doppeldiagnose) sind im DSM-III-R noch Eßstörungen im Kindesalter aufgeführt und die Kategorie "Nicht näher bezeichnete Eßstörungen", unter der Eßstörungen subsumiert werden, die die Kriterien einer speziellen Eßstörung nicht erfüllen.

Entschließt man sich nun bei empirischen Untersuchungen über die Anorexia nervosa und die Bulimia nervosa für eine Orientierung an den DSM-III-R Kriterien, so ist damit zwar klar, über welches Krankheitsbild man spricht, allerdings sind viele Probleme damit noch nicht gelöst. Diese diagnostischen Kriterien haben zwar zur Verständigung zwischen den Wissenschaftlern beigetragen, es finden sich aber noch viele offene Fragen, die sich z. T. direkt aus der Anwendung dieser Kriterien ergeben: So besteht praktisch kein Wissen über die differentialdiagnostische Abgrenzung der Doppeldiagnosen (Anorexia nervosa und Bulimia nervosa) und der "nicht näher bezeichneten Eßstörungen" von der Bulimia nervosa und der Anorexia nervosa.

Es wäre auch interessant zu wissen, wie sich die Patientinnen der "nicht näher bezeichneten Eßstörungen" charakterisieren lassen. Sind diese vielleicht als eine "Randgruppe" der Bulimie oder Anorexie zu verstehen, bei der nicht alle DSM-III-R Kriterien erfüllt sein müssen (wie es im DSM-III-R nahegelegt wird)? Sind die Patientinnen in dieser Gruppe eventuell nicht so schwer gestört wie die mit einer speziellen Eßstörung? Wie steht es mit einzelnen Symptomen, z. B. mit der Frage der Körperbildstörungen bei dieser Gruppe? Entsteht diese Gruppe vielleicht auch dadurch, daß die DSM-III-R Kriterien Mängel aufweisen, die die Konzeption einer "Restgruppe" nötig machen?

Was im DSM-III-R zu fehlen scheint, sind die diagnostischen Kriterien für die psychogene Adipositas und die Beschreibung etwaiger Subgruppenbildungen bei der Anorexia nervosa und der Bulimia nervosa.

Die in der Literatur zu findende Beschreibung der Bulimia nervosa und der Anorexia nervosa suggeriert, daß es sich dabei um zwei in sich einheitliche Krankheitsbilder handelt. Auch bei der Betrachtung der entsprechenden DSM-III-R Kriterien kann es zu diesem Mißverständnis kommen. Es soll an dieser Stelle nochmals darauf hingewiesen werden, daß die in den DSM-III-R aufgeführten Kriterien für die Diagnose einer Bulimia nervosa oder einer Anorexia nervosa keine ätiologisch definierten (homogenen) Krankheitsgruppen darstellen, sondern daß sie eher im Sinne eines Syndroms als Ergebnisse einer Vielzahl unterschiedlicher Ursachen zu sehen sind (s. auch Fichter 1991). Die Lösung dieses Problems im Rahmen des DSM-III-R kann eventuell durch die Anwendung eines multiaxialen Systems für die Beurteilung, wie sie dort auch empfohlen wird, angegangen werden. Erfaßt man mit Achse I die Symptomdiagnostik, so ließe sich diese durch eine Persönlichkeitsdiagnostik auf Achse II ergänzen, die allerdings nur dann angegeben werden soll, wenn "die charakteristischen Merkmale typisch für die überdauernden Verhaltsweisen der Betroffenen sind und nicht auf umschriebene Krankheitsepisoden beschränkt sind" (Wittchen 1989).

Obwohl gerade in den letzten Jahren viele wissenschaftliche Untersuchungen zu den Eßstörungen angestrengt wurden (siehe z. B. bei Garner u. Garfinkel 1985, Potreck-Rose 1987, Johnson 1991), finden sich dennoch viele offene Fragen. Es liegen u. a. wenige Untersuchungen zu Körperbildstörungen bei der Bulimia nervosa oder der psychogenen Adipositas vor (Nutzinger u. Slunecko, 1991). Es stellt sich die Frage, inwieweit die tiefe Selbstunsicherheit und das alles durchdringende Gefühl eigener Unzulänglichkeit, beides bedeutsame von Bruch (1973) beschriebene Störungsbereiche bei einer Eßstörung, Ausdruck eines depressiven Symptoms oder einer narzißtischen Störung ist. Die Zusammenhänge zwischen diesen Selbstbewertungen im physischen und psychischen Bereich und den unterschiedlichen Dimensionen der Persönlichkeit sind insbesondere nicht genügend klar. Die Beziehungen zwischen Persönlichkeit und Symptomatik sind insgesamt noch nicht annähernd gut erforscht (Swift u. Wonderlich 1988). Zwar ist man sich einig, daß die Persönlichkeit bei der Entwicklung und Aufrechterhaltung einer Eßstörung eine wichtige Rolle spielt, allerdings kann sie nicht als monokausaler Faktor in der Ätiopathogenese aufgefaßt werden. Dies schlägt sich auch in der Tendenz zu multikausalen Modellen nieder (z. B. Fichter 1985, Garfinkel u. Garner 1982, Johnson u. Conners 1987, Martin 1990).

Zur Exploration von weiteren wissenschaftlichen Ansätzen, die solche speziellen Fragen der differentiellen Diagnostik beinhalten könnten, wurde die Studie an der Psychotherapeutischen Klinik Stuttgart sehr umfassend geplant und durchgeführt. Die Erkundung von innerhalb und zwischen den Krankheitsgruppen differenzierenden Persönlichkeitsmerkmalen, die dann mit einer größeren Stichprobe überprüft werden könnten, stand bei der Studie an der Psychotherapeutischen Klinik Stuttgart im Vordergrund.

Von der Pathogenese zur Subgruppenbildung und ihrer Erfassung

Betrachtet man nun Ansätze, die sich mit psychodynamischen Aspekten der Eßstörungen beschäftigen, so wird ziemlich schnell deutlich, daß sehr unterschiedliche psychodynamische Konstellationen zu berücksichtigen sind. Dies kann durch Bildung von Subgruppen diagnostisch umgesetzt werden.

Für die Anorexia nervosa beschrieb u. a. Meyer (1970) vier häufig anzutreffende psychodynamische Konfigurationen, die Engel u. Wiegant (1989) für eine empirische Erfassung operationalisierten. Dabei wurden 5 Beurteilungsskalen erstellt, aufgrund deren Aussagen über die Fixierungsebenen der Triebentwicklung möglich sind. Unterschieden wurde zwischen der oral philobatischen, der oral triebhaften, der oral depressiven, der analen und der genitalen Konfiguration. Swift u. Stern (1982) untersuchten ebenfalls die psychodynamische Heterogenität der Anorexia nervosa, wobei die Autoren von den, aus gestörten Eltern-Kind-Interaktionen resultierenden Defiziten in Separation und Individuation ausgehen, die nach Swift u. Stern (1982) den dynamischen Kernkonflikt bei den meisten ihrer magersüchtigen Patientinnen ausmachten. Dabei wurden drei Subgruppen unterschieden: a) die Borderline-Anorektikerin b) die leere, unterstrukturierte Anorektikerin und c) die emotional-konflikthafte, identitätsgestörte Anorektikerin.

Auch für die Bulimia nervosa liegen Typisierungsversuche von verschiedenen Autoren vor. So unterscheiden Schulte u. Böhme-Bloem (1990) z. B. zwischen einer neurotischen und einer narzißtisch gestörten Gruppe, wobei eine Gemeinsamkeit beider Gruppen in der oralen Fixierung zu erkennen ist.

Da in der psychodynamischen Therapie der Eßstörungen, anders als z. B. in der Verhaltenstherapie, weniger direkt am Symptom gearbeitet wird, sondern mehr an neurotischen Grundkonflikten, die in Störungen der Persönlichkeit verankert sind, lag es also nahe, bei der Beforschung von eßgestörten Patientinnen das Ausmaß des Erfolgs nach einer längeren stationären Therapie nicht nur über die detaillierte Darstellung der Symptomatik zu beurteilen, sondern insbesondere auch eine empirische Persönlichkeitsdiagnostik anzustrengen.

Es sollten dabei Verfahren und Möglichkeiten gesucht werden, wie diese Kenntnisse über die Patienten und die Therapie, möglichst durch den unabhängigen Forscher, gewonnen werden können.

Betrachtet man aber die vorliegenden Verfahren zur Erfassung der spezifischen Psychopathologie der Bulimia nervosa und der Anorexia nervosa, so stößt man sehr schnell auf zahlreiche Probleme. Interviews zur Experteneinschätzung erfassen meist nur eines der Syndrome - entweder die Anorexia nervosa oder die Bulimia nervosa -, sind bisher v. a. zu Therapiebeginn erhoben worden und sind überdies sehr zeit- und kostenaufwendig. Die vorliegenden bekannten Selbsteinschätzungsskalen sind jedoch zur Erfassung der spezifischen Symptomatik der Eßstörungen nicht geeignet, da genauere Aussagen z. B. über den Gewichtsverlauf, das Wunschgewicht, Häufigkeit und Stärke von Eßanfällen, Arten der gegensteuernden Maßnahmen etc. nicht erhoben werden.

Wir entschlossen uns daher zur *Symptomdiagnostik*, zunächst das "Strukturierte Interview für Anorexia Nervosa und Bulimia Nervosa" (SIAB, Fichter et al. 1990), das eine Experteneinschätzung der Psychopathologie zu Beginn der Therapie ermöglicht, einzusetzen und es für eine Erfassung der Symptomatik am Ende der stationären Behandlung umzugestalten.

Da die *Persönlichkeits- und klinische Differentialdiagnostik* wie oben dargestellt im Zentrum der Studie stehen sollte, wurden Testverfahren ausgewählt, die eine Operationalisierung des psychoanalytischen Konzepts der Charaktereigenschaften ermöglichen und solche, die eine Identifikation präödipaler Störungen erlauben. Die Auswahl der dafür geeigneten Tests erfolgte in Anlehnung an die Untersuchungen von Ehlers (1984) sowie Ehlers u. Enke (1988) wie folgt: Freiburger Persönlichkeitsinventar (FPI A1), Psychoanalytischer Charakterfragebogen (PSACH, Kurzform), Ego-strength-scale und Narzißmus-Inventar von Deneke (gekürzte Formen).

Eßstörungen und Persönlichkeitstaxonomie

Innerhalb der Psychoanalyse haben sich einige Charaktertypologien entwickelt. So existieren genetische Typologien, die zwischen oralem, analen und phallischem Charakter unterscheiden, psychosoziale Typologien (s. Ehlers 1984) und klinische Typologien, z. B. bei Fenichel (1945) oder Schultz-Hencke (1951), der zwischen den vier Strukturen: 1. hysterischer, 2. zwanghafter, 3. depressiver und 4. schizoider Charakter differenziert.

Eine zusammenfassende Betrachtung von Studien, die sich zum Ziel gesetzt haben, die von der psychoanalytischen Theorie vorhergesagten Persönlichkeitskonstellationen mittels quantitativ-experimenteller Methoden zu untersuchen, findet sich bei Ehlers (1984). Die zusätzliche empirische Berücksichtigung präödipaler Anteile, bei der die Aspekte der Selbst-Psychologie die dargestellten Aspekten der Trieb-Psychologie ergänzen, führt zu noch differenzierteren diagnostischen Möglichkeiten (Ehlers u. Enke 1988).

Es kann davon ausgegangen werden, daß Patientinnen mit Eßstörungen unterschiedliche Charakterstrukturen aufweisen. Bereits Thomä (1961) wies darauf hin, daß bei der Anorexia nervosa bezüglich der Charaktereigenschaften kein einheitliches Bild besteht. Tolstrup (1965) fand auf phänomenologischer Ebene sowohl zwanghafte als auch hysterische Charakterzüge, was von Mester (1981) auch noch um schizoide und depressive Strukturanteile ergänzt wurde, welche "nicht nur innerhalb einer bestimmten Serie von Patienten, sondern auch mehr oder weniger ausgeprägt bei ein und derselben Kranken" auftreten. Auch Bräutigam u. Christian (1986) berichten für die Anorexia nervosa - aus neurosenpsychologischer Sicht -, daß bei etwa 28% der Fälle eine schizoide Neurosenstruktur vorliegt, daneben aber auch das Auftreten von hysterischer oder zwanghafter Struktur zu beobachten ist.

Unter den empirischen Untersuchungen ist v. a. die von Paul (1987) zu nennen, der unter anderem den FPI-K verwendete, um nosologisch drei Teilpopulationen herauszukristallisieren: eine sozial-phobische Gruppe, eine impulsive Gruppe und eine unauffällige Gruppe. Levin u. Hyler (1986) zeigten, daß die Mehrzahl der von ihnen untersuchten bulimischen Patientinnen eine Histrionische oder eine Borderline-Persönlichkeitsstörung aufwiesen. Bei anorektischen Patientinnen wurden Histrionische, Schizoide und Borderline-Persönlichkeitstörungen gefunden, siehe Bram et al. (1982) und Rosenvinge u. Mouland (1990). Es wurde deshalb angenommen, daß sich aufgrund einer empirisch bestimmten typologischen Klassifikation hinsichtlich der Persönlichkeitsstruktur von eßgestörten Patientinnen deutliche, klinisch klar beschreibbare Untergruppen über die Eßstörungs-Diagnosen hinweg finden lassen, die dem depressiven, hysterischen oder zwanghaften Typus zuzuordnen sind.

Empirische Untersuchung zur Persönlichkeitsstruktur bei Patientinnen mit Eßstörungen

Im Rahmen der vorliegenden Untersuchung wurde das Verfahren der Diskriminanzanalyse als Klassifikationstechnik verwendet. Grundlage hierfür waren die von Ehlers (1984) errechneten Diskriminanzfunktionen für die Trennung zwischen den Gruppen depressiv, hysterisch und zwanghaft.

Für jede Eßstörungspatientin wurde aufgrund der zur Verfügung stehenden Werte der Variablen, die sich in der Studie von Ehlers (1984) als die am meisten diskriminierenden herausstellten, eine Klassifikation in eine der drei Gruppen depressiv, hysterisch oder zwanghaft ermittelt.

Die Zuordnung erfolgte für jede Patientin der Stichprobenpopulation aufgrund von Klassifikationsgleichungen für die einzelnen Gruppen in die Gruppe, in deren Gleichung sie den höchsten der drei Werte erreicht hat.

Die Diskriminanzanalyse erbrachte eine deutliche diagnosenübergreifende Trennung des Kollektivs der eßgestörten Patientinnen in die Persönlichkeitsstrukturen depressiv, hysterisch und zwanghaft. Fast die Hälfte der Patientinnen wurde dem depressiven Persönlichkeitskonzept zugeordnet, was sich v. a. aus dem hohen prozentualen Anteil dieser Persönlichkeitsstruktur bei den Diagnosen Anorexia nervosa und Bulimia nervosa ergibt. Die hysterische Persönlichkeitsdiagnose findet sich am häufigsten bei den Patientinnen mit der Diagnose "nicht näher bezeichnete Eßstörung".

Diese Strukturen der einzelnen Gruppen bzw. jeder Patientin lassen sich in Anlehnung an Ehlers (1984) auf einem Profilblatt darstellen, in das die prozentualen Werte für jede einzelne Variable eingetragen werden. Ein Vergleich zwischen den von Ehlers (1984) ermittelten Verläufen der Profildarstellung der drei Persönlichkeitsstrukturen und den in dieser Untersuchung errechneten Verläufen ergab: Bei der depressiven Struktur verlaufen die beiden Kurven fast identisch. Die hysterische Struktur eßgestörter Patientinnen ist den bei Ehlers (1984) dargestellten vornehmlich nicht-eßgestörten Patienten in ihrer Persönlichkeitsstruktur ebenfalls sehr ähnlich. Dagegen scheinen eßgestörte Patientinnen mit zwanghafter Persönlichkeitsstruktur höhere Werte in den Skalen Depressive Tendenz (PSACH1) und Nervosität (FPI-A1) aufzuweisen als die entsprechende Vergleichsgruppe zwanghafter Patienten.

Vermutlich kommt die in der Literatur durchgängig berichtete Depressivität eßgestörter Patientinnen auch hierin zum Ausdruck. Das heißt vielleicht, daß es eßgestörte Patientinnen mit "rein" zwanghafter Persönlichkeitsstruktur kaum gibt, sondern diese eher als depressiv-zwanghaft gesehen werden müssen.

Es ließen sich aufgrund einer zweiten empirisch bestimmten typologischen Klassifikation hinsichtlich der Ich-Defizite (Narzißtisch gestört, Borderline, Narzißtisch nicht gestört) deutliche, klinisch klar beschreibbare Untergruppen über die Eßstörungs-Diagnosen hinweg finden. In einem ersten Auswertungsgang wurden 78% der anorektischen und bulimischen Patientinnen als Borderline-Patientinnen klassifiziert, während dies bei 50% der "Nicht näher bezeichneten" Eßstörungspatientinnen der Fall war. Nur ca. ein Zehntel aller untersuchten eßgestörten Patientinnen wurden als narzißtisch nicht gestört eingestuft.

Erarbeitung von Kasuistiken aufgrund empirischer Untersuchungen

Während sich bei der psychoanalytischen Theoriebildung und der Erarbeitung psychodynamisch orientierter Behandlungskonzepte v. a. auf die z. T. recht differenzierten Darstellungen klinischer Kasuistiken berufen wird, spielt der Einzelfall in der empirischen Forschung erst in den letzten Jahren eine größere Rolle - v. a. für die Therapieprozeßforschung (s. Grawe 1988). Während Kasuistiken im allgemeinen aus therapeutischer Sicht dargestellt werden, soll an dieser Stelle der Versuch unternommen werden, die Sicht des Therapeuten gerade einmal nicht mit einzubeziehen. Vielmehr soll aufgezeigt werden, was der empirische Forscher mit seinen Mitteln über einen Patienten *vor* und *nach* einer Therapie erfahren kann.

Dazu diente einmal das "Strukturierte Interview für Anorexia Nervosa und Bulimia Nervosa" (SIAB, Fichter 1988), das eine Experteneinschätzung der Psychopathologie zu Beginn der Therapie ermöglicht, das aber auch je nach Interviewstil einige anamnestische Informationen ermöglicht. Ein solches Interview zur differenzierten Darstellung der Symptomatik orientiert sich an klar vorgegebene Fragen; die Gewinnung von Kenntnissen über die Psychodynamik eines Patienten ist nicht Gegenstand eines solchen Interviews.

Weitere Kenntnisse über die Patientinnen wurden aus den Selbstbeurteilungsbögen (s. oben) entnommen.

Im folgenden soll nun anhand von 3 Fallbeispielen die über eine empirische Untersuchung mögliche Beschreibung der Persönlichkeit und die Darstellung der Ich-Defizite exemplarisch aufgezeigt werden.

Um einen Eindruck zu vermitteln, wie sich die verschiedenen Persönlichkeitstypen im Testprofil darstellen und um in den Beschreibungen der Patientinnen die unterschiedliche Pathogenese und Symptomatik aufscheinen zu lassen wurde aus der Stichprobe der Patientinnen eine *bulimische Patientin mit depressiver Struktur* (Patientin A), eine *anorektische Patientin mit zwanghafter Struktur* (Patientin B) und eine nach DSM-III-R als *"nicht näher bezeichnete Eßstörung"* ausgewiesene Patientin mit *hysterischer Struktur* (Patientin C) ausgewählt.

Jede dieser Patientinnen wurde aufgrund ihrer Profile *vor* und *nach* einer stationären Therapie rechnerisch einer der drei Gruppen (depressiv, zwanghaft und hysterisch) sowie (Borderlinestruktur, Narzißtisch-Borderline-Struktur, Ohne Narzißtische Störung) zugeordnet.

Die anschließende Interpretation der Testprofile erfolgte im Vergleich zu den von Ehlers (1984) ermittelten Profildarstellungen der Persönlichkeitsstrukturen.

Kasuistik

Darstellung von 3 Patientinnen vor und nach einer stationären Therapie

Frau A - Vor einer stationären Therapie

Frau A., 29 Jahre alt, arbeitet als Angestellte bei der Post. Sie ist seit 6 Jahren verheiratet und hat keine Kinder. Die Beziehung zu ihrem Mann beschreibt sie als weitgehend zufriedenstellend. Außerhalb der Ehe bestehen keine näheren Kontakte; die Freizeit verbringen beide Eheleute zusammen.

Sie wirkte im Kontakt lebhaft und sprühend und schien sehr unter Druck zu stehen. Sie war sehr kooperationsbereit und erzählte viel und freimütig von sich und ihren Problemen.

Krankheitsverlauf und Symptomatik.
In ihrer Kindheit war Frau A. sehr übergewichtig. Sie wurde deswegen oft gehänselt. Als sie 15 war gab ihr dies den Anstoß abzunehmen. Nach einer strengen Diät, bei der sie kontinuierlich abnahm, kam sie schließlich auf die Methode des selbstinduzierten Erbrechens. Anfangs geschah das nur gelegentlich, wurde jedoch im Laufe der Zeit immer schlimmer. Sie griff auch immer mal wieder zu Abführtabletten und legte Fastenperioden ein, während der sie darauf achtete, keine kalorienreiche Nahrung zu sich zu nehmen. Insbesondere habe sie eine sehr starke

Angst vor Gewichtszunahme und sie sei auf der Hut, daß sie ihr derzeitiges Gewicht, das nahe dem Idealgewicht liege, nicht überschreite. Bis zum Zeitpunkt ihres Klinikaufenthalts erbrach sie seit 10 Jahren täglich nach jeder Freßattacke; oft auch mehrmals am Tag. Sie hat seitdem auch bei jedem Bissen Angst, die Beherrschung zu verlieren. Tagsüber vermied sie, mit ihren Arbeitskolleginnen ins Kasino zum Essen zu gehen, da sie Angst hatte, dort von ihrer Sucht überwältigt zu werden und sich zuviel Essen auf ihren Teller zu laden. Frau A. ließ schließlich die Mahlzeiten tagsüber lieber ganz ausfallen. Schon auf dem Heimweg vom Geschäft begann sie, in verschiedenen Bäckereien süße Stückchen zu kaufen. Zu Hause esse sie dann wahllos alles mögliche kreuz und quer durcheinander und trinke viel dazu, bis es ihr unwohl werde und sie alles erbreche. Danach fühle sie sich einerseits zwar besser, andererseits stelle sich aber ein schlechtes Gewissen ein. Sie verdamme sich selbst, fühle sich wie der letzte Mensch auf der Welt und hielte sich für pervers und verrückt, weil sie Dinge täte, die sonst kein anderer Mensch macht. Sie sei in solchen Situationen nicht mehr ihr eigener Herr, fühle sich hilflos und ausgeliefert. Insgesamt habe die das Gefühl, wenig Einfluß auf das zu haben, was mit ihr geschehe. In ihrer Ausweglosigkeit wünsche sie oft "einfach weg zu sein", damit dieses Problem nicht mehr existiere.

An dieser Stelle des Gespräches ergaben sich sehr deutliche Hinweise auf eine stark depressive Stimmung und depressive Gedanken.

Auch zum "Bierchen" griff sie seit geraumer Zeit immer öfter, um alles zu vergessen. Durch die Symptomatik war sie zuletzt auch in bezug auf ihre Leistungen beeinträchtigt. Es fehle ihr zunehmend die Kraft, ihren Aufgaben nachkommen zu können, da sie von ihren Problemen zu stark in Anspruch genommen sei. An ihrem Arbeitsplatz fühle sie eine innere Unruhe und sie empfinde sich zur Zeit überhaupt als gespannt, nervös und ängstlich. In Gesellschaft von Männern habe sie extreme Minderwertigkeitsgefühle.

Familiäre Situation und Partnerschaft.
Frau A. wohnt mit ihrem Mann zusammen. Er sei ein ruhiger, sich sehr zurückziehender Mensch. Konflikte mit ihm habe sie früher eher vermieden, heute versuche sie sie zu besprechen. Von ihrem Mann fühlt sie sich weitgehend akzeptiert und empfindet ihn als liebe- und verständnisvoll. Er arbeite als Pharmavertreter sehr viel, so daß er wenig Zeit für sie habe. Die Patientin pflegt keinen engen Kontakt zu ihren Eltern. Nur ab und zu stattet sie ihnen einen Besuch ab. Sie beschreibt ihre Mutter als kühl. Als Kind habe sich die Patientin von ihr weder sonderlich akzeptiert noch abgelehnt gefühlt. Eigentlich sei sie einfach nicht besonders beachtet worden, was noch zunahm als die Mutter ab ihrem 6. Lebensjahr wieder zu arbeiten begann. Ihren Vater beschreibt die Patientin als einen sehr unzufriedenen Menschen. Er sei geizig gewesen, war öfter betrunken und dann auch aggressiv. Die gesamte Familie, einschließlich der Mutter, sei von ihm herumkom-

mandiert worden. Entsprechend angespannt sei die familiäre Situation gewesen. Um die drei Kinder habe er sich nicht oft gekümmert. Die Patientin versuchte, ihrem Vater wenigstens durch gute Leistungen zu imponieren, was aber nur bedingt ankam. Gegenüber ihren beiden Brüdern habe Frau A. sich immer benachteiligt gefühlt.

Diagnose nach DSM-III-R: Bulimia nervosa

Persönlichkeit.
Das *Persönlichkeitsprofil* von Frau A. ist in Abb. A 1. 1. wiedergegeben.
   Aufgrund der Diskriminanzanalyse wird sie als depressive Persönlichkeit eingestuft, s. Abb. E.

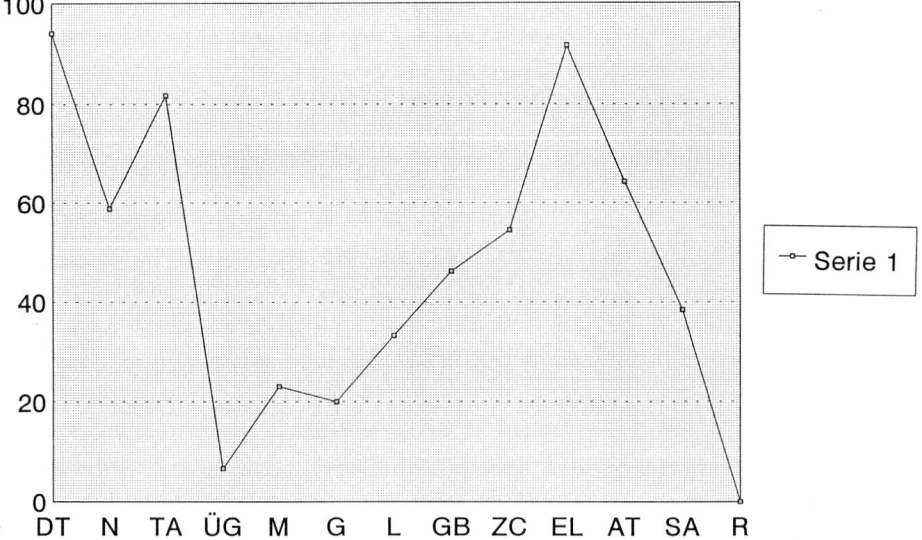

Abb. A 1. 1. Persönlichkeits-Struktur A1

Legende zu den Profilen des PSYPERB:
DT: Depressive Tendenz, N: Nervosität, TA: Trennungsangst, ÜG: Überlegenheitsgefühl, M: Maskulinität, G: Gelassenheit, L: Libertinage, GB: Gefühlsbeherrschung, ZC: Zwangscharakter, EL: Emotionale Labilität, AT: Anale Triebfähigkeit, SA: Spontane Aggressivität, R: Religiosität

```
Symbole:

Symbol   Gruppe   Bedeutung
------   -----    --------------------
  1        1      Depressive Gruppe
  2        2      Hysterische Gruppe
  3        3      Zwanghafte Gruppe
  #               Patientinnen A,B,C
  *               Gruppen Centroide
-----------------------------------------------------------------
-------------
```

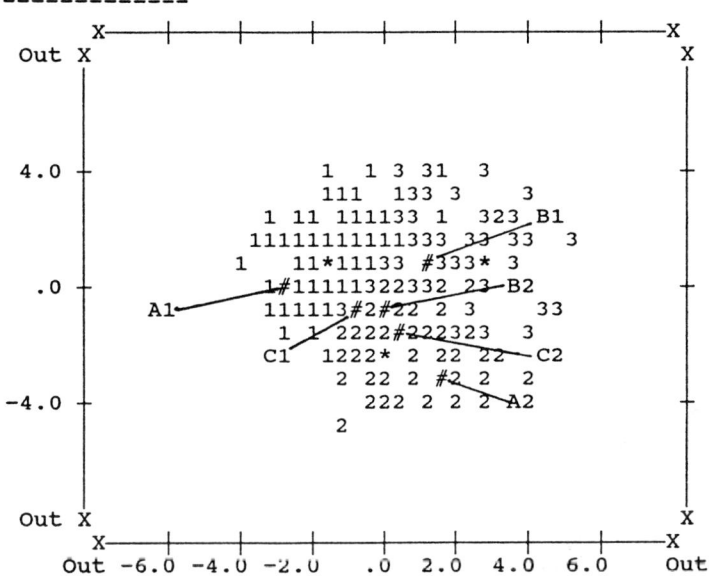

Abb. E. Diskriminanzanalyse - Persönlichkeitstruktur

Symbole zu Abb. E:

Symbol	*Gruppe*	*Bedeutung*
1	1	Depressive Gruppe
2	2	Hysterische Gruppe
3	3	Zwanghafte Gruppe
#		Patientinnen A, B, C
*		Gruppen Centroide

Dies wird evident durch ihre hohen Werte auf den Skalen PSACH1 - Depressive Tendenz -, wo sie fast den maximalen Ausprägungsgrad (94%) erreicht, sowie

PSACH 2 - Trennungsangst (mit 82%). Auch auf der Skala FPI1 - Nervosität- erreicht sie einen Wert, der der Gruppe der Depressiven entspricht.

Ein Vergleich mit der, zu diesem Persönlichkeitsprofil nicht herangezogenen Depressivitätsskala des FPI-A1 sowie des Gießen-Tests (der in der Klinik bei allen Patienten erhoben wird) bestätigte diese Bild.

In bezug auf die dem hysterischen Persönlichkeitskonzept zugeordneten Skalen ergibt sich bei Frau A. ein fast identisches Bild mit der depressiven Subgruppe der Patientinnen: Geringe Ausprägungen in den Skalen "Überlegenheitsgefühl", "Maskulinität" und "Gelassenheit" (alle unter 20%) sowie ein etwas niedrigerer Wert auf der Skala "Libertinage".

Die Skalen des zwanghaften Konzepts zeigen bei Frau A. tendenziell den der depressiven Gruppe korrespondierenen Verlauf, wobei aber der Wert auf der Skala "Gefühlsbeherrschung" mit fast 70% recht ausgeprägt ist.

Im strukturierten Interview gibt es keine Hinweise auf Zwanghaftigkeit, hingegen erreicht Frau A. in der ANIS-Skala "Anankasmus" einen sehr hohen Wert, der durch das im Gießen Test festzustellende Überwiegen der Kontrollmechansismen gestützt wird.

In einer Vorform des *Narzißmusinventars* von Deneke weist die Patientin einen hohen Wert in der Skala "Destabilisiertes Selbstgefüge" auf, siehe Abb. A 1. 2.

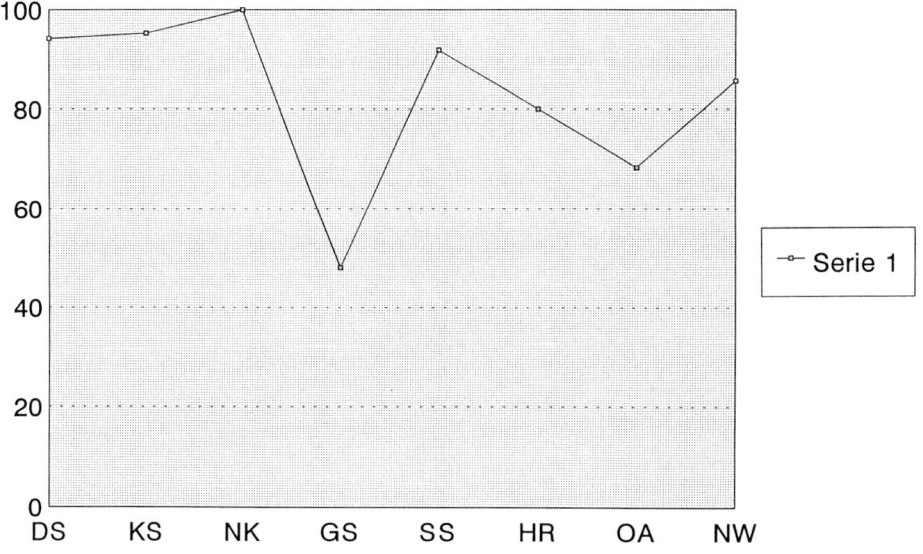

Abb. A 1. 2. Narzißmus A1

Legende zu den Profilen des Narzißmusfragebogen:
DS: Destabilisiertes Selbstgefüge, KS: Kleinheitsselbst, NK: Negatives Körperselbst,
GS: Größenselbst, SS: Symbiotischer Selbstschutz, HR: Hypochondrischer Rückzug,
OA: Objektabwertung, NW: Narzißtische Wut

Dies ist Ausdruck für die Fragilität des Selbst, das zugleich von Affekten überflutet zu werden droht, was mit starken Gefühlen von Entwertung und Mutlosigkeit einhergeht. Auch in der Skala "Kleinheitsselbst" ist der Wert von Frau A. sehr ausgeprägt. Dies drückt ihre tiefe Selbstunsicherheit aus und eine eindeutig negative Selbstdefinition. Der hohe Wert auf der Skala "Negatives Körperselbst" weist auf eine negative Konnotation dem Körper gegenüber hin, was dem Versuch entspricht, "der totalen Selbstentleerung und -entwertung dadurch zu entgehen, daß das Unwerterleben, das die ganze Person bedroht, auf ihre körperlichen Repräsentanzen eingegrenzt wird." (Deneke u. Hilgenstock 1989, S. 31.) Gerade die hohe Ausprägung dieser 3 ersten Skalen, die zum Bereich des bedrohten Selbst gehören, findet sich häufig bei Patientinnen mit Eßstörungen (Engel et al. 1988) Auffällig sind auch die extrem hohen Werte bei der Skala "Symbiotischer Selbstschutz", - das schwer angeschlagene Selbst drückt eine Sehnsucht nach einer idealisierten Objektbeziehung aus, um in einer Verschmelzung mit ihm, fehlende Selbststrukturen zu ersetzen. - und der Skala "Narzißtische Wut" - das real oder in der Phantasie gekränkte, verletzte, beschämte oder erniedrigte Selbst, "mobilisiert Wut- und Racheimulse, um die narzißtische Bedrohung oder Selbstwerteinbrüche auszugleichen" (Deneke u. Hilgenstock 1989, S. 33)

Insgesamt wird die Patientin einer empirisch bestimmten Borderline-Struktur zugeordnet, siehe Abb. F.

Symbole zu Abb. F:

Symbol	Gruppe	Bedeutung
1	1	Borderline
2	2	Ohne Störung
3	3	Narzißtische Borderline
#		Patientinnen A, B, C
*		Gruppen Centroide

Symbole:

```
Symbol   Gruppe   Bedeutung
------   -----    -------------------
  1        1      Borderline
  2        2      Ohne Störung
  3        3      Narzisstische Borderline
  ≠               Patientinnen A,B,C
  *               Gruppen Centroide
```


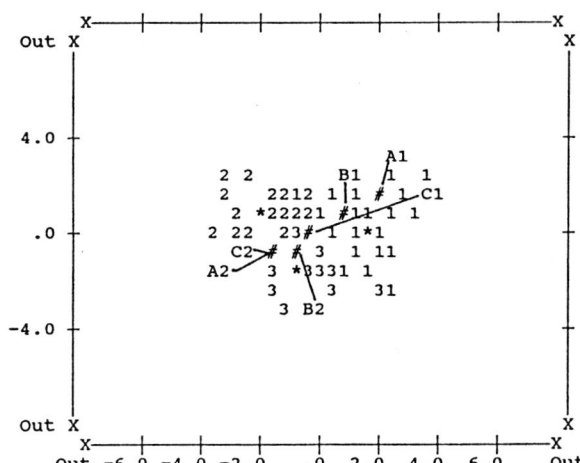

Abb. F. Diskriminanzanalyse narzißtischer Störungen

Frau A - Nach einer stationären Therapie

Äußerlich wirkte die Patientin völlig verändert. Sie war schön zurechtgemacht, leicht geschminkt, trug ein neues Kleid und wirkte gelöst und angenehm im Kontakt.

Es waren fast keine Eßstörungssymptome mehr zu erkennen. Im Gewicht hatte sich kaum etwas verändert, die Patientin fastete nicht mehr, nahm keine Abführmittel mehr ein und hatte in den letzten Wochen nur einen einzigen Freßanfall, der zudem nur ein leichter war (2 Päckchen Salzstangen), der von einem nicht besonders ausgeprägten Gefühl von Kontrollverlust begleitet war und nach dem sie absichtlich erbrochen hatte. Auch die gedankliche Zentriertheit auf das Essen ist verschwunden. Ihre Regelblutung blieb nur einmal aus, als das Thema Kinderkriegen in der Therapie zur Sprache kam. Sie trank während des Klinikaufenthaltes über Monate hinweg gar keinen Alkohol mehr. Ihr Selbstwertgefühl sei sehr viel besser geworden und sie habe auch keine depressiven Gedanken mehr. Mit ihrem Mann, der auch ein paar mal zu Gesprächen in die Klinik gekommen sei, habe sie eine unverändert gute Vertrauensbeziehung und sie spreche nun mehr mit ihm über Gefühle. Außerdem erwägen beide, sich gemeinsam in eine Paartherapie zu begeben. Diese positive Entwicklung spiegelt sich in den Profildarstellungen der beiden Tests wieder (Abb. A. 2. 1. und Abb. A. 2. 2.).

Die depressive Persönlichkeitsstruktur hat aufgrund der Berechnungen in eine hysterische verwandelt, siehe Abb. E (s. zusammenfassende Darstellung auf S. 175) und auch im Selbstwertbereich ist eine ganz erhebliche Stabilisierung zu erkennen. Die Patientin wird nicht mehr der Borderline-Gruppe, sondern der Narzißtisch-Borderline-Gruppe zugeordnet, wobei sie am Rande zwischen dieser Gruppe und der Gruppe ohne Störung liegt, siehe Abb. F (s. zusammenfassende Darstellung auf S. 177).

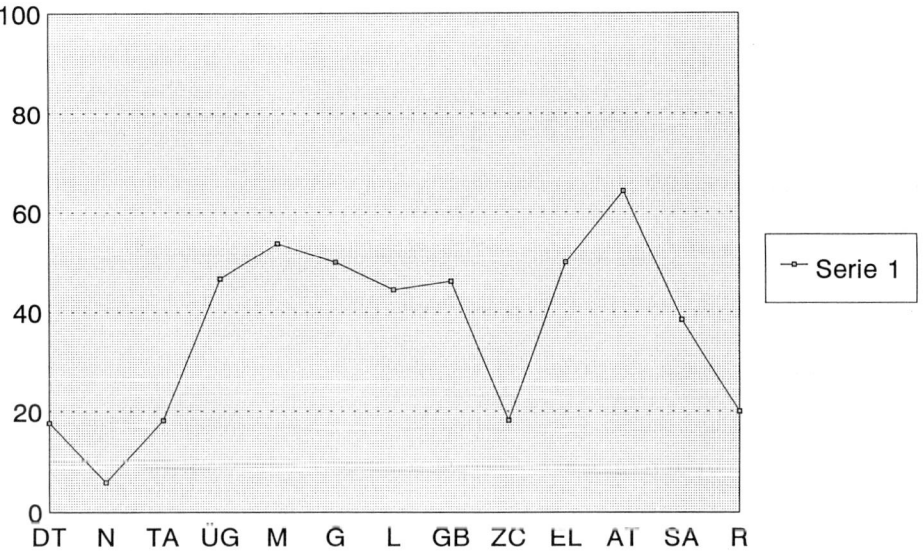

Abb. A 2. 1. Persönlichkeits-Struktur A2 (Legenden s. S. 175)

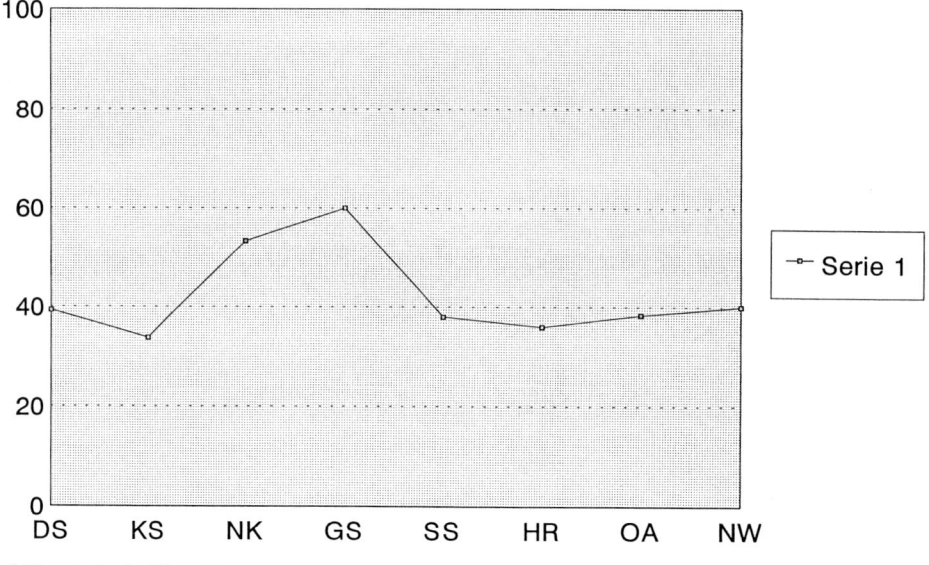

Abb. A 2. 2. Narzißmus A2 (Legenden s. S. 177)

Frau B. - Vor einer stationären Therapie

Frau B., Schülerin eines humanistischen Gymnasiums, ist 17 Jahre alt. Sie wohnt bei ihren Eltern und hat 3 Geschwister, einen 3 Jahre jüngeren Bruder und zwei kleine 5jährige Zwillingsschwestern, die mit im gemeinsamen Haushalt leben. Eine feste Beziehung hatte sie bisher noch nie.

Im Kontakt wirkte sie sehr zurückhaltend und deutlich depressiv. Man hatte das Gefühl, daß eine Wand aus Watte zwischen ihr und dem Interaktionspartner steht.

Krankheitsverlauf und Symptomatik.
Frau B. hat seit ihrem 15. Lebensjahr eine Eßstörung. Sie wog zur Zeit der Klinikaufnahme 39 kg bei 167 cm Größe. Ihre Krankheit begann, als sie sich zu pummelig fühlte, und sie bemühte sich in dieser Zeit so wenig wie möglich zu essen und besonders kalorienreiche Speisen zu vermeiden. Sie hatte damals auch einen starken Bewegungsdrang, der allerdings wieder zurückgegangen ist. Ein drei-viertel Jahr nach der Menarche trat eine sekundäre Amenorrhoe auf, die bis heute

anhält. In früheren Zeiten sind immer wieder bulimische Episoden aufgetreten, es kam zu Kontrollverlusten mit Freßattacken, die anschließend durch exzessives Fasten wieder kompensiert wurden. Diese bulimischen Episoden bestehen heute nicht mehr in diesem Umfang. Nur gelegentlich kommt es zu Freßattacken. Als einzige gegensteuernde Maßnahme lag Fasten vor; keine anderen wie absichtliches Erbrechen, Laxantienabusus, Appetitzügler oder übermäßige Bewegung. Alkohol, Beruhigungs- mittel oder Drogen spielten in ihrem Leben keine Rolle. Frau B. kann oft nicht genau wahrnehmen, ob sie Hunger hat oder satt ist. Ihr Selbstvertrauen sei eher gering und sie fühlte sich zur Zeit der Klinikaufnahme hilfloser als zur Zeit ihres minimalsten Gewichts von 35 kg. Sie sei stark leistungsorientiert, was im Verlauf der Eßstörung noch zugenommen habe. Parallel dazu habe sie sich immer mehr von Kontakten zu Gleichaltrigen zurückgezogen und gehe fast gar nicht mehr aus.

Familiäre Situation und Partnerschaft.
Zwischen ihr und den Geschwistern gebe es des öfteren Streit, dennoch bezeichnete die Patientin die Beziehung zu ihnen als eng.

Zur Mutter habe sie ein besonders enges, herzliches Verhältnis. Sie brauche keine Leistung zu bringen, um von ihr akzeptiert zu werden. Die Mutter sei sehr häuslich, habe wenig Kontakte zu anderen und wirke in der Familie häufig ausgleichend. Die Beziehung zum Vater, den sie auch sehr gern hat, ist dann kühler, wenn sie ihm Schwierigkeiten bereitet. Er kann ihrer Ansicht nach Gefühle nicht so zeigen. Die Patientin nimmt ihn als recht durchsetzungsfähig wahr: Der Vater treffe alle wichtigen Entscheidungen, obwohl sie die Mutter als dominanter erlebt. Die Ehe der Eltern wird von der Patientin als nicht so gut eingeschätzt; Frau B. wisse jedoch zu wenig über deren Probleme. Wenn Spannungen auftraten, wurden diese immer von der Mutter angesprochen, vom Vater jedoch eher vermieden. Wirkliche Gespräche darüber gebe es selten, doch Konflikte öfters. Die Krankheit der Patientin wurde von beiden Elternteilen unterschiedlich wahrgenommen. Während der Vater mit Unverständnis reagierte und sie offen unter Druck setzte, bemühte sich die Mutter eine Lösung zu finden und zeigte sich sehr besorgt. Von beiden fühlte die Patientin sich bedrängt.

Diagnose nach DSM-III-R: Anorexia nervosa

Persönlichkeit.
Das *Persönlichkeitsprofil* von Frau B. ist in Abb. B 1. 1. wiedergegeben. Aufgrund der durchgeführten Diskriminanzanalyse wird sie als zwanghafte Persönlichkeit eingestuft (vgl. Abb. E, s. zusammenfassende Darstellung auf S. 175).

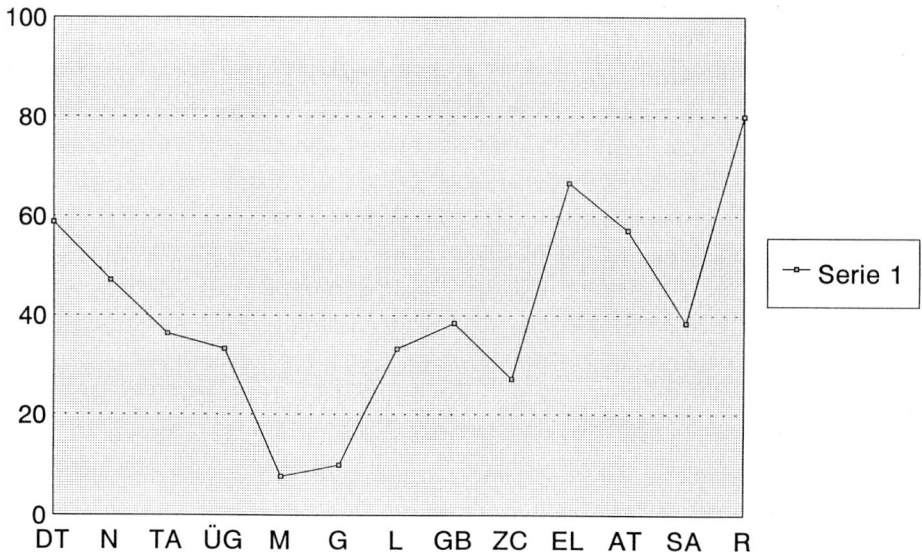

Abb. B 1. 1. Persönlichkeits-Struktur B1 (Legenden s. S. 175)

Ihre Werte in den dem zwanghaften Persönlichkeitskonzept zugeordneten Skalen liegen für die PSACH-Skalen "Gefühlsbeherrschung" und "Zwangscharakter" allerdings unter den entsprechenden Mittelwerten der zwanghaften Subgruppe der Patientinnen, während für die Skalen "Emotionale Labilität", "Spontane Aggressivität" und "Anale Triebhaftigkeit" Übereinstimmungen mit der zwanghaften Vergleichsgruppe bestehen.

Einen deutlich ausgeprägten Wert (80%) zeigt die Skala "Religiosität", was ein strenges Über-Ich und starre Grundsätze vermuten läßt.

Hinweise auf Zwanghaftigkeit und Perfektionismus lassen sich auch aus der ANIS Skala "Anankasmus" ableiten, auf der die Patientin einen hohen Score erreicht.

In den dem hysterischen Konzept zugeordneten Skalen finden sich Entsprechungen mit der zwanghaften Gruppe bezüglich "Überlegenheitsgefühl" und "Libertinage", während die Skalen "Maskulinität" sowie "Gelassenheit" mit deutlich niedrigeren Werten besetzt sind.

In bezug auf die ersten drei Skalen, die dem depressiven Persönlichkeitskonzept zugeordnet sind, entspricht das Profil der Patientin ebenfalls der zwanghaften

Subgruppe. Lediglich bei der Skala "Depressive Tendenz" läßt sich eine, wenn auch geringe Erhöhung zur zwanghaften Gruppe festzustellen. Auch im Gießen-Test zeigte sich eine entsprechende ausgeprägte depressive Tendenz. Depressive Verarbei- tungsmuster werden also insgesamt deutlich.

Vergleicht man die Abb. B 1. 2 der Patienin B mit der Patientin A so ergibt sich ein sehr ähnliches Profil, nur daß Patientin B im Niveau niedriger liegt. Auch hier ist auffallend, daß die ersten drei Skalenwerte sehr ausgeprägt sind.

Bei Patientin B wurde aufgrund dieses Profils ebenfalls eine Borderlinestruktur ermittelt (vgl. Abb. F, s. zusammenfassende Darstellung S. 177).

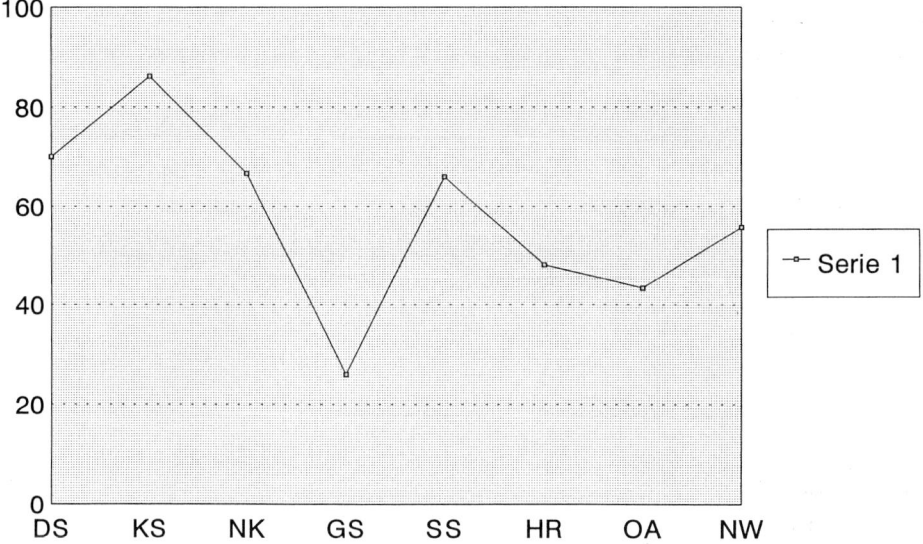

Abb. B 1. 2. Narzißmus B1 (Legenden s. S. 177)

Frau B - Nach einer stationären Therapie

Die Patientin wirkte im Kontakt zugewandter und auch aktiver. Sie schien nicht mehr so ängstlich und zeigte größeres Selbstvertrauen.

Von der Symptomatik her war eine deutliche Besserung spürbar. Sie hatte 14 kg zugenommen, wirkte aber immer noch zu schlank und berichtete auch, daß es ihr recht sei noch ein paar Kilo zuzunehmen (bis 50 - 52 kg). Auch bleibe ihre Regel noch aus. Manchmal hatte sie während ihrer Behandlung die Befürchtung, die Beherrschung zu verlieren und große Mengen auf einmal zu essen und sie habe während des Klinikaufenthalts insgesamt dreimal versucht absichtlich zu erbrechen, was ihr aber mißlang. Ihr Selbstvertauen sei gestiegen und sie fühle sich nicht mehr so hilflos und depressiv. Außerdem habe sie während der Zeit in der Klinik den Kontakt zu einem männlichen Freund aufgebaut, zwar sei es nicht bis zu einer Partnerschaft, aber schon zu Zärtlichkeiten gekommen. Die Beziehung zu ihren Eltern habe sich verbessert, gleichzeitig distanziere sie sich stärker von ihrer Mutter und könne jetzt auch mal aggressiv zu ihr sein.

Die Eltern, die auch zu Familiengesprächen in die Klinik kamen, überlassen ihr auch zunehmend die Krankheit und mischen sich nicht mehr so ein.

Die Veränderungen der Patientin spiegeln sich auch in den beiden Testprofilen wider. Ein Zurückgang im depressiven Bereich, s. Abb. B 2. 1., eine Stabilisierung des Selbstgefüges und eine Abnahme des negativen Körperselbst (s. Abb. B 2. 2.) sind z. B. zu erkennen. Die Patientin wurde nach der Therapie als hysterische Persönlichkeit eingestuft (s. Abb. E, zusammenfassende Darstellung auf S. 175) und nicht mehr der Borderline-Gruppe sondern der Narzißtisch-Borderline-Gruppe zugeordnet, wobei sie wie Frau A. ebenfalls am Rande zwischen dieser Gruppe und der Gruppe ohne Störung liegt (s. Abb. F, zusammenfassende Darstellung auf S. 177).

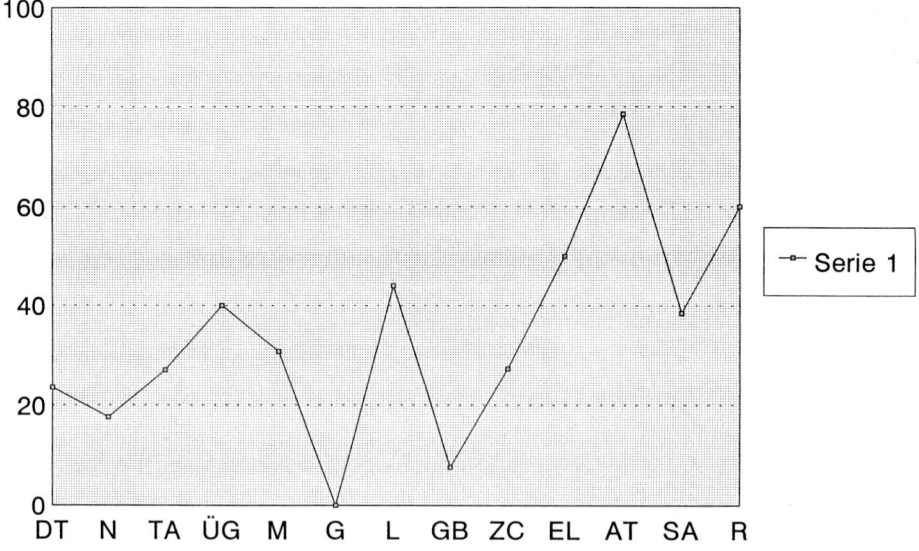

Abb. B 2. 1. Persönlichkeits-Struktur B2 (Legenden s. S. 175)

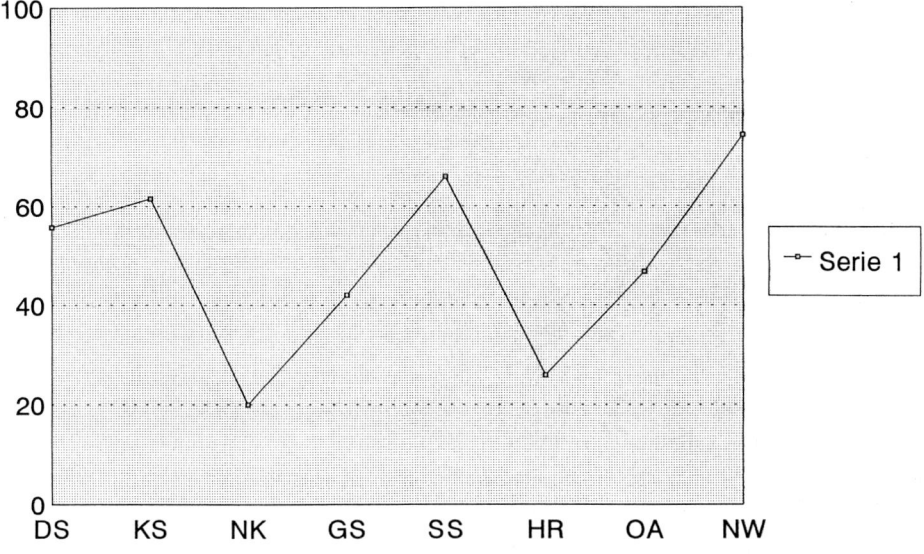

Abb. B 2. 2. Narzißmus B2 (Legenden s. S. 177)

Frau C. - Vor einer stationären Therapie

Frau C., 21 Jahre alt, ist von Beruf Datentypistin. Sie lebte mit ihrer jüngeren Schwester und ihrer Mutter zusammen. Der ältere Bruder war schon vor 5 Jahren ausgezogen. Die Ehe der Eltern wurde vor 10 Jahren geschieden. Die Patientin führte seit 5 Jahren eine feste Beziehung mit einem 25jährigen Italiener.

Sie wirkte aufgeschlossen und berichtete brav, wie eine gute Schülerin, von sich und ihren Problemen. Der Umgang mit ihr war unkompliziert; man gewann den Eindruck, daß sich die Patientin auf ihr Gegenüber gut einstellen kann.

Krankheitsverlauf und Symptomatik.
Frau C. hatte einige Jahren lang ein starkes Fastenverhalten, das vor Klinikaufnahme schon abgeklungen war. Ihr Gewicht lag damals 26 % unter dem Normalgewicht (nach Broca). Als sie in die Klinik kam, hatte sie nahezu Idealgewicht. Früher war die Patientin auch gedanklich ausgesprochen auf das Essen fixiert. Begleitet wurde das Diätverhalten auch von einem starken

Bewegungsdrang, der jedoch ebenfalls schon nachgelassen hatte. Es bestanden aber zur Zeit der Klinikaufnahme noch sichtbare, wenn auch leichte Vermeidungstendenzen gegenüber dickmachenden Nahrungsmitteln. Ihr Eßverhalten hatte die Patientin insofern nicht im Griff, als sie gelegentliche bulimische Attacken hatte. Außerdem bestand seit ca. 4 Jahren eine sekundäre Amenorrhoe, unter der sie nach eigenen Angaben besonders litt. Frau C. nahm nie abführende oder gewichtsreduzierende Medikamente zu sich, und sie führte auch kein Erbrechen herbei. Außer dem Essen war keinerlei süchtiges Verhalten zu erkennen. Es ließ sich jedoch noch immer eine gewisse Fixierung auf einen schlanken Körper erkennen und Frau C. empfand sich im Gegensatz zur Meinung anderer als zu dick.

Sie meinte, daß die Beziehung zu ihrem Freund sie weit mehr belasten würde als ihre Eßstörung oder ihre Figurprobleme. Auffällig war v. a. eine starke innere Leistungsorientierung, die sich auch im Gespräch zeigte, wo sie sich sehr bemühte, es dem Interviewer recht zu machen. Es zeigte sich dabei eine starke Anpassungstendenz, aber keine Überforderung und keine Leistungsbeeinträchtigung.

Familiäre Situation und Partnerschaft.
Der Vater verließ die Familie als die Patientin 10 Jahre alt war und er wohnte seitdem eine Ortschaft weiter. Frau C. besuchte ihn ab und zu, obwohl sie keine richtige Beziehung zu ihm hatte und ihn von klein auf als Vater ablehnte (Zitat: "das ist kein Vater, das ist ein Witzbold!") Sie beschrieb ihn als Alkoholiker ohne Krankheitsbewußtsein, der v. a. die Mutter regelmäßig prügelte und auch den Bruder als Kind häufig schlug. Das sei seine Art der Konfliktlösung und des Spannungsabbaus gewesen. Er hatte nach Feierabend oft vor dem Fernseher gesessen und sich weder um die Kinder noch um den Haushalt gekümmert, sondern dies alles, auch alle Entscheidungen über wichtige Lebensfragen, seiner Frau überlassen.

Die Mutter war für die Patientin auch keine Stütze. Sie wurde von ihr als passive hilflose Frau beschrieben, die sich leicht fertig machen ließ und von der sich die Patientin auch nichts sagen und vorschreiben lassen wollte. Die Mutter war außerdem immer selten zu Hause, da sie als Verkäuferin arbeitete und auch sonst wenig von Hausarbeit und Kochen hielt. Die Kinder blieben sich auch früher weitgehend selbst überlassen. Ihre Verbitterung darüber, daß die Mutter sie von klein auf im Stich gelassen hat, drückte Frau C. nur indirekt aus.

Zu ihrem Bruder und ihrer Schwester hatte die Patientin früher wenig Kontakt, denn es gab so gut wie keine gemeinsamen Familienaktivitäten und die Patientin entzog sich der desolaten Familiensituation immer mehr. Sie kam nach der Schule, machte den Haushalt und ging wieder. Sie hatte viele Freunde und Bekannte, bei denen sie später auch immer öfter übernachtete. Da die

Wohnverhältnisse schon immer recht eng waren, hatte Frau C. auch nie ein eigenes Zimmer und deshalb auch keine Privatsphäre.

Ihren Freund, den 25jährigen Italiener, beschrieb Frau C. als groß, gut gebaut und männlich. Sie habe das Gefühl, von ihm abhängig zu sein und begreife nicht, wie sie sich so viel von ihm gefallen lasse, wo sie sich doch bisher von niemandem Vorschriften habe machen lassen. Sie finde es andererseits toll, daß sie zu ihm aufschauen und sich beschützt fühlen könne. Im Laufe ihrer Schilderung kamen Hinweise darauf, daß er eine Art Vaterersatz ist. Ihr Freund habe sie zwar vor einem ausschweifenden Lebensstil bewahrt, die Beziehung funktoniere aber trotzdem nicht, denn der Freund wolle eine schöne, erwachsene Frau, die zwar vorzeigbar aber unterwürfig ist. Die Patientin meinte, daß sie sich von dem Italiener gerne trennen würde, aber andererseits nicht von ihren Abhängigkeitsgefühlen loskommen könne. So äußerte sie die Angst, daß sie bei einem Partnerwechsel wieder in eine ähnliche Situation geraten könnte, weil sie sich im Moment nur von solchen Männern angezogen fühle, die sie verletzen und quälen.

Diagnose nach DSM-III-R: Nicht näher bezeichnete Eßstörung Persönlichkeit.
Das *Persönlichkeitsprofil* der Patientin ist in Abb. C1. 1. wiedergegeben. Sie wird in der Diskriminanzanalyse als hysterische Persönlichkeit eingestuft, (siehe Abb. E, zusammenfassende Darstellung S. 175).

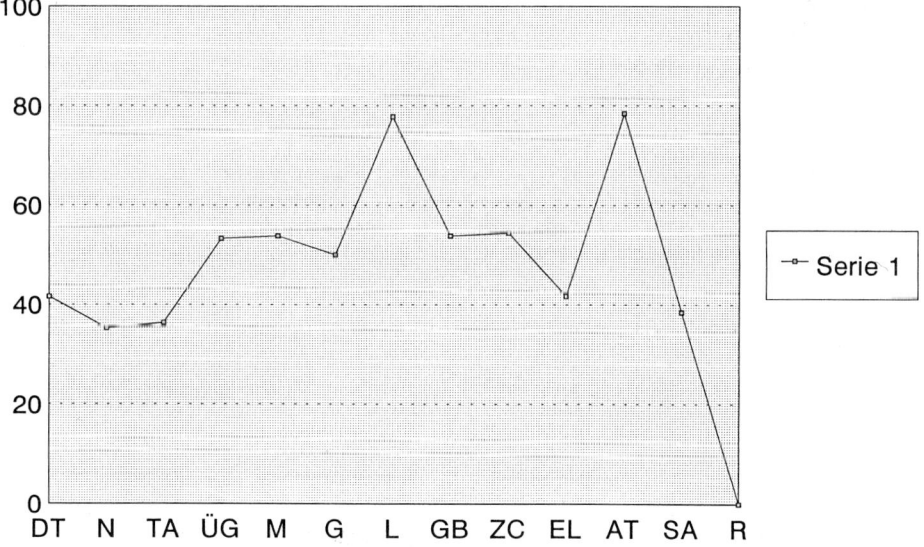

Abb. C1. 1. Persönlichkeits-Struktur C1 (Legenden s. S. 175)

Diese Einstufung erfährt ihre Bestätigung bei der Betrachtung der dem hysterischen Konzept zugeordneten Skalen. Die Werte von Frau C. liegen für alle diese vier Skalen in dem Bereich der hysterischen Vergleichsgruppe, der durch Mittelwert +/- eine Standardabweichung bestimmt ist.

Bei Frau C. ergeben sich keinerlei Hinweise auf eine überdurchschnittliche Depressivität. Dies wird im Persönlichkeitsprofil deutlich, wo sie auf den Skalen "Depressive Tendenz", "Nervosität" und "Trennungsangst" jeweils, entsprechend einem hysterischen Profil, deutlich unter den Werten der depressiven Vergleichgruppe liegt. Auch in der FPI-Depressivitätsskala liegt die Patientin im Normbereich.

Für die dem zwanghaften Persönlichkeitskonzept korrespondierenden Skalen lassen sich folgende Feststellungen treffen: Auf der PSACH-Skala "Gefühls- beherrschung" ist mit 54% im Vergleich zur hysterischen Subgruppe eine sehr hohe Ausprägung zu finden. Ein besonders hoher, überdurchschnittlicher Wert ergab sich aber auf der PSACH-Skala "Zwangscharakter" (55%). Der Wert in der FPI-A1-Skala "Emotionale Labilität" liegt ebenso näher an dem der zwanghaften Gruppe.

Für die Skala "Anale Triebhaftigkeit" ergibt sich hingegen eine hohe Einstufung (79%), was nicht auf die Unterdrückung analer Impulse schließen läßt. Die Ausprägung auf der Skala "Religiosität" (0%) kann als Nichtvorhandensein eines strengen Über-Ichs und starrer Grundsätze interpretiert werden.

Das in Abb. C 1. 2. dargestellte Profil des *Narzißmusinventars* weist eine andere Struktur auf als bei den anderen beiden Patientinnen. Bei Patientin C. ist das Selbstgefüge stabiler, bzw. die Abwehr deutlicher, jedoch die Skala "Negatives Körperselbst" ist sehr hoch ausgeprägt. Diese mögliche Verschiebung des Unwerterlebens auf den Körper stellt vermutlich den Versuch dar, sich von negativen Selbstanteilen zu distanzieren.

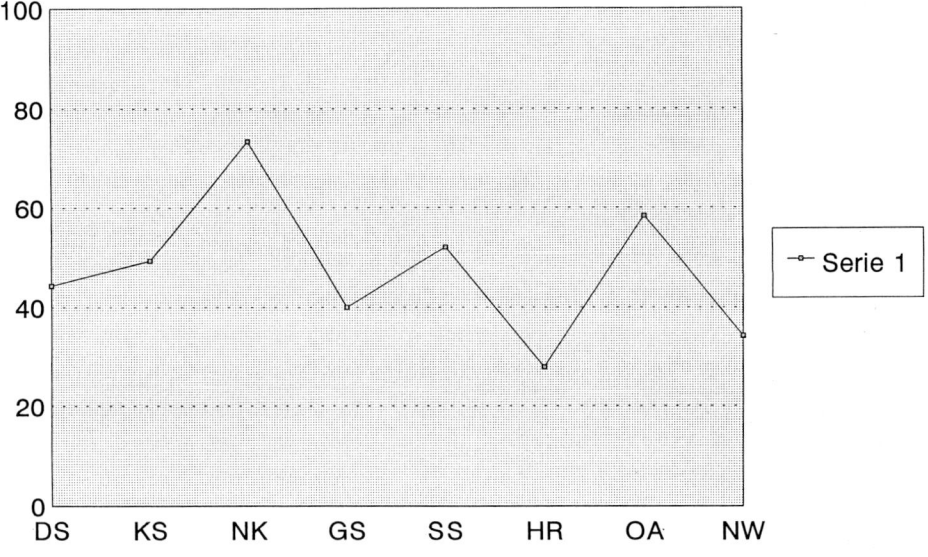

Abb. C 1. 2. Narzißmus C1 (Legenden s. S. 177)

Das Profil von Frau C. fiel aus dem Rahmen der Profile der Vergleichsgruppen (es liegt so ziemlich zwischen allen drei Profilen - Abb. F (zusammenfassende Darstellung S. 177) und wurde rechnerisch zwischen den Konzepten Narzißtische- und Ohne narzißtische Störung eingeordnet, wobei die Annahme einer narzißtischen Störung überwiegt.

Frau C. - Nach einer stationären Therapie

Frau C. wirkt im Gespräch gedrückt und insgesamt echter, weicher. Sie sei traurig darüber, die Klinik verlassen zu müssen und wisse nicht wie es weiter gehn solle.
    Von der Eßstörungssymptomatik ist nichts mehr zu erkennen. Die Patientin hat etwas zugenommen und hat Idealgewicht. Sie fastet nicht mehr und ißt ganz normal. Die Amenorrhoe liegt aber immer noch vor, was Frau C. Sorgen macht. Die Patientin erscheint aber jetzt viel irritierbarer und zögernder als zu Therapiebeginn. Depressive Tendenzen sind deutlich erkennbar. Sie habe sich fest vorgenommen, noch einmal eine andere Ausbildung zu machen. Auch wolle sie die Beziehung zu ihrem Freund, dem Italiener, von dem sie sich innerlich schon längere Zeit getrennt habe, jetzt endgültig beenden. Sie berichtet im

Abschlußgespräch, daß sie in der Klinik viel erkannt habe. So habe sie früher stärkere Ängste vor einer intimen Beziehung gehabt, als ihr selbst damals klar gewesen sei. Heute würde sie sich eher als unsicher denn als ängstlich bezeichnen. Sie will sich auf jeden Fall einen ambulanten Therapieplatz suchen.

Im Testprofil (Abb. C 2.1.) zeigt sich, daß die depressiven Tendenzen, die schon vorher nicht sehr ausgeprägt waren, weiter gesunken sind. Nur in der Skala "Trennungsangst" ist ein deutlicher Anstieg erkennbar, was sicher auf die konkrete Situation der Patientin bezogen werden kann. Die zu Therapiebeginn erkennbare Zwanghaftigkeit und die Gefühlsbeherrschung sind gesunken, wie auch die Gelassenheit der Patientin. Dies deutet insgesamt darauf hin, daß die zu Therapiebeginn vermutete starre Abwehr ansatzweise durchbrochen ist. Rechnerisch wurde die Patientin wiederum und diesmal noch eindeutiger dem hysterischen Typus zugeordnet (s. Abb. E, zusammenfassende Darstellung, S. 175).

Im Selbstwertbereich Abb. C 2. 2 sind deutliche Veränderungen erkennbar. Die Ausprägungen auf den einzelnen Skalen sind ausgesprochen gering, was für eine deutliche "echtere" Stabilität spricht.

Rechnerisch wird sie wiederum dem Konzept Narzißtische Störung zugeordnet, wobei sie am Rande der Vergleichsgruppe und der Gruppe "Ohne narzißtische Störung" liegt (siehe Abb. F, zusammenfassende Darstellung, S. 177)

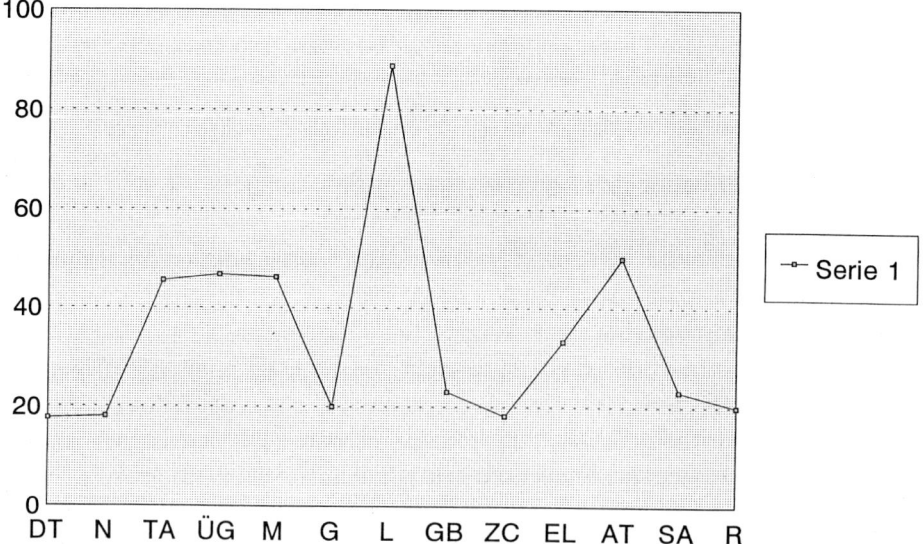

Abb. C 2. 1. Persönlichkeits-Struktur C2 (Legenden s. S. 175)

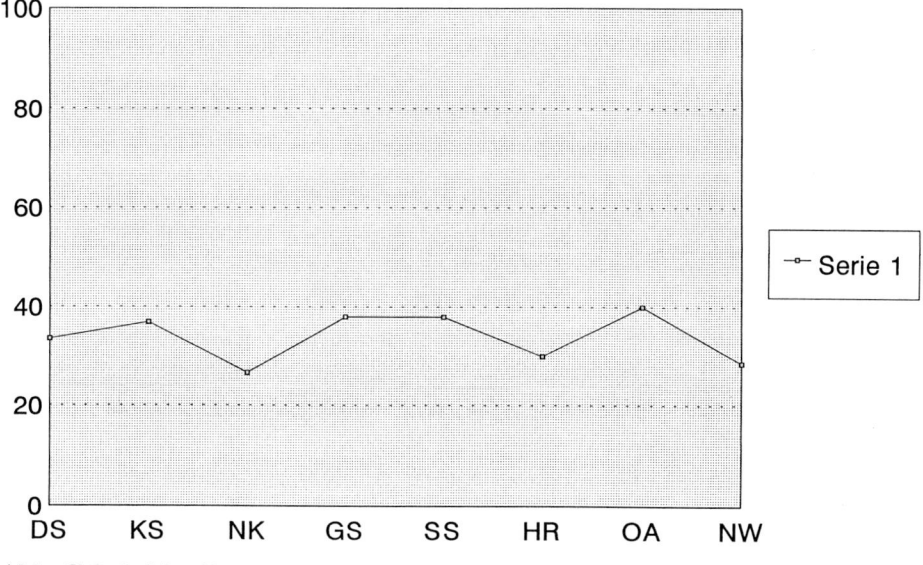

Abb. C 2. 2. Narzißmus C2 (Legenden s. S. 177)

Schlußwort

Die Frage inwieweit ein stationäres Behandlungskonzept auf psychoanalytischer Basis eine Veränderung des Strukturniveaus bzw. des Ausgleichs von Ich-Defiziten bewirkt und ob dies dann auch verbunden ist mit einer Symptomreduktion in bezug auf die Eßstörung, läßt sich sicher nicht aufgrund von Fallbeispielen klären. Vielleicht kann dies aber dennoch vermitteln, wie man solche Veränderungen für die Beurteilung des Therapieerfolgs plastisch machen kann.

Ein Anliegen dieses Artikels war der Versuch, eine an klinischen Bedürfnissen orientierte Forschung darzustellen. Bei der Sichtung der Selbstbeurteilungs-inventare, die im deutschsprachigen Raum vorliegen, gewinnt man den Eindruck, daß es zu wenige Testverfahren gibt, die eine Diagnostik ermöglichen, welche psychodynamisch ausgerichtet ist. Das Wissen über die Auswirkungen der Behinderung der Ich-Entwicklung und der gestörten Triebentwicklung vermittelt Kenntnisse über die Fähigkeiten der Patienten zur Konfliktverarbeitung. Je nach Reifegrad, welcher durch die Persönlichkeit typisiert wird, liegen unterschiedliche Fähigkeiten zur Konfliktverarbeitung vor. Es ist m. E. ein äußerst wichtiges Anliegen solche psychodynamisch orientierten Testverfahren zu erarbeiten und dem

Kliniker zugänglich zu machen, denn sie erlauben am Anfang einer Therapie eingesetzt, eine Unterstützung der Frage, welches Behandlungskonzept dem Patienten angemessen ist.

Literatur

Bram S, Eger D, Halmi KA (1982) Anorexia nervosa and personality type: A preliminary report. Int J Eating Disorders 2 : 67-74

Bräutigam W, Christian P (1986) Psychosomatische Medizin. Thieme, Stuttgart New York

Bruch H (1973) Eating Disorders: obesity, anorexia nervosa, and the person within. Basic Books, New York

Deneke FW, Hilgenstock B, Müller R (1989) Das Narzißmusinventar: Handbuch. Huber, Bern

Ehlers W (1984) Empirische Persönlichkeitsdiagnostik in der Psychoanalyse. Probleme und Lösungsversuche einer Fragebogenuntersuchung an neurotischen Patienten und normalgesunden Probanden. Habilitation. Klinisch-Medizinische Fakultät der Universität Ulm

Ehlers W, Enke H (1988) Diagnostik präödipaler Störungen. Z Psychosom Med 34 : 325-337

Engel K, Fuchs M, Meier I, Deneke FW (1988) Dimensions of the "endangered self" in anorexia nervosa. Empirical study based on comparison with normal controls. Psychother Psychosom 50 : 72-80

Engel K, Wiegant G (1989) Empirical coverage of psychodynamic configurations of anorexia nervosa. Psychother Psychosom 51 : 1-10

Fenichel O (1945) The psychoanalytic theory of neurosis. Norton, New York

Feighner JP, Robins E, Guze SB, Woddruff RA, Winokur G, Munoz R (1972) Diagnostic criteria for use in psychiatric research. Arch Gen Psychiatry 26 : 57-63

Fichter MM (1985) Magersucht und Bulimie. Springer, Berlin Heidelberg New York

Fichter MM, Elton M, Engel K, Meyer AE, Poustka F, Mall H, Von der Heydte S (1990) The structured interview for anorexia and bulimia nervosa (SIAB): Development and characteristics of a (semi-) standardized instrument. In: Fichter MM (ed) Bulimia nervosa: Basic research, diagnostis and therapy. Wiley, Chichester, pp 57-70

Fichter MM (1991) Ätiologische Faktoren, Diagnostik und Therapie bulimischer Eßstörungen. Z Klin Psychol 20 : 1-21

Garfinkel PE, Garner DM (1982) Anorexia nervosa. A multidimensional perspective. Brunner & Mazel, New York

Garner DM, Garfinkel PE (eds) (1985) Handbook of psychotherapy for anorexia nervosa and bulimia. Guilford Press, New York

Grawe K (1988) Zurück zur psychotherapeutischen Einzelfallforschung. Z Klin Psychol 17 : 4-5

Johnson C (ed) (1991) Psychodynamic treatment of anorexia nervosa and bulimia. Guilford Press, New York

Johnson C, Conners M (1987) The etiology and treatment of bulimia nervosa. A bio-psychosocial perspective. Basic Books, New York

Levin AP, Hyler SE (1986) DSM III personality diagnosis in bulimia. Comprehensive Psychiatry 27 : 47-53

Martin FE (1990) The relevance of a systemic model for the study and treatment of anorexia nervosa in adolescents. Can J Psychiatry 35 : 496-500

Mester H (1981) Die Anorexia nervosa. Springer, Berlin Heidelberg New York

Meyer AE (1970) Die Anorexia nervosa - ihre für die Allgemeinmedizin wichtigen Aspekte. Z Allgemeinmedizin / Der Landarzt 36 : 1782-1786

Nutzinger DO, Slunecko T (1991) Körperwahrnehmung und Körperbild bei adipösen und normalgewichtigen Frauen: Ein methodischer Vergleich verschiedener Meßverfahren. Z Klin Psychol 16: 99-114

Paul T (1987) Zur Heterogenität des Krankheitsbildes bei Bulimia Nervosa. Z Klin Psychol 16 : 2 99-114

Potreck-Rose F (1987) Anorexia nervosa und Bulimia: Therapieerfolg und Therapieprozeß bei stationärer verhaltenstherapeutischer Behandlung. Deutscher Studien-Verlag, Weinheim

Rosenvinge JH, Mouland SO (1990) Outcome and prognosis of anorexia nervosa: A retrospective study of 41 subjects. Brit J Psychiatry 156 : 92-97

Russell GFM (1979) Bulimia nvervosa: An ominous variant of anorexia nervosa. Psychol Med 9 : 429-448

Schulte M, Böhme-Bloem C, Trempler V (1990) Bulimie: Entwicklungsgeschichte und Therapie aus psychoanalytischer Sicht. Thieme, Stuttgart New York

Swift WJ, Stern S (1982) The psychodynamic diversity of anorexia nervosa. Int J Eating Disorders 2 : 17-35

Tolstrup K (1965) Die Charakteristika der jüngeren Fälle von Anorexia nervosa. In: Meyer JE, Feldmann H (Hrsg) Anorexia nervosa. Thieme, Stuttgart

Wittchen HU, Saß H, Zaudig M, Koehler K (1989) Diagnostisches und Statistisches Manual Psychischer Störungen DSM-III-R, dt. Bearb. des Diagnostic and statistical manual of mental disorders der American Psychiatric Association. Beltz, Weinheim Basel

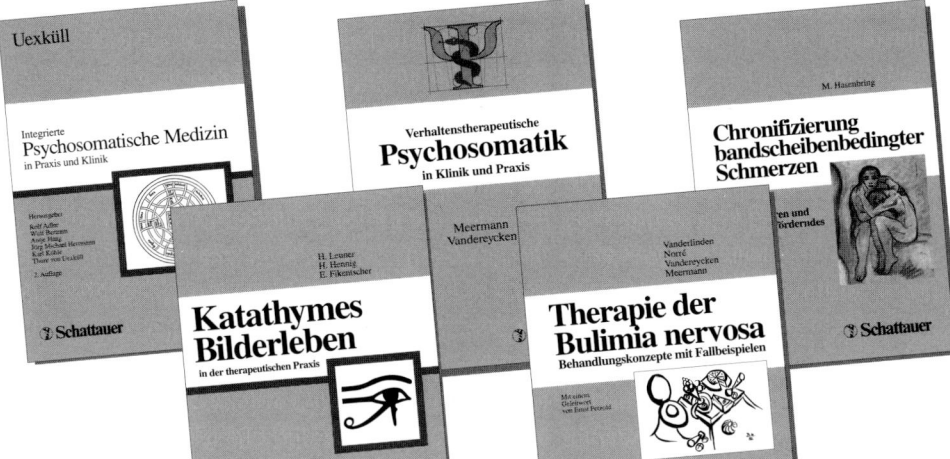

Uexküll

Integrierte Psychosomatische Medizin
in Praxis und Klinik

2., völlig neubearb. und erw. Aufl. 1992.
422 Seiten, 31 Abbildungen, 28 Tabellen,
geb. DM 98,–
ISBN 3-7945-1413-0

Das Buch ist die konsequente praxisorientierte Ergänzung der großen Lehrbücher der Psychosomatischen Medizin und die Selbstdarstellung eines neuen diagnostischen und therapeutischen Paradigmas. Ärzte, Psychologen und Krankenpflegepersonen, die bereits nach diesem Leitgedanken handeln, geben konkrete Vorgaben und Beispiele für die Realisierung, Organisation und Evaluation einer biopsychosozialen Medizin in Praxis und Klinik.

Meermann/Vandereycken

Verhaltenstherapeutische Psychosomatik
in Klinik und Praxis

1991. 372 Seiten, 27 Abbildungen,
24 Tabellen, geb.
DM 88,–
ISBN 3-7945-1351-7

Das Lehrbuch liefert eine aktuelle und umfassende Übersicht über verhaltenstherapeutische Behandlungsmethoden bei psychiatrischen und psychosomatischen Erkrankungen.
Die Autoren stellen auf praxisnahe Weise dar, wie verhaltensmedizinisches und therapeutisches Wissen in der ambulanten und stationären Psychotherapie umsetzbar ist. Die anwendungsbezogenen Kapitel enthalten instruktive Falldarstellungen.

Leuner/Hennig/Fikentscher

Katathymes Bilderleben
in der therapeutischen Praxis

1993. 168 Seiten, 28 Abbildungen, geb.
DM 48,– (unverb. empf. Preis)
ISBN 3-7945-1477-7

Das Katathyme Bilderleben gewinnt in der Weiterbildung und der psychotherapeutischen Versorgung immer mehr an Bedeutung. Das Buch stellt die Methode im Rahmen eines praxisorientierten Leitfadens vor. Die Vielfalt des Bandes zeigt sich in den Beiträgen über therapeutische Basispositionen, die Behandlung von Grundstörungen, von Zwangsneurosen, von Schizophrenien, von psychosomatischen und körperlichen Erkrankungen bis hin zur Betreuung Schwerkranker und der Nachsorge von Malignom-Patienten.

Vanderlinden/Norré/Vandereycken/Meermann

Therapie der Bulimia nervosa
Behandlungskonzepte mit Fallbeispielen

1992. 156 Seiten, 5 Abbildungen, geb.
DM 49,–
ISBN 3-7945-1467-X

In diesem informativen, praxisorientierten Therapieführer finden alle, die mit Bulimie-Patientinnen arbeiten, eine ausführliche Beschreibung der wichtigsten Methoden und Strategien für die ambulante und stationäre Behandlung.
Das Behandlungskonzept wird an Fallbeispielen im Einzel-, Gruppen- und Familiensetting demonstriert und stellt eine Integration verschiedener methodischer Ansätze dar. Dieses Werk bietet jedem Therapeuten konkrete Anleitung für den klinischen Alltag.

Hasenbring

Chronifizierung bandscheibenbedingter Schmerzen
Risikofaktoren und gesundheitsförderndes Verhalten

1992. 213 Seiten, 78 Abbildungen,
72 Tabellen, kart.
DM 48,–
ISBN 3-7945-1531-5

Nachdem in den vergangenen Jahrzehnten die technischen Methoden zur Erkennung und Behandlung des akuten Bandscheibenvorfalls zunehmend perfektioniert worden sind, richtet sich die Aufmerksamkeit heute immer mehr auf die zahlreichen Patienten, bei denen die Schmerzen nach solchen Eingriffen fortbestehen oder wieder neu auftreten und häufig bis zur Arbeitsunfähigkeit führen.
Das Buch stellt ein biopsychosoziales Konzept der Schmerzentstehung und -modulation vor. Die praktische Relevanz einer solchen Betrachtungsweise liegt darin, daß eine langfristig effektive Therapie nur bei genauer Kenntnis und rechtzeitiger Berücksichtigung der Risikofaktoren für eine Chronifizierung des Schmerzes gewährleistet ist.

🜚 **Schattauer**